AF234297

TRAITÉ

DES FIÈVRES

INTERMITTENTES.

BORDEAUX : IMPRIMERIE D'HONORÉ GAZAY ET Cᴿ.,

Rue du Pas-Saint-Georges, nᵒ. 27.

TRAITÉ
DES FIÈVRES
intermittentes;

PAR Aug^te. BONNET, D. M. P.,

MEMBRE ET EX-PRÉSIDENT DE LA SOCIÉTÉ ROYALE DE MÉDECINE DE BOR-
DEAUX, MEMBRE CORRESPONDANT DE LA SOCIÉTÉ MÉDICALE D'ÉMULATION,
DE LA SOCIÉTÉ DE MÉDECINE PRATIQUE, ET DE LA SOCIÉTÉ MÉDICO-
PRATIQUE DE PARIS, DE LA SOCIÉTÉ MÉDICALE DE DOUAI, DE LA SOCIÉTÉ
D'AGRICULTURE, SCIENCES ET ARTS D'AGEN, ETC.

Statutum est in theoria et praxi.

Neque enim numerandæ sunt, sed
perpendendæ.... observationes.
(MORGAGNI, epist. 51, n°. 47.)

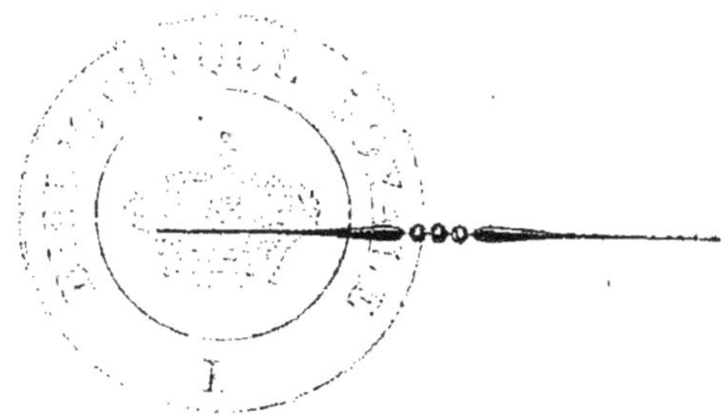

A PARIS,

CHEZ J. B. BAILLIÈRE, LIBRAIRE
DE L'ACADÉMIE ROYALE DE MÉDECINE,
RUE DE L'ÉCOLE DE MÉDECINE, N°. 13 BIS.
LONDRES, MÊME MAISON, 219, REGENT STREET.

1835.

PRÉFACE.

On à tant écrit sur les fièvres intermittentes, tant d'hommes recommandables surtout s'en sont occupés de nos jours, qu'il
semble au premier abord que cette matière
est épuisée, ou qu'il y a peu d'utilité à reprendre en sous-œuvre un pareil sujet. Mais,
si au lieu de s'en laisser imposer par le
nombre des ouvrages et le talent de leurs
auteurs, on veut aller au fond des choses,
juger par soi-même, et non sur la foi d'autrui, on ne tarde pas à se convaincre qu'il
règne encore beaucoup d'obscurité sur l'histoire des affections fébriles périodiques : nature, siége, causes, symptômes, traitement,
tout dans cette histoire mérite d'être exa-
miné de nouveau, et justifie l'apparition du
livre que je publie aujourd'hui.

En entreprenant un travail de cette importance je ne me suis pas dissimulé la grandeur de la tâche que je me prescrivais. Néanmoins, et ce serait un tort de ne pas l'avouer, je n'ai mis la main à l'œuvre qu'avec l'espoir fondé de retirer quelque fruit de mes veilles et de mes efforts. Mon ambition n'a jamais été sans doute d'aller jusqu'à la solution complète des nombreuses difficultés que présente la question ardue des fièvres d'accès, mais je comptais en lever quelques-unes; si je ne me trompe, j'y ai réussi. Il manquait, à mon avis, un ouvrage qui satisfît aux besoins de l'époque, fût en harmonie avec les progrès récents de la science, et fournît cependant un tableau fidèle des recherches et des observations de nos devanciers sur les pyrexies périodiques; je n'ai rien négligé pour que celui-ci fût tel. Mais fallait-il dans ce but imiter un pyrétologiste moderne, qui, partisan déterminé de la doctrine de l'irritation, a tout voulu coordonner avec cette doctrine, même les dénominations des maladies qui nous occupent? fallait-il, dis-je, au lieu de se borner à repousser des théories erronées, et qui tombent de vétusté, changer des noms, un plan, une classification que l'usage avait consacrés, et qui ne nuisaient en rien à l'intelligence des découvertes nouvelles? Une pareille manière de spéculer m'a semblé peu digne d'être approuvée, et c'est dans cette persuasion que je me suis décidé à conserver la classification ancienne des fièvres intermittentes et les noms qu'elles portent habituellement.

D'un autre côté, et toujours dans le même but, j'ai cru devoir commencer par exposer tout ce qu'il y a d'utile à connaître sur les pyrexies périodiques, abstraction faite de leur nature et de leur siége, de leurs causes et de leur traitement. Je dis *tout ce qu'il y a d'utile*, car j'ai omis à dessein quelques généralités oiseuses ou fondées sur des remarques inexactes. J'ai retranché également du nombre des fièvres pernicieuses plusieurs variétés qui, de l'aveu même des personnes qui de nos jours professent le principe de l'essentialité fébrile, n'ont rien de dangereux et ne méritent pas le titre qu'elles portent. J'ajouterai que j'ai joint au tableau symptomatologique de chaque espèce de fièvres d'accès des observations intéressantes et nombreuses. Il m'a paru nécessaire d'agir ainsi, pour dissiper les doutes et l'incertitude qui resteraient infailliblement dans l'esprit du médecin, si l'on se bornait à lui présenter l'ensemble des symptômes qu'est susceptible d'offrir une fièvre intermittente.

Cette partie, purement historique et descriptive, ne contient d'inédit que les faits qui me sont propres. Tout son mérite consiste dans l'exactitude des tableaux, l'impartialité des détails et le choix des observations. Une chose que je signalerai encore, c'est qu'on y trouve réunies dans un cadre assez rétréci une foule de remarques judicieuses, qu'il est bon de ne pas ignorer, et qui, dispersées çà et là dans les auteurs tant anciens que modernes, échappent presque toujours à l'attention des lecteurs.

L'ordre et la distribution du reste de mon ouvrage se trouvent fondés sur les rapports de dépendance qui existent entre les diverses questions qui doivent y être traitées. Ainsi l'identité des fièvres intermittentes et des fièvres continues a dû d'abord fixer mon attention, parce que ce point une fois décidé, les autres deviennent beaucoup plus faciles à résoudre. De même j'ai cherché à déterminer la nature et le siége des pyrexies périodiques, avant d'en venir à l'étude de leur traitement, parce que toute méthode thérapeutique doit avoir pour base la connaissance du siége et de la nature de la maladie qu'elle concerne.

J'aurais pu, à l'exemple de quelques auteurs, ne parler de l'identité des fièvres intermittentes et des fièvres continues qu'en passant pour ainsi dire, et à l'occasion d'une matière plus essentielle ; mais comme on a contesté dernièrement cette identité, et qu'on l'a fait avec beaucoup de talent, j'ai cru devoir mettre le plus grand soin à la démontrer.

La nature et le siége des fièvres intermittentes ont donné lieu de tout temps aux plus vives controverses. Cette question ardue et sans contredit l'une des plus importantes de la médecine, méritait que j'en fisse l'objet principal de mes spéculations et de mes recherches. Aussi l'article où je l'examine est-il celui qui m'a coûté le plus de peines et dont je fais le plus de cas. On trouve d'abord dans cet article une appréciation consciencieuse et juste de la plupart des hypothèses et des théories qui ont été émises sur la nature et le siége des pyrexies périodiques. Quelques-unes étaient ridicules ou d'une absurdité choquante, je me suis borné à les nommer ; d'autres étaient vraiment spécieuses, je les ai réfutées; d'autres enfin paraissaient concluantes et péremptoires, j'ai démontré leur insuffisance. Ces dernières surtout ont fixé mon attention. Je les ai méditées long-temps, sans idée préconçue, avec la plus grande impartialité; ce n'est qu'après que j'ai senti la nécessité de leur en substituer une qui fût plus large, ou, si l'on veut, qui s'appliquât mieux à la généralité des faits.

Les médecins des siècles derniers avaient acquis trop de données sur cette partie de l'histoire des maladies qui est relative à leur marche, à leurs causes, au danger dont elles s'accompagnent, etc., pour qu'il fût possible d'ajouter beaucoup à ce qu'ils nous ont transmis sur l'étiologie et le pronostic des pyrexies périodiques. Cependant les recherches auxquelles je me suis livré sur ces deux points n'ont pas été entièrement stériles; je crois surtout avoir mieux apprécié qu'on ne l'a fait jusqu'ici le mode d'action de certaines causes

productrices du phénomène de l'intermittence.

La thérapeutique des fièvres d'accès ,
quoique laissant peu à désirer en apparence,
offrait une foule de doutes et de difficultés
qu'il était indispensable de lever ; mais
comme quelques écrivains prétendent encore
que les affections fébriles périodiques exercent
une influence salutaire sur l'économie , et
qu'il faut les respecter lorsqu'elles ne menacent pas directement la vie des sujets, je
me suis attaché d'abord à réfuter cette opinion; puis j'ai successivement cherché à déterminer : 1°. l'époque à laquelle il convient
de recourir aux alexipyrétiques ; 2°. quand
et comment on doit préparer les malades à
l'usage de ces remèdes; 3°. l'utilité des évacuations sanguines et le degré de confiance
qu'elles méritent , soit comme agent thérapeutique indirect, soit comme moyen curatif
direct; 4°. les circonstances où les vomitifs
et les purgatifs sont indiqués et peuvent être

prescrits avec des chances réelles de
succès ; 5°. les cas d'obstructions ou d'engorgements viscéraux, qui, survenus pendant
le cours de la fièvre d'accès, réclament ou
repoussent l'emploi du quinquina.

J'ajouterai que le chapitre où ces questions se trouvent débattues contient en outre
tout ce qu'il y a d'utile à connaître sur le
traitement des pyrexies périodiques : considérations générales et de détails sur les fébrifuges et leur mode d'administration, fixation
de l'ordre dans lequel ils doivent être classés
sous le rapport de leur efficacité, règles particulières de conduite pour chaque espèce de
fièvre intermittente, rien n'a été négligé pour
lui donner l'intérêt, et le rendre tel qu'on a
droit de l'exiger dans l'état actuel de la
science.

Immédiatement après cet article il en vient
un autre, qui en forme en quelque sorte le
complément, et qui termine mon ouvrage.
C'est un formulaire où j'ai réuni la plupart

des prescriptions qui ont été en honneur ou qui le sont encore dans le traitement des fièvres intermittentes. Un si grand nombre de formules et de préparations diverses semble peu en harmonie avec l'opinion que j'ai émise sur la nature et le siége des pyrexies périodiques. Mais cette opinion, je ne me le suis pas dissimulé, ne sera pas adoptée par tout le monde, et j'ai voulu que mon livre pût suffire aux personnes qui ne partagent pas mes doctrines comme à celles qui les professent.

TRAITÉ

DES FIÈVRES

INTERMITTENTES.

CHAPITRE PREMIER.

DES FIÈVRES INTERMITTENTES EN GÉNÉRAL.

On désigne sous le nom de *fièvres intermittentes* les maladies caractérisées par des mouvements fébriles qui présentent le plus souvent, au milieu de phénomènes variables, un frisson suivi de chaleur, puis de sueur, et qui reviennent à des époques fixes ou indéterminées, mais toujours peu éloignées les unes des autres. Les mouvements fébriles de ce genre ont été appelés *accès*.

L'ordre dans lequel les accès cessent et se reproduisent détermine le type des pyrexies périodiques. Lorsque des accès semblables ont lieu chaque jour, de deux en deux jours, de trois en trois jours, la fièvre est dite *quotidienne, tierce, quarte*. On ajoute à ces dénominations une épithète particulière quand les accès diffèrent entr'eux sous le rapport de l'intensité, de la durée, ou qu'il en survient plusieurs dans les vingt-quatre heures. Ainsi, la fièvre qui offre chaque jour deux accès prend le titre de *double quotidienne*. On appelle *double tierce* la fièvre qui se compose d'accès quotidiens qui se correspondent tous les deux jours, c'est-à-dire dont le premier ressemble au troisième, le second au quatrième, etc. (1). *Tierce doublée,* celle où tous les deux jours deux accès ont lieu dans les vingt-quatre heures. *Triple tierce*, celle qui a trois accès en deux jours, deux accès le premier jour et un le second. Toutes les fois que sur quatre jours le troisième seul est sans fièvre, et que les accès du premier et du second jour correspondent à ceux du quatrième et du cinquième, la fièvre reçoit le nom de *double quarte* (2). On lui donne celui de *triple quarte* si les accès se reproduisant tous les jours correspondent, le premier au quatrième, le second au cinquième, le troisième au sixième. Enfin elle est dite *quarte doublée* ou *quarte triplée,* suivant que deux ou trois accès se développent dans les vingt-quatre heures.

Les auteurs parlent encore des fièvres quintanes, sextanes, heptanes, octanes, nonanes, décimanes, mensuelles, annuelles, etc. Mais ces variétés nouvelles

---

(1) Dans ce cas, le premier accès est ordinairement plus fort que le second, le troisième que le quatrième, et ainsi de suite.

(2) Dans cette variété comme dans la double tierce, l'accès du premier jour est plus intense et dure plus long-temps que celui du second jour; il en est de même de ceux du quatrième et du cinquième jour.

sont si rares que beaucoup de médecins révoquent en doute leur existence, ou du moins ne les comprennent pas au nombre des affections fébriles périodiques. Je rapporte cependant dans cet ouvrage deux exemples fort remarquables de fièvres intermittentes, qui revenaient, l'une tous les cinq jours, l'autre tous les huit jours.

Tous les types d'intermittence peuvent alterner entr'eux. On voit souvent les fièvres tierces, quartes ou quotidiennes devenir doubles, et réciproquement les fièvres doubles perdre un de leurs accès. Il n'est pas rare non plus que les fièvres quartes, tierces, doubles tierces et quotidiennes, deviennent continues; mais ce fait n'a lieu pour les trois premières qu'après qu'elles ont pris le type quotidien. L'observation nous apprend aussi que le type est quelquefois incertain dans le commencement, et que ce n'est en pareil cas qu'après quatre ou cinq accès qu'il se dessine d'une manière bien nette.

L'intervalle qui sépare les accès a reçu le nom d'*apyrexie* ou d'*intermission*.

Les jours auxquels les accès ont lieu ou doivent avoir lieu s'appellent *paroxystiques*, et ceux qui répondent aux apyrexies, *intercalaires*.

J'ai déjà dit que le propre des accès de fièvre est de présenter le plus souvent, au milieu de symptômes variables, un frisson suivi de chaleur, puis de sueur. Ces trois phénomènes partagent chaque accès en trois périodes qu'on désigne sous la dénomination de *stades*.

Le premier de ces trois stades, celui du froid, varie beaucoup sous le rapport de l'intensité, de la durée, du siége qu'il occupe, de la sensation particulière qu'il détermine. Quelquefois les malades n'éprouvent qu'un simple refroidissement (*perfrigerium*). D'autres fois le froid est plus vif; il produit la saillie des bulbes des poils, et la peau forme ce qu'on appelle *chair de poule* (*horripilatio*). Dans quelques cas enfin, sa violence est telle, qu'il s'accompagne de tremblement convulsif des membres et de claquement des dents (*rigor*).

Tantôt le froid très-léger d'abord n'acquiert que par degré toute sa force. Tantôt il est très-intense dès le principe, et alors, ou il persiste quelque temps dans cet état, ou il n'est que passager.

Le plus souvent le froid débute par un seul point de l'économie, tel que les pieds, les mains, le visage, les lombes, les genoux, etc. De là il gagne rapidement les autres parties. Il n'est pas très-rare cependant de le voir frapper simultanément toute la surface du corps. Dans la majorité des cas, quelle que soit la manière dont il ait commencé, le froid finit par devenir général, ou du moins, s'il n'occupe pas à la fois toutes les parties, il se fait sentir successivement dans chacune d'elles.

La plupart des malades font entendre une petite toux peu de temps après l'invasion du froid, ce qui porte à croire que le frisson des fièvres intermittentes agit sur le poumon comme le frisson produit par un air froid ou par l'impression de l'eau froide. M. Broussais va même jusqu'à avancer qu'il faut avoir des poumons bien robustes pour n'être pas enrhumé par la fièvre lorsqu'elle se répète souvent. Tous les fébricitants s'enrhument pendant la saison froide.

Plusieurs personnes trouvent au froid morbide dont il s'agit ici quelque chose de piquant ; il semble à d'autres qu'elles ont de la glace sur le corps.

Le froid est ordinairement appréciable au toucher ; mais dans quelques circonstances, bien que les malades accusent un froid très-vif, on ne reconnaît aucun changement dans la température de la peau.

Lorsque le frisson a lieu, et surtout quand il est très-intense, la peau devient pâle ou livide, principalement aux aîles du nez, aux pommettes, et à l'extrémité des doigts. Elle est assez fréquemment parsemée de marbrures, de taches rougeâtres ou bleuâtres, semblables à celles qu'on observe dans l'hiver sur les mains des personnes saines. La tête s'incline vers la poitrine, les yeux sont hagards, les mâchoires serrées l'une contre l'autre. Le ventre, fortement déprimé, offre des bosselures qui correspondent aux intersections des muscles droits. Le tremblement est tantôt nul ou peu marqué, tantôt d'une intensité telle, qu'il est impossible aux malades de se tenir debout ou assis, et que les secousses convulsives qu'ils éprouvent ébranlent le lit sur lequel ils sont couchés. Chez un petit nombre de sujets, des craquements ont lieu dans les jointures : les dents se heurtent avec une si grande violence, qu'on en a vu quelquefois se briser. D'autres fois il survient un état de rigidité presque tétanique, et l'on n'observe qu'un tremblement obscur, joint à la roideur de tout le corps. La voix est altérée, tremblante, difficilement articulée. On a vu des individus accuser des douleurs contusives dans les membres simulant le rhumatisme, des déchirures ou des élancements insupportables dans les lombes ou dans les jambes, et souvent un picotement incommode dans une portion ou dans toute l'étendue de la peau. Le pouls est fréquent, petit, inégal; la transpiration cutanée suspendue; l'urine excrétée, limpide et rare, à moins qu'elle n'ait été sécrétée avant l'accès. La bouche devient sèche, sans que pour cela la soif augmente, ou du moins se fasse vivement sentir. Il arrive parfois aussi que des nausées, des vomituritions, des vomissements se déclarent; ce fait a lieu principalement lorsqu'au moment de l'accès l'estomac contient encore des aliments. Le vomissement ne commence pas ordinairement avec le froid, mais un peu après; dans quelques cas cependant il le précède.

La durée moyenne de ce stade est d'une demi-heure à une heure. Lors des premiers et des derniers accès, il peut être si court, si passager, qu'on n'ait pas le temps de s'apercevoir de son existence. Sa plus longue durée est de cinq ou six heures.

Quand le frisson a lieu depuis quelque temps, il diminue peu à peu, et est remplacé par une chaleur plus considérable que celle de l'état normal. C'est alors que la seconde période commence. Le plus communément le passage du froid au chaud est graduel et insensible. Quelquefois il est rapide. Dans certains cas, il existe entre les deux stades un espace de cinq ou six minutes, d'un quart d'heure et même plus, pendant lequel le malade n'a ni froid ni chaud. Il n'est pas très-rare non plus qu'il n'y ait en pareille occurrence des alternatives légères de chaud et de froid.

La chaleur, principal symptôme de ce stade, peut présenter les modifications les plus nombreuses et les plus variées. D'une part, en effet, l'augmentation de la chaleur n'est souvent pour le malade qu'une sensation qui lui est propre, et qu'il n'est pas possible au médecin d'apprécier ; de l'autre, elle est susceptible d'offrir tous les degrés compris entre cette sensation et une ardeur brûlante. La chaleur, très-fréquemment sèche à son début, devient humide sur la fin. Du reste, elle peut être douce ou àcre, incommode ou accompagnée d'un soulagement marqué. Elle commence ordinairement à se faire sentir à la tête ou à l'épigastre, quelquefois aux pieds. De là, elle gagne avec plus ou moins de rapidité les autres parties. En général elle est d'abord légère. Ce n'est que graduellement qu'elle parvient à son plus haut point d'intensité. Au fur et à mesure que le tremblement cesse et que la chaleur s'établit, la saillie des bulbes des poils disparaît, la peau prend une teinte rouge plus marquée au visage que partout ailleurs. Le malade, qui jusqu'alors était resté immobile, se retourne, s'agite pour trouver une attitude plus favorable, et remédier à la chaleur qu'il éprouve. La soif se déclare ou augmente avec la chaleur. La bouche et le gosier sont presque toujours le siége d'une sensation de sécheresse. Chez quelques sujets la céphalalgie diminue, chez d'autres elle s'accroît, chez d'autres enfin elle ne commence à se développer que dans ce stade. La respiration devient moins difficile. Le pouls, qui dans certains cas est encore petit et comme étouffé, bien que la chaleur soit déjà considérable, finit constamment par acquérir de l'ampleur et une plus grande fréquence. Les battements des artères temporales sont souvent très-marqués. L'urine est en général rouge, et l'est d'autant plus que la chaleur est plus forte et a existé plus long-temps. L'urine pâle, que quelques fébricitants excrètent à l'époque de la chaleur, a été sécrétée pendant le froid. La durée de ce stade varie depuis quinze à vingt minutes, jusqu'à plusieurs heures. Il est rare qu'elle se prolonge au-delà de quatre ou cinq heures. Lorsque le frisson est léger et que le malade ne se couche pas, il arrive quelquefois que le stade qui nous occupe n'a pas lieu.

A la chaleur succède la troisième période, qui est celle de la sueur. Quelque temps avant que cette dernière commence, la peau devient douce au toucher et un peu humide. Quand elle a commencé, la respiration reprend sa liberté normale, le corps est plus tranquille. La soif, la chaleur et la céphalalgie diminuent. Le pouls est plus souple. La sueur, d'abord légère, augmente par degrés, et cesse peu à peu avec l'accès. Elle se montre en premier lieu à la tête, puis sur le devant de la poitrine, au dos, à la partie supérieure et interne des cuisses, et finit par occuper toute la surface du corps. Elle peut être abondante ou légère, consister seulement dans une faible moiteur, ou être copieuse au point d'humecter une grande partie

du lit où le malade est couché. Le plus souvent générale dans les fièvres intermittentes régulières, la
sueur est cependant quelquefois partielle dans ces
mêmes affections, surtout à leur début ou vers leur
déclin. Elle est pour l'ordinaire chaude, tenue et
incolore, dans certains cas visqueuse et jaunâtre,
très-rarement froide. Son odeur, le plus communément aigre et analogue à celle du levain, est quelquefois douceâtre, semblable à celle qui a lieu dans l'état
de santé. D'autres fois elle est fétide. L'urine est
très-foncée et dépose en se refroidissant un sédiment
semblable à de la brique pilée. La durée de ce stade,
variable comme celle du frisson et de la chaleur, se
prolonge rarement au-delà de trois ou quatre
heures.

Les symptômes que je viens d'énumérer sont ceux
qui se montrent ordinairement dans chacun des stades
dont la réunion constitue un accès de fièvre intermittente régulière. Mais, outre ces symptômes caractéristiques, il en est d'autres qui peuvent se développer
dans le cours d'un accès. Parmi ces derniers, les
uns, comme nous le verrons plus bas, dénotent que
tel ou tel viscère est principalement affecté, les autres
se trouvent liés à l'idiosyncrasie des individus. C'est
ainsi qu'on a rencontré des sujets chez qui le plus
léger accès de fièvre intermittente était accompagné
de délire ou de perte de la mémoire; chez d'autres,
d'assoupissement ou de défaillance. On a vu encore,
chez quelques personnes atteintes d'affections organiques du cœur, le pouls perdre pendant l'accès l'ir-

régularité qui lui était habituelle, et l'oppression devenir plus considérable.

J'ajouterai que dans le plus grand nombre de cas, chaque accès se trouve annoncé par des phénomènes avant-coureurs, tels qu'une anxiété générale, de la céphalalgie, de l'assoupissement, des bâillements, des pandiculations, de l'essouflement, de la toux, une loquacité extraordinaire, un éclat inaccoutumé des yeux, la dépression et le ralentissement du pouls, une tension douloureuse, une pesanteur de tous les membres; des lassitudes, des spasmes dans les mollets et dans les hanches, dans les coudes et les carpes; la suppression de la transpiration; la pâleur de l'urine, qui devient aqueuse, des douleurs dans certaines parties qui ont été le siége de contusions, de plaies, etc.

Un accès de fièvre intermittente dure ordinairement de quatre à douze heures. Rarement il a moins d'une heure et plus de quinze à dix-huit heures.

Les trois stades diffèrent communément très-peu sous le rapport de la durée et de l'intensité. C'est ce qui a porté quelques auteurs à avancer que la manière dont se développe le premier stade indique ce que seront les suivants. Mais l'observation prouve qu'une chaleur très-forte peut succéder à un frisson léger, et une sueur très-modérée à une chaleur excessive. Il est rare que le mal de tête soit violent et qu'il persiste après l'accès. Quelquefois même pendant le second stade le malade s'endort d'un sommeil tranquille.

Cullen pensait que le cerveau, débilité par les causes

déterminantes de la fièvre, faisait partager sa faiblesse
à l'estomac, qui à son tour transmettait une disposition
semblable à la peau. Le concours de ces trois circonstances donnait lieu, d'après lui, à un état de spasme
qui, commençant par les extrémités des petits vaisseaux, se propageait promptement au cœur et aux artères. De là, le frisson, la chaleur, et ensuite la sueur.
Cette théorie et une foule d'autres, créées dans le but
d'expliquer le mode de production des trois phénomènes caractéristiques des accès fébriles, ne comptent
plus de partisans aujourd'hui. Mais en voici une qui
me paraît très-plausible et parfaitement en harmonie
avec les progrès récents de la science : le sentiment de
malaise, d'oppression et de resserrement distinctement
perçu dans la région sous-diaphragmatique, le vomissement, la toux, en un mot la plupart des signes qui
se déclarent pendant la période du froid, indiquent,
suivant M. Broussais, que le cœur étant alors frappé
de spasme, ne chasse plus le sang dans les artères avec
autant de force que de coutume, et le laisse stagner
dans l'appareil veineux, ce qui amène l'accumulation de
ce fluide dans les viscères, tandis qu'il est en moins
dans les systèmes locomoteur et dermoïde. Aussitôt
que la constriction du cœur cesse (1), le sang quitte
l'appareil veineux interne, et se trouve poussé avec
une telle force dans les vaisseaux artériels, que la peau

---

(1) Ce qui a lieu en vertu de cette loi qui fait que la force vitale
réagit contre les mouvements perturbateurs qui tendent à détruire
l'équilibre dans l'économie.

se gonfle, devient chaude, et finit par laisser échapper à sa surface une sueur plus ou moins abondante. Cela posé, il ne faut que revenir sur ce qui se passe dans le premier stade pour s'apercevoir que la diminution de la quantité du sang dans les systèmes locomoteur et dermoïde doit nécessairement amener celle de la calorification de la périphérie ; c'est là ce qui rend le malade plus sensible à l'impression du froid extérieur, et lui occasionne une sensation pénible qui est suivie de frissons, de tremblements, etc. La cause prochaine de la chaleur n'est pas plus difficile à concevoir que celle du frisson : si la seconde période est marquée par le premier de ces phénomènes, c'est tout simplement parce que lorsque les fluides, après avoir été refoulés à l'intérieur, sont lancés avec force du centre vers la circonférence, la température de la peau augmente en proportion de la quantité de sang qui lui arrive. Quant à la crise sudorale qui termine les accès fébriles, elle s'effectue en vertu d'une des lois vitales les plus utiles à notre conservation, puisqu'elle a pour objet de prévenir les engorgements funestes qui pourraient se développer à la suite de l'accumulation des humeurs dans un ou plusieurs points de l'économie. Toutes les fois qu'une masse considérable de sang artériel vient à surgir à la périphérie, l'expérience et l'observation nous apprennent que l'activité des exhalants cutanés s'accroît et donne un libre cours à la sérosité du sang qui s'écoule au-dehors sous forme de sueur (1).

____

(1) Ce que je viens de dire de l'opinion que je prête à M. Brous-

Les accès sont séparés par un espace de temps, qui, ainsi que je l'ai déjà dit, s'appelle *intermission*. Le malade n'est pas toujours alors dans un état de santé parfaite. Souvent il éprouve de la faiblesse et de la fatigue dans les membres, particulièrement dans les hanches et dans les cuisses. D'autres fois sa face est pâle, il est sensible au froid extérieur, et sue pour les causes les plus légères. Il se plaint d'étourdissement quand il se meut; la tête est lourde, l'appétit languissant, la digestion pénible. En général plus l'apyrexie est longue, plus l'état de l'économie se rapproche de la santé parfaite. Ainsi les fonctions se rétablissent plus complètement dans l'intermission des fièvres quartes que dans celles qui reviennent de deux jours l'un, et à plus forte raison tous les jours.

Si l'on en croit la plupart des pathologistes, les accès se manifestent ordinairement le matin dans les fièvres quotidiennes, de dix heures à midi dans les fièvres tierces, et de trois à quatre ou cinq heures du soir dans les fièvres quartes. Mais cette règle souffre de nombreuses exceptions; peut-être même serait-il mieux de dire qu'il n'y a rien de fixe touchant l'époque de l'apparition des accès dans les pyrexies intermittentes.

Les accès sont plus longs dans les quotidiennes que dans les tierces, et dans celles ci que dans les quartes. Dans les premières, la chaleur est humide et peu forte,

---

sais se trouve presque textuellement dans ses commentaires des propositions de pathologie, pages 665, 666 et suivantes.

la soif moindre que dans les autres. Le froid est plus long dans les quartes que dans les quotidiennes, et dure moins que dans les tierces. Toutes choses égales d'ailleurs, c'est dans ces dernières que le froid, la chaleur et la sueur sont le plus prononcés.

Les fièvres intermittentes et surtout la fièvre tierce se terminent quelquefois spontanément. Dans ce cas, c'est tantôt après quatre, cinq ou sept accès, tantôt au bout de douze, de vingt et même davantage, que la guérison s'effectue. Cette dernière du reste ne s'accompagne presque jamais de phénomènes qu'on puisse considérer comme critiques. On cite bien quelques faits où la fièvre a paru être jugée par une éruption de boutons pustuleux aux lèvres, ou d'aphtes et d'ulcères dans l'intérieur de la bouche ; par des vomissements de bile, d'aliments malsains, dont l'ingestion avait eu lieu plusieurs jours auparavant ; par un dévoiement, une sécrétion abondante d'urine à sédiment blanc ; des sueurs, une hémorrhagie, une surdité, l'apparition de boutons, de tumeurs phlegmoneuses ou pemphigoïdes sur divers points des téguments. Mais le plus communément il ne survient rien de semblable.

Lorsque les affections fébriles périodiques ne cessent point spontanément et qu'on les combat par des moyens appropriés, les accès sont, en général, subitement interrompus ; mais il arrive souvent alors que les sujets éprouvent aux jours paroxystiques, des accès incomplets, ou présentent divers symptômes qui se rattachent évidemment à la maladie, tels que des frissons étendus à tout le corps ou bornés à quelque partie, et qui ne sont suivis ni de chaleur ni de sueur, une langueur générale, la pesanteur de tête, la somnolence, une diminution notable de l'appétit, une sensation de froid ou de constriction bornée à une très-petite portion de l'économie, un léger malaise, etc.

Nous devons à Werlhof une remarque fort curieuse et qu'il importe de consigner ici. Ce médecin s'est assuré, d'après une foule de faits bien observés, qu'il y a des jours et des semaines où les rechûtes des fièvres intermittentes ont lieu de préférence. Ces jours et ces semaines s'appellent *paroxystiques*. Les semaines varient suivant le type de la fièvre : ainsi les rechûtes des fièvres tierces s'effectuent dans la seconde semaine, celles des fièvres quartes dans la troisième. Quant aux jours où les pyrexies périodiques reparaissent, il est d'expérience que ce sont les jours où l'accès se serait reproduit si la fièvre n'avait pas été coupée.

Lorsque les fièvres intermittentes durent depuis long-temps, il arrive souvent que des symptômes et des désordres qui n'existaient pas dès le principe se manifestent.

On voit assez communément, par exemple, dans le cours de ces états morbides, le poumon s'enflammer sous la forme chronique, et parvenir plus ou moins promptement à ce degré de désorganisation qui constitue la phthisie. M. Broussais et d'autres écrivains contemporains citent un grand nombre de faits qui ne laissent aucun doute sur la vérité de cette assertion.

Le gonflement de la rate s'observe si fréquemment dans les pyrexies intermittentes, que les anciens donnaient à cette espèce de tumeur le nom de *gâteau fébrile (placenta febrilis)*, et qu'ils plaçaient le siége de la fièvre d'accès dans le parenchyme splénique.

Le foie ne s'engorge pas aussi souvent que la rate, mais l'hépatite chronique n'en est pas moins une des complications très-ordinaires des fièvres intermittentes. Ce n'est que lorsque l'appareil biliaire est affecté, et pas autrement, que l'ictère se déclare chez les personnes atteintes de la maladie qui nous occupe. L'hydropisie est encore un des accidents consécutifs qui peuvent survenir à la suite des affections fébriles périodiques, quand leurs accès se sont reproduits un certain nombre de fois.

Les pyrexies intermittentes ne sont pas toujours, on aurait tort de le croire, des maladies bénignes et qui par leur nature doivent nécessairement se terminer d'une manière favorable. Non seulement on en observe qui, quoique peu graves en apparence, se prolongent beaucoup, et finissent par avoir une issue malheureuse; mais il en est qui font périr après un très-petit nombre d'accès. Dans l'une et l'autre de ces circonstances, c'est presque constamment pendant le stade du froid que la mort a lieu. On l'a vue survenir pourtant dans la période de la chaleur et même pendant la sueur.

J'ai déjà énuméré les nombreuses distinctions dont les fièvres intermittentes ont été l'objet, considérées sous le rapport du type; j'ajouterai qu'elles sont dites *exquises, légitimes* ou *régulières*, toutes les fois que les accès qui les constituent parcourent leurs trois

stades en moins de douze heures ; *prolongées,* quand
la durée de l'accès dépasse ce terme ; *subintrantes,*
si un nouvel accès se manifeste avant que l'autre soit
terminé ou presque au moment où il cesse ; *irrégulières, erratiques* ou *atypiques,* lorsque les accès ne
reparaissent pas à des époques déterminées comme
dans les précédentes.

On a distingué encore les fièvres intermittentes en
salubres et en *insalubres,* en *vernales* et en *automnales,* en *bénignes* et en *pernicieuses.*

La première de ces trois divisions nouvelles, fondée
sur l'influence heureuse ou fàcheuse que les affections
dont il s'agit ici ont paru dans certains cas exercer sur
l'économie, a été rejetée par la plupart des médecins
de nos jours, qui la regardent comme consacrant une
erreur grave , savoir : que la fièvre peut être *thérapeutique, curative.*

La seconde n'a pas une importance aussi grande
que le pensait Sydenham, mais elle repose sur l'observation qui nous apprend que les fièvres de printemps et
celles d'automne présentent presque toujours des caractères différentiels assez remarquables pour qu'on
soit obligé d'en tenir compte.

Les fièvres vernales ont ordinairement une marche
rapide , des accès rapprochés, des intermissions cour-
tes. Elles offrent pour la plupart des symptômes qui
ont paru de tout temps réclamer l'emploi des antiphlogistiques (chaleur considérable , soif vive, plénitude
du pouls, etc.); elles se montrent particulièrement
sous les types quotidien, double tierce et tierce ; elles

cessent souvent spontanément, et lors même qu'elles ne le font pas, il est rare qu'elles soient suivies de l'engorgement des viscères abdominaux.

Les fièvres d'automne, au contraire, sont en général plus difficiles à suspendre que les vernales : leur marche est moins aiguë, leur durée plus longue ; elles affectent plus fréquemment le type quarte ; elles sont plus sujettes aux récidives, plus souvent accompagnées d'accidents consécutifs, et règnent beaucoup plus communément surtout d'une manière épidémique.

La distinction des fièvres intermittentes en vernales et en automnales n'est pas, on le voit, dénuée de motifs plausibles et d'utilité. Toutefois on ne saurait se dissimuler que si l'on est obligé de tenir compte des caractères différentiels dont je viens de parler, ces caractères ne constituent pas un fait général, constant et applicable à l'universalité des fièvres d'accès : ils ont très-peu de valeur, par exemple, pour les pyrexies périodiques qui se développent en été et en hiver. On ne peut guère s'en servir non plus pour les cas où les fièvres de printemps et d'automne offrent en quelque sorte une analogie parfaite (1). Ce n'est donc pas sur une pareille base que doit être établie la division des fièvres intermittentes.

Les médecins qui distinguent ces maladies en béni-

______

(1) Ces sortes de cas s'observent principalement lorsque la température du printemps est froide et humide comme celle de l'automne. Il est de remarque, en effet, qu'en pareille occurrence, les fièvres vernales se rapprochent beaucoup des automnales, et n'en diffèrent en quelque sorte nullement.

gnes et en pernicieuses, se fondent sur la différence qui existe entre elles sous le rapport de la gravité : les unes, comme on sait, ne menacent pas immédiatement les jours du sujet, les autres le font périr après un petit nombre d'accès. Cette particularité que personne n'ignore n'est exclusive pour aucune saison : on peut l'observer dans toutes et quelle que soit la constitution régnante de l'atmosphère ; rien de plus naturel par conséquent que de la prendre pour base de la division des affections fébriles périodiques. Ce n'est plus ici sur des phénomènes variables et peu tranchés qu'on se règle, c'est sur un fait général, constant, et d'autant plus digne de fixer notre attention qu'il en découle des conséquences précieuses pour la pratique. Tout en reconnaissant donc que la distinction des fièvres intermittentes en vernales et en automnales n'est par sans utilité, on ne peut s'empêcher de convenir que celle qui nous occupe actuellement est plus rationnelle et mérite de lui être préférée.

CHAPITRE II.

DES FIÈVRES INTERMITTENTES EN PARTICULIER.

SECTION PREMIÈRE.

DES FIÈVRES INTERMITTENTES BÉNIGNES (1).

FIÈVRE INTERMITTENTE SIMPLE.

Plusieurs médecins de nos jours restreignent le nombre des fièvres intermittentes bénignes à celui des fièvres continues de Pinel; d'autres pensent qu'il y a une fièvre d'accès qui, bien que ne menaçant pas immédiatement la vie du sujet, ne peut être rattachée à aucun des ordres de pyrexies admis par les nosographes. Ils la nomment *simple, franche, légitime*. Cette fièvre avait été signalée par les anciens. Boërrhaave, Stoll, Franck et Selle, l'ont décrite sous des titres différents. M. Fizeau en a publié plusieurs exemples. M. Chomel prétend qu'elle est la plus fréquente de toutes. M. Rayer va beaucoup plus loin : selon lui, c'est elle seule qui constitue la fièvre intermittente, et toutes les maladies qu'on a comprises sous cette dernière dénomination ne sont que des affections complexes, dans lesquelles la fièvre intermittente sim-

---

(1) Ces fièvres sont celles qu'on appelait autrefois *exquises, légitimes, ordinaires,* et que M. Chomel nomme *régulières*.

ple se trouve liée comme cause ou effet à un autre état morbide. Une semblable opinion est loin certes de me paraître démontrée; je prouverai même plus tard qu'elle n'est pas admissible, mais je n'en crois pas moins à l'existence de la fièvre intermittente simple; et pour me conformer au plan que je me propose de suivre, je parlerai d'abord des symptômes qui la caractérisent. Ces symptômes sont, d'après Boërrhaave, Stoll, Franck, etc.:

Dans le premier stade, des bâillements, des pandiculations, des lassitudes, de la faiblesse, du froid, des frissonnements, du frisson, du tremblement, la pâleur, la lividité des extrémités, la difficulté de la respiration; l'anxiété, le pouls fréquent, petit, parfois lent et faible; des urines ternes, aqueuses, dans quelques cas des nausées, des vomissements.

Dans le second stade, chaleur et rougeur de la peau, respiration grande, forte, plus libre; pouls plein et fort; soif considérable, sécheresse de la langue, vive céphalalgie, douleurs dans les membres, urine d'un rouge foncé.

Dans le troisième stade, diminution graduelle de tous les symptômes, sueur abondante, urine épaisse avec sédiment briqueté, déjections liquides et fétides, souvent sommeil tranquille.

Le tableau que je viens de tracer contient à-peu-près tous les phénomènes morbides que la fièvre intermittente simple est susceptible d'offrir; mais, d'une part, il est plusieurs de ces phénomènes qui manquent souvent, comme la soif, la sécheresse de la langue, etc. ; de l'autre, quels que soient ceux d'entre eux qui se développent, ils ne sont pas toujours si prononcés. Le meilleur moyen, au surplus, de se former une idée exacte de l'espèce de pyrexie qui nous occupe, c'est d'en citer des exemples. En voici cinq :

OBSERVATIONS PARTICULIÈRES.

OBS. n°. 1. — Le nommé G..., âgé de vingt-trois ans, d'un tempérament sanguin et d'une santé assez déli-cate, fut pris d'un accès de fièvre, le 3 septembre 1832, qui commença par des frissons, un froid très-vif et un tremblement général; à ces symptômes succédèrent bientôt une forte chaleur, un pouls plein et fréquent, une céphalalgie assez intense, et beaucoup de soif; la langue du reste était large et humide. Il n'y avait pas d'envies de vomir, et l'épigastre n'était pas doulou-reux. Deux ou trois heures après une sueur abondante se déclara, et le calme ne tarda pas à se rétablir dans l'économie. Le 4, le 5 et le 6, un accès semblable eut lieu vers dix heures du matin. Le 7, huit grains de sulfate de quinine furent donnés dans une potion gommeuse. L'accès qu'on attendait manqua, et le ma-lade se rétablit promptement.

OBS. n°. 2. — Mme. D....., âgée de dix-huit ans, d'une bonne constitution et nouvellement accouchée, éprouva, au sortir de la messe, le 12 août 1833, des frissons légers, des anxiétés, des pandiculations, des douleurs contusives dans tous les membres. Peu à peu une chaleur douce, halitueuse se déclara; la figure devint rouge, le pouls augmenta de volume et de fréquence, les urines déposèrent un sédiment briqueté, mais il n'y eut pas de soif, et la langue ne présenta rien qui dénotât une irritation des voies digestives (diète, boisson mucilagineuse). Le 13, la malade fut sans fièvre. Le 14, vers midi, tous les phénomènes morbides qui étaient survenus le 12 reparurent ; l'accès ne fut ni plus long ni plus intense que le premier. Le 15, apyrexie complète. Le 16, six grains de sulfate de quinine furent administrés en pilules. La fièvre ne revint pas (1).

OBS. n°. 3. — Un charron, âgé de trente-un ans, d'une constitution forte, d'un caractère vif, ayant les cheveux noirs, le visage assez plein et un peu brun, se portant bien, fut saisi tout-à-coup le 4 frimaire à midi, sans aucun symptôme précurseur, de frisson commençant par le dos, gagnant ensuite les membres, et en même temps de tremblement avec soif pendant environ une demi-heure (nul symptôme ni muqueux ni gastrique), puis chaleur douce qui commençait par la tête, et se développait assez lentement ; diminution de la soif. Une demi-heure après, sueur sans mauvaise odeur, paraissant d'abord au visage, puis au reste du corps : fin de l'accès à quatre heures. Point de sentiment de contusion dans les membres, état comme en santé : les urines avaient coulé dans tous les temps de l'accès comme avant la maladie.

---

(1) Cette observation et la précédente m'appartiennent ; il en est de même de toutes celles qui dans cet ouvrage sont sans nom d'auteur.

L'accès revint tous les jours à la même heure, absolument tel que je viens de le décrire. Dans l'apyrexie, nulle douleur, nulle perte d'appétit, nulle faiblesse. Le malade entra à la charité le douzième jour de sa maladie, avec toute l'apparence d'une santé parfaite. Je le vis courir avec vivacité dans la salle, bien loin de se traîner péniblement comme font ordinairement les fiévreux.

Le lendemain il commença à prendre les tisanes amères et les bols fébrifuges. L'accès de ce jour fut moins fort, et pour la première fois le froid vint lentement, d'abord aux pieds, d'où il gagna successivement les jambes et les cuisses, avec de petits frissons qui vinrent à différentes reprises; peu de tremblement, chaleur peu considérable, point de sueur.

Le jour suivant il n'y eut à l'heure de l'accès qu'un peu de frémissement sans froid dans les jambes et dans les cuisses, et aussitôt sommeil sans chaleur sensible ni sueur. Depuis ce temps il ne parut plus de mouvement fébrile (1).

Obs. n°. 4. — Un perruquier, âgé de quarante-six ans, d'une constitution très-forte et très-bien portant, ayant les cheveux blonds, le visage plein et coloré, fut pris les derniers jours de vendémiaire, le soir à cinq heures, de frissons dans les reins, se propageant seulement aux cuisses et aux mollets. Au bout d'une heure, tremblement pendant trois heures, soif,

---

(1) Fizeau, Recherches et observations pour servir à l'histoire des fièvres intermittentes, page 30.

bouche mauvaise sans amertume, mal de tête, point d'envie de vomir ni de douleur épigastrique, urine rouge et épaisse sortant aussi facilement que dans le chaud, puis chaleur point désagréable, commençant par les jambes et gagnant tout le corps par une progression rapide, mal de tête comme dans le froid, soif plus forte, ensuite sommeil et sueur fétide. Nul autre symptôme.

Les accès sont revenus constamment tous les jours avec les mêmes symptômes et la même durée, mais en avançant régulièrement de deux ou trois heures chaque fois : la bouche ne fut plus mauvaise. Dans l'intervalle le malade se trouvait très-bien, faisait chaque jour quatre lieues pour venir à Paris travailler de son état; l'urine était moins rouge ; nulle faiblesse. Un émétique, quatre purgatifs, un élixir amer, puis de la rhubarbe en poudre, n'avaient produit aucun changement à sa maladie.

Il entra à l'hôpital sur la fin de brumaire ayant la figure à-peu-près comme dans l'état naturel. Il fut purgé deux fois avec aussi peu de succès, et mis à l'usage des tisanes amères. Les accès ont continué à présenter les mêmes symptômes sans être influencés par les brouillards froids qui avaient lieu alors, et qui paraissaient augmenter ceux d'un autre malade que j'observais en même temps.

Le 12 frimaire, les accès étaient encore comme au commencement. L'appétit, après avoir été perdu en partie pendant quelques jours sans amertume de la bouche, revint après l'usage d'un troisième purgatif.

Dans l'intervalle, point de faiblesse ni de douleurs nulle part ; les urines toujours faciles et moins rouges que dans l'accès, les selles dans l'état naturel : le malade continuait les boissons amères.

Le 20, le froid commença à ne plus avoir lieu, l'urine fut moins colorée, la chaleur moins forte, les sueurs ne reparurent plus, le malade se sentait plus fort : au bout de peu de jours la guérison fut complète (1).

OBS. n°. 5. — Un charretier, âgé de vingt-deux ans, d'une constitution forte, et s'étant toujours très-bien porté, fut saisi dans les jours complémentaires à midi, de froid à la partie antérieure de la poitrine et au ventre seulement, point entre les épaules ni aux membres ; au bout d'une demi-heure, tremblement général pendant deux heures, mal de tête, soif, bouche pâteuse sans amertume, ni nausées, ni aucun autre symptôme muqueux ou gastrique ; puis chaleur, augmentation du mal de tête, continuation de la soif. La chaleur cessa à la nuit, pendant laquelle le malade dormit et éprouva un peu de sueur.

Les accès revinrent régulièrement en quarte entièrement semblables au premier et à la même heure; dans l'intervalle le malade était comme en parfaite santé.

Entré à la Charité, il prit deux fois l'apozème amer avec le sulfate de potasse, et quelques jours après une médecine qui produisit un vomissement et

____

(1) Fizeau, ouvrage cité, page 37.

plusieurs selles. Il fut mis à l'usage des tisanes amères.

La fièvre cessa les premiers jours de brumaire, peu après l'entrée du malade, qui sortit le 15 parfaitement guéri (1).

La fièvre intermittente simple affecte principalement les sujets qui jouissaient d'une santé parfaite, lorsqu'ils ont été exposés aux causes de ces sortes de maladies.

Les accès n'offrent rien de constant sous le rapport de leur intensité et de leur durée, mais le plus communément ils sont légers et courts. L'apyrexie est complète, il ne reste qu'un peu de fatigue qui se dissipe pour l'ordinaire dans l'espace de quelques heures.

La fièvre intermittente simple peut se montrer sous tous les types, dans tous les lieux et dans toutes les saisons. Sa durée est variable, quelquefois elle cesse ou se prolonge sans cause manifeste. En général elle est d'une guérison facile et cède promptement à l'emploi des fébrifuges.

FIÈVRE INTERMITTENTE INFLAMMATOIRE.

Le froid par lequel débute un accès de fièvre intermittente inflammatoire est ordinairement court, mais fort intense. La chaleur qui lui succède et qui marque le second stade est très-élevée, et s'accompagne d'une céphalalgie violente, d'une soif extrême, d'un pouls large et plein, d'une rougeur très-prononcée de la

---

(1) Fizeau, ouvrage cité, page 98.

peau, surtout au visage. La langue dans plusieurs cas paraît rouge sur ses bords et terminée en pointe, mais dans beaucoup d'autres est large, humide et recouverte d'un enduit blanchâtre. L'urine offre une teinte très-foncée. Au troisième stade, la sueur termine les accidents, et l'urine dépose un sédiment briqueté.

Les fièvres intermittentes inflammatoires se manifestent de préférence au printemps. Le plus souvent alors elles n'attaquent que très-peu de personnes à la fois. Dans quelques circonstances pourtant elles deviennent assez communes, et on les a vues même régner épidémiquement.

Elles se montrent en général sous les types quotidien et double tierce, rarement sous le type tierce, plus rarement encore sous le type quarte. Leurs accès sont pour l'ordinaire longs, et durent plus de douze heures.

L'apyrexie n'est pas aussi complète que dans la fièvre précédente. Les malades conservent toujours des symptômes de pléthore, tels qu'une pesanteur générale, la plénitude du pouls, une légère céphalalgie, etc. C'est pour cela sans doute que les fièvres dont il s'agit ici ont une grande tendance à passer au type continu, et que ce fait a lieu très-fréquemment à la suite de l'usage prématuré des fébrifuges.

Les fièvres inflammatoires perdent souvent de leur intensité, et se continuent sous la forme de fièvre intermittente simple. Quelquefois une épistaxis, un flux hémorrhoïdal, une perte utérine, etc., en suspendent complètement le cours. Dans tous les cas, ces sortes d'hémorrhagies produisent une amélioration sensible et accélèrent visiblement la guérison , qui du reste ne se fait jamais beaucoup attendre en pareille occurrence.

OBSERVATIONS PARTICULIÈRES.

Obs. n°. 6. — D...., âgé de vingt-cinq ans, d'une belle structure et d'un tempérament sanguin, éprouva, le 24 juin 1830 , en revenant de l'Entrepôt réel où il est employé comme tonnelier , des frissons, des anxiétés , puis un tremblement violent ; deux ou trois heures après , une chaleur extrêmement intense se manifesta , et dura jusqu'au soir , époque où elle fut remplacée par une sueur générale et abondante.

Le 26 , les accidents de l'avant-veille reparurent et se terminèrent de même dans le courant de la nuit.

Le 28, un troisième accès ayant eu lieu à onze heures du matin , je fus appelé. Lorsque je vis le malade', la chaleur venait de commencer : il se plaignait d'une céphalalgie insupportable ; sa figure était très-rouge , ses yeux injectés et douloureux , son pouls large et plein. Les carotides battaient avec force ; la langue était humide et recouverte d'un enduit blanchâtre, bien qu'il y eût une soif inextinguible et que des vomissements se fussent déclarés pendant le stade du froid (sur-le-champ une forte saignée du bras, pour le reste de la journée tisane mucilagineuse , diète sévère).

Le 29 , l'apyrexie était complète , D.... se trouvait seulement faible et sans appétit.

Le 30 , la fièvre revint à trois heures après midi , mais elle fut moins intense que le 28. Cependant comme la douleur de tête était encore très-considérable , et que le pouls n'avait pour ainsi dire rien perdu de sa largeur et de sa plénitude , je pratiquai une nouvelle saignée , ce qui amena un soulagement marqué.

Le 1ᵉʳ. juillet , apyrexie. Le 2 on administra 12 grains de sulfate de quinine dans la matinée ; l'accès qu'on attendait manqua. Le malade dès-lors entra en convalescence et se rétablit promptement (1).

OBS. n°. 7. — Mˡˡᵉ. N.... avait été passer quelques jours dans une campagne entourée de marais et non loin de la Garonne , lorsqu'elle fut prise d'une fièvre intermittente quotidienne. Je vis la malade au 4ᵉ. accès qui avait commencé, le 10 mai 1832, à neuf heures du matin, par un froid glacial, un tremblement universel, des anxiétés inexprimables, et qui au moment de mon arrivée était caractérisée par les symptômes suivants : figure très-rouge, yeux fixes, étincelants; céphalalgie intense; douleurs très-vives aux aînes et dans la région des lombes ; pouls dur et fréquent ; langue blanche , pâteuse ; soif considérable, urines très-colorées et peu abondantes. Comme Mˡˡᵉ. N..... était jeune et robuste, je ne balançai pas à lui ouvrir l'une des veines du bras et à lui tirer environ dix onces de sang ; d'un autre côté comme elle n'avait pas eu ses règles et qu'elle les attendait depuis quinze jours , je fis appliquer dix sangsues à la vulve. Sous l'influence de ces moyens les

---

(1) Cette observation et la suivante, OBS. n°. 7, m'appartiennent. Il en est de même, je le répète, de toutes celles qui dans cet ouvrage sont sans nom d'auteur.

désordres morbides se calmèrent, une sueur générale survint, et l'apyrexie ne tarda pas à avoir lieu. Le lendemain, je prescrivis dix grains de sulfate de quinine en pilules ; la fièvre reparut, mais elle fut moins forte. Le surlendemain je revins à la charge : cette fois l'accès manqua, et la guérison ne s'est pas démentie depuis.

OBS. n°. 8. — Montagneux, âgé de trente-cinq ans, d'un tempérament sanguin, replet, pionier, natif du Vivarais, résidant depuis deux ans dans le pays d'étangs, avait été atteint, l'année précédente, d'une fièvre intermittente quotidienne violente, puis de la variole. Le 12 septembre 1823, il entre à l'hôpital pour la fièvre suivante, dont il est affecté depuis quatre jours.

Dans la matinée, simple refroidissement des pieds suivi promptement d'une chaleur générale intense avec douleur céphalalgique, face livide, sensibilité générale du ventre et des hypocondres, déchirement des lombes, douleur à l'épaule droite, diarrhée légère, tenesme, soif; langue rouge, sèche, fendillée; pouls large et dur ; la moiteur commence le soir et ne va pas jusqu'à la sueur; l'intermission de la fièvre est complète, mais les autres symptômes ne sont que diminués. Cinquième jour (quinze sangsues sur l'épigastre, limonade, diète absolue), accès moins fort et moins long, intermission plus complète. Sixième jour, retour de l'accès presque sans froid, forte saignée pendant la chaleur, sang couenneux.

Septième jour. Les symptômes d'irritation du ventre

et de la tête ont disparu, la sueur a été copieuse, mais la fièvre ne se montre pas moins avec les symptômes inflammatoires; apyrexie parfaite, langue naturelle, un peu d'appétit. Huitième jour, dix grains de sulfate de quinine unis à quinze gouttes de laudanum pris en deux doses. Neuvième jour, convalescence (1).

OBS. n°. 9. — Madrat, âgé de trente-huit ans, d'une taille gigantesque, journalier, résidant à Montluel, était affecté d'une bronchite qui ne l'empêchait point de se rendre tous les matins dans une grange voisine pour y battre le blé. Le 1er. de septembre, l'air étant embrasé et d'un calme étouffant, les eaux d'une mare attenante à la cour répandant une odeur infecte, tous les batteurs ressentirent des maux de tête plus ou moins violents; Madrat surtout, qui, de plus, éprouva à la fin de la journée des frissons avec brisements des membres inférieurs, et pendant la nuit une chaleur excessive jointe à une toux fréquente, douloureuse, et à une gêne de la respiration.

Le lendemain, ces symptômes existant encore dans toute leur force, je tire au malade une livre de sang de la veine du bras, et je le mets à l'usage d'une boisson délayante; bientôt après, sueur copieuse suivie d'une apyrexie complète qui se prolonge pendant deux jours. Madrat se croit guéri : il mange avec appétit; ses forces sont presque toujours intactes.

---

(1) Nepple, Essai sur les fièvres intermittentes et rémittentes, page 34.

Le quatrième jour , à midi , légers frissons dans le dos pendant trois quarts d'heure , puis chaleur progressive qui devient extrême, grande gêne à respirer, toux fréquente avec douleur dans le côté droit, expectoration muqueuse parsemée de stries sanguinolentes, soif vive , langue sèche , effilée , sans mauvais goût ; ventre souple , nullement douloureux ; tête brûlante, céphalalgie intense , face rouge ; yeux larmoyants , rouges, sensibles à la lumière. Ces symptômes se soutiennent au même degré jusqu'au lendemain matin ; la sueur paraît alors en grande abondance, mais la rémission est de courte durée. Un nouveau paroxysme survient à midi, la peau redevient sèche et le pouls plein et dur : une fièvre continue avec pneumonie voudrait s'établir. (A sept heures du matin saignée d'une livre, le sang se couvre promptement d'une couenne blanche épaisse et très-dense.) A dix heures la fièvre diminue avec les symptômes de phlegmasie, le malade s'endort et sue copieusement.

Le lendemain, sixième jour, le mouvement fébrile est modéré, la toux moindre, la dyspnée et le point douloureux ont disparu ; il n'y a ni soif ni céphalalgie. (Lavement émollient , tisane idem.) Dans la nuit on administre trois gros de poudre de quinquina en lavement , et au jour on réitère cette dose : convalescence et guérison complète en peu de jours (1).

----

(1) Nepple, ouvrage cité, page 35.

FIÈVRE INTERMITTENTE BILIEUSE.

La fièvre intermittente bilieuse est fréquemment précédée des symptômes de l'embarras gastrique. Elle l'est très-souvent aussi par des frissons qui, d'abord fugaces et légers, prennent peu à peu de l'intensité, et deviennent ensuite périodiques.

Les accès qui la constituent ont lieu le plus fréquemment le matin. Le frisson débute vers le dos, et s'accompagne presque toujours de tremblement général. Il s'y joint dans beaucoup de cas des vomissements de matières bilieuses, de la douleur au creux de l'estomac et à la tête ; le pouls est faible et concentré. Le second stade est marqué par une chaleur âcre, incommode, une soif considérable, des douleurs à l'épigastre, un pouls fréquent et développé, la rougeur des bords de la langue, tandis que son milieu est sec, fendillé ou recouvert d'un enduit jaunâtre. Chez plusieurs sujets la face est rouge et animée ; chez d'autres, au contraire, elle offre une teinte jaune qui se fait remarquer surtout au pourtour des lèvres et des aîles du nez. Dans ce troisième stade, les urines déposent un sédiment briqueté. Quant à la sueur, elle peut être générale et très-abondante, mais il est plus ordinaire qu'elle s'établisse avec difficulté ; elle manque même quelquefois, et lorsqu'elle n'augmente pas le malaise, elle ne le diminue pas.

La plupart des malades éprouvent après l'accès des douleurs contusives dans les membres, un brisement général. La soif, l'anorexie, tous les signes qui dénotent une super-sécrétion de bile persistent à un moindre degré, il est vrai, mais ils persistent, et l'apyrexie n'est pas complète.

La durée de la fièvre intermittente bilieuse est variable. On l'a vue se prolonger trois, quatre, cinq, six mois et davantage. Mais alors les symptômes bilieux disparaissent au bout d'un certain temps, et elle continue d'exister sous la forme d'intermittente simple.

La fièvre qui nous occupe est susceptible d'affecter tous les types. Quelques praticiens cependant ont cru remarquer qu'elle se montre de préférence sous le type tierce. Une autre chose qu'il importe de noter, c'est que lorsque sa durée est longue, il arrive assez souvent qu'elle change une ou plusieurs fois de type avant de cesser définitivement. Dans l'épidémie qui régna à Ferrare, dans l'été de 1715, on la vit offrir successivement les types quarte, double quarte, tierce, double tierce, puis redevenir quarte, ou n'avoir plus qu'un accès de sept jours en sept jours.

Les époques où elle se manifeste le plus communément, sont le commencement de l'automne et la fin de l'été, surtout quand cette dernière saison a été très-chaude et très-sèche.

Ordinairement sporadique, cette maladie prend assez fréquemment pourtant le caractère épidémique. Dans ces deux cas, du reste, la terminaison est presque toujours heureuse. Indépendamment, en effet, que des évacuations abondantes par haut ou par bas en suspendent quelquefois le cours, il est rare qu'elle ne cède pas aux moyens de l'art employés méthodiquement.

OBSERVATIONS PARTICULIÈRES.

OBS. n°. 10. — Le sieur P....., âgé de trente-huit ans, d'un tempérament bilieux, d'une complexion forte, se plaignait depuis quelques jours de lassitudes, de brisements dans les membres, d'inappétence, de dégoût, de pesanteur à l'épigastre, lorsque le 3 août 1830, il ressentit tout-à-coup un frisson vif qui, d'abord borné à la partie postérieure du tronc, devint ensuite général et fut suivi d'un tremblement si considérable que les dents se heurtaient avec une violence extraordinaire. Au bout de quelques heures, une chaleur intense se déclara, des vomissements de bile eurent lieu ; dans la soirée la fièvre se termina par une sueur légère.

Le 4, les accidents fébriles reparurent, mais ils n'étaient pas à beaucoup près si prononcés que la veille.

Le 5, à dix heures du matin, un accès semblable à celui du 3 se manifesta. Ce fut alors seulement que le malade me fit appeler. Voici les symptômes qu'il présentait quand j'arrivai auprès de lui : céphalalgie frontale des plus douloureuses, teinte jaune des yeux et du pourtour des lèvres et des aîles du nez ; langue rouge sur ses bords, brune et fendillée dans son milieu; sensibilité extrême de l'épigastre et de l'hypocondre droit, soif inextinguible, peau brûlante et sèche; pouls dur, fréquent et serré; urine très-foncée, constipation (20 sangsues au creux de l'estomac, laissez saigner jusqu'à ce que le sang s'arrête de lui-même, tisane mucilagineuse, diète sévère).

Le 6, il y eut un mouvement fébrile , mais si léger qu'il ne dura qu'une ou deux heures, et que le malade ne fut pas obligé de se coucher.

Le 7, accès caractérisé par les mêmes symptômes que celui du 5 , mais beaucoup moins fort (15 sangsues à l'épigastre pendant la période de la chaleur).

Le 8 , dix grains de sulfate de quinine dans une potion gommeuse , à prendre dans la matinée par cuillerées et d'heure en heure. Apyrexie complète le reste de la journée.

Le 9 , prescription *ut suprà*. Point de fièvre. Le 10 , retour de l'appétit , convalescence.

OBS. n°. 11.— Un jeune homme de vingt-deux ans, d'un tempérament bilieux , et d'une belle structure , éprouva, le 2 septembre 1833, un accès de fièvre qui fut marqué d'abord par des frissons, un tremblement général et des vomissements de bile , puis par une chaleur âcre , mordicante à la peau , une soif vive , une langue sèche et rouge sur ses bords, un pouls dur , petit et fréquent, une douleur très-intense à l'épigastre, une constipation opiniâtre, et des urines sédimenteuses. Sur la fin il survint un peu de sueur , et la fièvre ne tarda pas à cesser.

Le 4, un accès entièrement semblable au précédent se manifesta à midi (15 sangsues à l'épigastre pendant la période de la chaleur, diète sévère, tisane d'orge édulcorée avec le sirop de gomme).

Le 6 , la fièvre revint, mais elle fut moins intense.

Le 8, dix grains de sulfate de quinine dans une

potion gommeuse; l'accès qu'on attendait manqua, et le malade fut guéri.

OBS. n°. 12. — Rambaud, âgé de trente-huit ans, d'un tempérament analogue à celui de l'habitant du pays d'étangs, sujet à l'ophthalmie chronique, aux ulcères des jambes, employé au lavage des laines dans la manufacture de drap de..., éprouvait depuis quelques jours du dégoût avec perte d'appétit. Dans le courant du mois de septembre 1822, le matin, il ressent un frisson général avec tremblement, des nausées, et un brisement des membres inférieurs. Ces symptômes durent deux heures, et sont remplacés par une chaleur modérée, et de la céphalalgie frontale. Le malade se plaint en même temps d'une grande amertume du goût; sa langue est large, humide, jaunâtre; la soif très-modérée; le pourtour des lèvres est d'une couleur verdâtre; le reste de la face est légèrement coloré; l'épigastre est pesant, nullement douloureux; une sueur abondante commence dans la soirée, et le malade s'endort tranquillement.

Le lendemain l'apyrexie était complète; mais tous les symptômes d'embarras gastrique persistent : la fièvre est réglée en tierce (diète, limonade). Après le 4e. accès, un grain d'émétique fait rendre une grande quantité d'une bile verte. Le cinquième accès ne diffère point des précédents, et les symptômes saburraux sont à peine diminués. Deux purgations, administrées pendant les intermissions suivantes, n'amènent aucun changement. La bouche est toujours mauvaise, l'anorexie prononcée. (Un grain et demi d'émétique dans

une tasse de bouillon aux herbes.) Vomissement copieux, verdâtre; goût naturel, appétit : l'accès suivant, qui est le huitième, est très-léger; infusion
amère, guérison (1).

OBS. n°. 13. — M...., âgé de dix-huit ans, berger
dans le pays d'étangs, est atteint (août 1823) d'une
fièvre quotidienne, débutant à midi par un tremblement général, de la cardialgie, un brisement des lombes et des membres inférieurs, suivis, au bout d'une
heure et demie, d'une chaleur et d'une céphalalgie
frontale des plus intenses, d'une soif vive sans amertume du goût, d'une grande sensibilité de l'épigastre à
la pression. La langue est rouge, effilée; la face rouge
aux pommettes, jaunâtre autour de la bouche. L'accès
se termine dans la suite par des sueurs copieuses;
mais dans l'apyrexie l'épigastre reste sensible, plus
chaud; la tête douloureuse, la langue rouge, et la
chaleur générale plus élevée. (Diète, limonade, 15
sangsues sur le creux de l'estomac pendant le 4e.
accès.) L'hémorrhagie est copieuse. Le second accès
se termine plutôt et d'une manière complète. Les symptômes gastriques ont disparu. Appétit. Cependant un
nouvel accès revient le lendemain à la même heure,
et il s'y joint des nausées.

6e. jour. Six grains de sulfate de quinine dans
l'apyrexie. Retour de l'accès avec plus de violence; la
bouche devient plus amère, la céphalalgie frontale

---

(1) Nepple, Essai sur les fièvres rémittentes et intermittentes,
page 43.

intolérable ; il survint des vomissements bilieux, sans cardialgie, au milieu du stade de chaleur ; la face est jaunâtre : ces symptômes persistent dans l'apyrexie.

7e. jour. Un grain d'émétique : vomissements bilieux abondants. La fièvre ne reparaît plus. On donne quelques grains de quinine les jours suivants (1).

FIÈVRE INTERMITTENTE MUQUEUSE.

La fièvre muqueuse intermittente se développe quelquefois sans phénomènes précurseurs, mais dans le plus grand nombre des cas elle est précédée par un sentiment de malaise général, de pesanteur dans les membres, un sommeil agité, la perte de l'appétit, des rapports acides.

Les accès qui la constituent ont lieu ordinairement le soir et durant la nuit. Le frisson consiste dans un simple refroidissement, une horripilation légère ; rarement il s'accompagne de *rigor* ou de tremblement. Le froid commence le plus communément par les pieds, de là il s'étend peu à peu vers le tronc et à tout le reste du corps. Il se déclare très-souvent dans ce stade des nausées, des vomissements, des douleurs de tête et d'estomac, des déjections. Le pouls est lent et concentré. La seconde période est marquée par une chaleur modérée, agréable aux malades et douce aux doigts du médecin. La soif est nulle ou peu intense, le pouls prend de la fréquence, l'urine est de couleur

____

(1) Nepple, ouvrage cité, page 44.

citrine, chez quelques sujets il y a une tendance au sommeil insurmontable. Dans le troisième stade, la sueur s'établit graduellement et paraît d'abord sous la forme d'une légère moiteur, mais elle finit par être abondante à raison du temps qu'elle dure. Il n'est pas très-rare qu'elle manque dans les premiers accès.

La santé n'est presque jamais parfaite pendant l'intermission. La plupart des malades se plaignent alors d'un sentiment de pesanteur ; l'inertie est générale ; les digestions sont pénibles, le corps est sensible au froid.

Les accès sont ordinairement plus longs que ceux des autres fièvres.

Les conditions qui favorisent le plus le développement de l'état morbide qui nous occupe paraissent être la vieillesse, l'enfance, le sexe féminin, un mauvais régime, des évacuations excessives.

Plusieurs auteurs ont avancé que la fièvre intermittente muqueuse est pour ainsi dire constamment quarte ou quotidienne. La vérité est qu'elle affecte indistinctement tous les types ; elle est même assez souvent erratique.

Sa terminaison est le plus communément heureuse, soit qu'elle règne sporadiquement, soit qu'elle ait pris le caractère épidémique, mais sa durée est presque toujours longue : ce sont principalement ces sortes de fièvres qu'on voit se prolonger d'une saison à l'autre.

On a remarqué que la fièvre intermittente muqueuse ne devient pas aussi souvent continue que la fièvre intermittente bilieuse. Mais en revanche, elle est plus susceptible, si j'ose m'exprimer ainsi, de passer à l'état chronique , et d'occasionner ces altérations profondes des viscères abdominaux qu'on appelle *obstructions*.

OBSERVATIONS PARTICULIÈRES.

OBS. n°. 14. — Le fils de Mme. Del.., âgé de quatorze ans, d'un tempérament lymphatique , d'une santé délicate , habituellement pâle et bouffi , éprouva le 6 octobre 1829 , vers le soir , un froid léger , qui débuta par les pieds , gagna les jambes et les cuisses , et se propagea de là au reste du corps. Une chaleur modérée survint ensuite, et tous les accidents disparurent dans la matinée du 7.

Le 8 , un accès plus intense que le précédent se manifesta : le malade se plaignait d'une vive céphalalgie ; il avait des nausées continuelles et vomissait de temps en temps des matières fades et glaireuses ; le ventre était tendu, un peu douloureux ; le pouls petit et fréquent , la langue pâle , la soif nulle (tisane mucilagineuse, diète).

Le 9 , apyrexie.

Le 10, les mêmes symptômes qu'on avait observés le 8 se reproduisirent ; il y avait de plus des coliques , accompagnées de selles liquides , une toux fréquente et une tendance assez marquée à l'assoupissement (8 sangsues à l'épigastre).

Le 11, huit grains de sulfate de quinine dans une potion gommeuse.

Le 12 , point de fièvre. Le 13 ; continuation du sulfate de quinine. Convalescence.

Le 27 , la fièvre reparut sans causes connues , avec des symptômes à-peu-près semblables, et fut combattue de la même manière.

Le 10 novembre , il y eut une nouvelle rechûte ; mais cette fois la fièvre, au lieu d'être tierce , affectait le type quotidien. J'eus recours sur-le-champ au sulfate de quinine. L'accès suivant manqua , et le malade depuis cette époque s'est parfaitement rétabli.

Obs. n°. 15. — Mlle. A...., âgée de dix-neuf ans, d'un tempérament lymphatique et assez bien constituée du reste , fut atteinte d'un catarrhe pulmonaire, qui, combattu par des moyens appropriés, semblait sur le point de se dissiper, lorsqu'elle éprouva des bàille-ments, des pandiculations, et un refroidissement qui, d'abord borné aux extrémités , s'étendit bientôt au reste du corps. La toux en outre devint très-fréquente et s'accompagna d'une grande difficulté de respirer. Tous ces symptômes, à l'exception des deux derniers, furent remplacés au bout de trois ou quatre heures par une chaleur générale et douce au toucher; une céphalalgie assez prononcée, une coloration légère de la face, des envies de vomir, des coliques et des urines rouges et sédimenteuses. Il y eut deux selles liquides dans la soirée.

Le lendemain, 6 septembre 1833, la malade était assez bien; seulement elle avait la bouche pàteuse, la langue blanche, et se plaignait encore de légères envies de vomir. La toux aussi persistait, mais elle était beaucoup moins fatigante. Ces diverses circon-stances me déterminèrent à prescrire deux grains d'émétique, qui, pris dans la matinée, occasionnèrent cinq ou six vomissements.

Le 7, je permis des potages et un œuf mou.

Le 8 , dans l'après-midi, un nouvel accès se manifesta. Les symptômes furent les mêmes : il n'y eût que les selles liquides qui ne se reproduisirent pas.

Le 9, tous les phénomènes fébriles avaient disparu.

Le 10, apyrexie complète.

Le 11, dix grains de sulfate de quinine furent administrés dans une potion gommeuse. Il n'y eut pas le moindre mouvement fébrile. Je considérai dès-lors Mlle. A.... comme guérie, et elle l'eût été définitivevent sans aucun doute, si une imprudence qu'elle fit vers la fin du mois ne lui avait pas procuré une rechûte. La fièvre, qui cette fois affectait le type tierce, céda facilement à quelques doses de sulfate de quinine. Mais elle se reproduisit peu de temps après, et cette fois encore elle changea de type, car elle revint régulièrement chaque jour, jusqu'à l'époque où par l'emploi des fébrifuges et un régime bien entendu elle fut de nouveau coupée.

OBS. nº. 16. — Une fille âgée de vingt-neuf ans, d'un tempérament lymphatique , ayant la tête et les membres volumineux, la peau molle, pâle et jaunâtre, avait été sujette à des engorgements des glandes du cou dans son enfance : depuis quelques années elle était exposée à des aphtes ; à chaque retour menstruel elle éprouvait des défaillances, des coliques, des douleurs des membres : elle avait une leucorrhée ancienne qui s'était supprimée , il a y cinq mois ; cette suppres-

sion avait été suivie de gonflement de l'abdomen, d'œ-
dématie des pieds et des jambes ; de coliques continuelles, de vomissements spontanés, notamment après
les repas.

Depuis quelque temps il était survenu une diarrhée
avec tenesme, des frissons irréguliers le jour et une
sueur légère la nuit : céphalalgie continuelle, langue
couverte d'un enduit muqueux, anorexie, pâleur du
visage. Cet état dura quelque temps ; la fièvre se régla
et prit le type quotidien intermittent.

1er. jour de la maladie. A quatre heures après midi
frissons par les pieds, s'étendant progressivement à
tout le corps ; chaleur, moiteur toute la nuit ; céphalalgie occipitale ; langue couverte d'un enduit muqueux, gonflement de l'épigastre, colique, sensibilité de l'abdomen, selles muqueuses, urines assez
abondantes (infusion de genièvre, acétate de potasse).

2e. Apyrexie dans la matinée, accès à la même heure
ainsi que les jours suivants. Variations légères de l'accès
depuis le huitième jusqu'au quatorzième, soit pour les
douleurs abdominales et quelques selles muqueuses,
soit pour les douleurs contusives des membres ; sueur
marquée qui eut lieu au dix-huitième. La diminution
des accès fut progressive depuis le trente-troisième.
Enfin le quarantième fut exempt de frissons, et la
chaleur fut suivie d'une sueur abondante. On s'était
borné à l'usage d'une infusion amère et du vin d'absinthe pendant long-temps, et ce ne fut qu'au vingt-
sixième accès qu'on donna les bols préparés avec le
quinquina et le fer, ce qui n'empêcha point la diar-

rhée , qui eut lieu le vingt-huitième jour, et qu'il fallut encore soutenir dans la suite , en prescrivant de la rhubarbe en poudre ; car les fièvres muqueuses se terminent autant par la diarrhée que par les sueurs (1).

Les paroxysmes ont diminué par degrés, une sueur abondante les a terminés ; tous les symptômes se sont dissipés progressivement ; on a continué le vin d'absinthe ; l'appétit est revenu , et la malade est sortie de l'infirmerie cinquante jours après son entrée (2).

OBS. n°. 17. — Mlle. A.., âgée de vingt-huit ans, d'une constitution irritable , et en même temps lymphatico-sanguine , avait une menstruation difficile , douloureuse et peu abondante, depuis deux ans qu'elle habitait au milieu des marais. Elle était souvent tourmentée par des douleurs spléno-épigastriques , par une grande sensibilité de l'hypogastre , et par de la céphalalgie avec bouffées de chaleur , tandis que les pieds étaient habituellement froids. La malade mangeait sans goût , et de temps en temps elle éprouvait

---

(1) Lauter (*Historia medica biennalis*) eut à traiter une fièvre quotidienne dont était attaquée une femme grosse , et dont les accès étaient marqués par un léger frissonnement qui semblait se renouveler par moments et se borner à la surface du corps. La chaleur ensuite était mordicante , avec une céphalalgie très-violente , la soif vive et de légères sueurs. Comme cette femme était menacée de tomber dans un état de dépérissement , et qu'il y avait du danger pour le fœtus , le médecin fut obligé de donner le quinquina à la dose d'une once et demie pour arrêter la fièvre , ce qui eut lieu en effet. La fièvre , la toux et les sueurs cessèrent, et la femme parvint ensuite heureusement au terme de sa grossesse.

(2) Dissert. sur la fièvre quot. intermitt., par Lasteyras.

des frissons et quelques accès irréguliers de fièvre. Enfin, dans le mois de janvier 1824, ces symptômes s'aggravent, et la fièvre se régularise de la manière suivante :

Dans la soirée, horripilation générale fugace, qui se prolonge pendant trois heures, en alternant avec des bouffées de chaleur; douleur sourde dans les genoux et dans les lombes, accompagnée de nausées et de vomissements muqueux ; puis chaleur progressive, modérée; soif peu vive ; langue humide, un peu rouge à la pointe, sans enduit ni mauvais goût; céphalalgie circonscrite et peu intense; sentiment de strangulation ; face colorée, plaintes, terreur, soubresauts; pouls vif, serré et fréquent; tout l'abdomen douloureux à la pression, surtout dans la partie supérieure. Cet état dure toute la nuit; la fièvre décline dans la matinée avec une légère sueur : dans la journée, langueur, persistance du mal de tête et d'estomac, pouls un peu fréquent, urines peu colorées.

Troisième jour, douze sangsues sur la région de l'estomac et de la rate, partie de l'abdomen la plus douloureuse, diète, limonade gommée.

Le sang coule avec abondance, retour de l'accès à huit heures du soir, avec plus de violence, et un res-serrement spasmodique du pharynx, qui épouvante la malade, en lui faisant craindre d'être étouffée, quoiqu'il n'y ait que peu de gêne dans la respiration. Cependant la région spleno-épigastrique est moins douloureuse; sur le matin, moiteur, nausées avec défaillance, salivation.

Quatrième jour, sulfate de quinine, quatre grains; laudanum, quinze gouttes dans trois onces d'eau gommée, à prendre en trois fois avant l'accès. Celui-ci est beaucoup plus léger et la céphalalgie persiste.

Cinquième et sixième jours (même prescription, vésicatoire au bras), les accès décroissent d'intensité insensiblement, l'appétit se fait sentir; on suspend tout remède pendant quinze jours; la malade ne se ressent que de ses malaises ordinaires. Au bout de ce temps-là il survient une diarrhée modérée sans colique, une petite toux sèche, des frissons irréguliers et l'appétit se perd; des accès en quarte se montrent, en débutant le soir, comme les précédents, avec à-peu-près les mêmes symptômes.

(Eau gommée, bouillon, potages clairs, demi-grain d'opium chaque soir). Après le cinquième accès on fait prendre, six heures avant le sixième, trois gros de poudre de quinquina en lavement qui produisent des coliques; la fièvre devient quotidienne. (Sulfate de quinine, huit grains; laudanum, douze gouttes; eau gommée, deux onces, à prendre en deux fois.) Les accès ne reviennent pas, mais les jambes deviennent œdémateuses, et en quatre jours l'enflure est générale et les urines rares : toutefois appétit.

Eau bien chargée de gomme arabique... 10 onces.
Nitrate de potasse...................... 3 grains.
Sirop de guimauve...................... 2 onces.
A prendre en quatre fois dans les vingt-quatre heures.

Le troisième jour les urines coulent avec une grande

abondance ; le huitième jour l'infiltration n'existe plus, mais la rate est encore un peu engorgée. Je remplace les deux gros de nitre par une once de teinture de mars dans la potion, et je fais continuer celle-ci encore l'espace de six jours. On ne sent plus la rate; la malade est complètement remise, et quitte le pays d'étangs pour une habitation plus salubre (1).

FIÈVRE INTERMITTENTE ADYNAMIQUE.

Les médecins de l'antiquité n'ont pas connu la fièvre putride intermittente. Dans des temps plus rapprochés de nous, Pringle , Huxham , Senac , Torti , Werlohf, Aurivilh , Raymond , ont parlé de cette maladie ; mais lorsqu'on lit ce qu'ils nous ont transmis à ce sujet, on ne tarde pas à s'apercevoir qu'ils n'ont décrit sous cette dénomination que des fièvres pernicieuses et des pyrexies continues avec des exacerbations précédées ou non de frisson. Les faits rapportés par Bayle, Fizeau et Pinel ne me paraissent guère plus concluants ; ils sont si peu nombreux d'ailleurs que le dernier de ces écrivains avoue qu'on ne saurait s'en étayer pour tracer les caractères distinctifs de la fièvre adynamique intermittente. Rien n'est donc moins démontré que l'existence de cet état morbide , et il se trouve beaucoup de médecins aujourd'hui, qui, bien que partisans de l'essentialité des fièvres, pensent que celle qu'on nomme putride n'est pas

---

(1) Nepple, ouvrage cité, page 57.

4

susceptible de prendre la forme intermittente. Quoi qu'il en soit, voici les signes et la marche que quelques pyrétologistes modernes prêtent à la fièvre qui nous occupe. Suivant eux, les principaux symptômes qu'on remarque pendant l'accès sont : le décubitus dorsal, l'affaissement des traits, la difficulté extrême des moindres mouvements, la couleur noire de la langue, le météorisme du ventre, le refroidissement des extrémités, les sueurs visqueuses et froides. Ces symptômes se manifestent avec le frisson et disparaissent avec l'accès. Suivant eux encore, la fièvre adynamique intermittente s'observe particulièrement chez les individus affaiblis ou détériorés par des affections chroniques variées. Elle se montre pour l'ordinaire avec les types quotidien, tierce ou quarte, et sa durée est en général longue.

FIÈVRES INTERMITTENTES NERVEUSES.

M. Chomel admet un sixième ordre de fièvres intermittentes ordinaires, qu'il nomme *intermittentes nerveuses*. Mais ces fièvres dites *nerveuses* ne sont autre chose que les fièvres dont parle Pinel sous le titre d'*intermittentes ataxiques,* et que Morton, Torti, etc, appelaient *malignes* ou *pernicieuses*. Il n'est donc ni philosophique ni utile pour la science de les classer à part. Le moindre inconvénient d'une pareille distinction serait de multiplier inutilement les espèces de fièvres intermittentes, et de tendre à augmenter l'obscurité qui règne sur ce point de pathologie. Aussi, loin d'imiter M. Chomel à cet égard, et me fondant sur ce qu'il existe une identité parfaite entre les fièvres nerveuses dont il s'agit ici, les intermittentes ataxiques des nosographes, et les pernicieuses de Torti, je les comprendrai toutes dans l'article suivant.

SECTION II.

DES FIÈVRES INTERMITTENTES PERNICIEUSES.

On donne le nom de fièvres pernicieuses à des fièvres intermittentes dont l'intensité est si grande et la marche si rapide, qu'elles se terminent par la mort au bout de quelques accès, lorsqu'on ne fait rien pour en arrêter le cours.

Ces fièvres se déclarent principalement à la fin de l'été et au commencement de l'automne. On les observe pour l'ordinaire dans les endroits exposés aux effluves des eaux stagnantes, et elles règnent presque toujours épidémiquement. Elles se montrent quelquefois sous les types quotidien et quarte, mais ceux qu'elles affectent de préférence sont les types tierce et double tierce. Le plus souvent leurs caractères distinctifs se manifestent dès le premier accès. Dans un assez grand nombre de cas pourtant elles débutent comme une intermittente bénigne, et ce n'est qu'au second ou troisième accès que les signes qui leur sont propres se développent. On cite également des exemples de fièvres intermittentes déjà anciennes, qui se seraient subitement changées en fièvres pernicieuses.

Les fièvres qui nous occupent ont pour symptômes communs une altération profonde de la physionomie, une prostration subite et considérable des forces, la faiblesse et l'irrégularité du pouls. Mais ce qui les distingue surtout, c'est qu'indépendamment de ces symptômes, elles offrent un phénomène prédominant et dangereux, tel que : 1°. des vomissements et des évacuations alvines comme dans le choléra-morbus; 2°. une diarrhée sanguinolente avec tenesme et coliques plus ou moins fortes; 3°. une cardialgie accompagnée de vomissements ou d'efforts inutiles pour rejeter les substances contenues dans l'estomac; 4°. un flux de matières noirâtres, semblables à de la lavure de chairs; 5°. un point de côté, avec toux humide, râle crépitant, crachats sanguinolents, etc., ou bien avec toux sèche, difficulté de respirer, etc. ; 6°. une affection soporeuse grave ; 7°. un délire violent; 8°. une hydrophobie avec fureur maniaque, envie de mordre, sécrétion abondante de la salive; 9°. un froid continu qui augmente par degré et qui n'est point suivi de chaleur; 10°. une sueur abondante qui n'apporte aucun soulagement; 11°. des palpitations violentes, une douleur insupportable vers la région du cœur; 12°. des syncopes réitérées.

Dans le premier de ces cas la fièvre pernicieuse est dite *cholérique;* dans le second, *dysentérique;* dans le troisième, *cardialgique;* dans le quatrième, *hépatique;* dans le cinquième, *pneumonique* ou *pleurétique,* suivant la nature des symptômes qui accompagnent la douleur de côté; dans le sixième, *apoplectique;* dans le septième, *délirante;* dans le huitième, *hydrophobique ;* dans le neuvième, *algide ;* dans le dixième, *diaphorétique ;* dans le onzième, *carditique ;* dans le douzième, *syncopale.*

Toutes les fois que l'un des phénomènes que je viens d'énumérer se manifeste régulièrement pendant les accès d'une fièvre intermittente, que ces accès sont parfaitement dessinés et l'apyrexie bien marquée, le diagnostic est facile à établir : la maladie est évidemment une fièvre pernicieuse. Mais il est des cas embarrassants, sur lesquels il importe de s'arrêter, afin de fournir à l'homme de l'art peu expérimenté les moyens d'asseoir son jugement en pareille occurrence.

Quand un symptôme violent tel que des vomissements abondants et continuels, une diarrhée excessive, etc., survient tout-à-coup, dure quelques heures et cesse peu à peu ou disparaît d'une manière soudaine, on doit en craindre le retour, parce qu'il est très-vraisemblable que si des désordres de ce genre dépendaient d'une affection continue, ils ne se dissiperaient pas si promptement. Cette crainte sera plus fondée si les urines déposent un sédiment briqueté (1), et si à la même époque et dans le même lieu il règne des fièvres intermittentes. Il ne restera plus enfin le moindre doute sur l'existence d'une fièvre pernicieuse, si le symptôme dont il s'agit reparaît après un espace

____

(1) Sydenham attachait la plus grande importance à ce signe (sédiment briqueté) : s'il faut en croire ce médecin célèbre, ce fut principalement à l'inspection de l'urine qu'il reconnut le génie intermittent des maladies épidémiques qui régnèrent à Londres depuis l'an 1675 jusqu'en 1680.

de temps semblable à celui qui sépare ordinairement les accès des fièvres intermittentes, et surtout s'il se reproduit sous le type tierce ou double tierce.

Lorsque dans l'apyrexie d'une fièvre intermittente ordinaire le malade conserve beaucoup de faiblesse, de chaleur, de somnolence ou quelque désordre dans la succession de ses idées, on a de fortes raisons de penser que l'accès suivant offrira les symptômes les plus graves. Cette opinion recevra un plus haut degré de probabilité, si les premiers accès vont successivement en augmentant; il y aura presque certitude que l'accès prochain sera très-intense et peut-être mortel, si dans le cours même de l'accès actuel on observe : « 1°. l'altération remarquable des traits et une grande faiblesse; 2°. un sommeil profond qui a lieu à une heure extra-ordinaire et qui dépend exclusivement de l'accès; 3°. quelque symptôme insolite, comme une douleur vive, une évacuation abondante, de légers mouvements convulsifs, du délire, la faiblesse et l'irrégularité du pouls; 4°. une urine rare, très-foncée et très-fétide» (1).

Les fièvres pernicieuses sont, comme je l'ai déjà dit, extrêmement dangereuses et prennent une marche fort rapide. Lorsqu'on ne se hâte pas d'en arrêter le cours, les malades meurent ordinairement dans le troisième ou le quatrième accès; quelquefois dans le cinquième, ou dans un des premiers.

En général le danger s'accroît à chaque nouvel accès. Dans certains cas cependant un accès très-fort

---

(1) Chomel, Traité des fièvres, page 376.

est remplacé par un accès léger ; mais le médecin aurait tort de trop s'étayer d'un pareil changement pour donner l'espoir d'une terminaison heureuse, car il est d'observation qu'à cet accès peu intense succède presque constamment un accès sinon mortel du moins plus violent que le premier. Ces sortes d'affections revêtent souvent la forme sub-intrante. Quand ce fait n'a pas lieu, il arrive fréquemment qu'au fur et à mesure que les symptômes prennent un caractère plus prononcé, la longueur des accès augmente, en sorte qu'elles deviennent alors rémittentes ou même parfois véritablement continues. Le froid, la chaleur et la sueur ne sont pas toujours aussi marqués dans les fièvres pernicieuses que dans les intermittentes bénignes. Il n'est pas très-rare non plus qu'un de ces stades manque complètement et que les autres soient très-obscurs. Une chose qu'il importe encore de signaler avant de passer outre, c'est que les pyrexies qui nous occupent peuvent chacune en particulier présenter aujourd'hui tel symptôme caractéristique, en offrir un tout différent au premier accès suivant, changer de nouveau plus tard, et ainsi de suite. Alibert parle d'une fièvre *comateuse* qui, d'abord guérie par le quinquina, se renouvela le douzième jour sous la forme *diaphorétique*. Broussais rapporte à ce sujet l'observation que voici : « Un homme délicat eut un accès de fièvre pernicieuse, évidemment *péritonique*, pendant lequel le pouls était petit et déprimé. J'ajournai les fébrifuges pour laisser la maladie se caractériser. Le surlendemain l'accès fut *péripneumonique*

et *hémoptoïque*, avec un pouls fort et une vive chaleur. Je continuai à rester dans l'expectative, le jour
d'après, l'accès fut *syncopal*, avec pàleur et dépression des traits; pouls petit, tremblotant, presque insensible, froid des extrémités. Je me hâtai d'administrer
le kina, qui arrêta les accès. » (Examen de la doctrine
médicale, etc.)

On a dû voir par ce que j'ai dit à l'égard des signes
diagnostiques des fièvres pernicieuses, que la division
de ces fièvres en espèces est fondée sur la nature particulière du phénomène prédominant qui en forme le
caractère distinctif. On a vu égalemént le nombre de
ces espèces, et les dénominations diverses qu'elles ont
reçues ; je vais maintenant les décrire chacune sépa-
rément.

FIÈVRE INTERMITTENTE PERNICIEUSE CHOLÉRIQUE.

Cette fièvre est pour l'ordinaire caractérisée à
son début par des vomissements et des déjections
d'une couleur verte, porracée, et très-abondants.
Quelquefois le premier et le second accès n'offrent
qu'une intensité médiocre, et ce n'est que dans l'un
des suivants que les symptômes dont je viens de parler
se développent. Quelle que soit la marche de la fièvre
sous ce rapport, les vomissements et les déjections
une fois déclarés, il s'y joint constamment une petite
sueur froide autour du front, des anxiétés, des ardeurs
de l'estomac, le hoquet, une voix aiguë comme glapis-
sante, ou bien rauque et sonore. La langue est tantôt
sèche et aride , tantôt large , humide et froide ; l'urine

épaisse et rouge, dans quelques cas nulle; la respiration anhéleuse ; les yeux sont caves, le pouls petit et faible, les extrémités froides. En un mot plusieurs des signes qui accompagnent le choléra-morbus se manifestent. ·

La fièvre intermittente cholérique est presque toujours tierce. Il est excessivement rare qu'elle affecte un autre type. Si l'on en croit un auteur, cette fièvre aurait régné épidémiquement à Montpellier, mais le plus souvent elle est sporadique.

OBSERVATIONS PARTICULIÈRES.

Obs. n°. 18. — M. B....., âgé de trente ans , d'un tempérament bilieux , fut atteint, le 2 septembre 1820 , d'un accès de fièvre , pendant lequel quelques vomissements de bile eurent lieu, mais qui du reste ne présenta rien d'extraordinaire.

Le 4, un accès semblable au précédent se manifesta et dura sept à huit heures.

Le 6 , vers dix heures du matin, et sans causes connues, des vomissements et des déjections d'une couleur verte , porracée , et très-abondants, se déclarèrent subitement; les extrémités devinrent froides, le pouls pour ainsi dire insensible ; la face était d'une pâleur mortelle. Je prescrivis une potion opiacée dans le but d'arrêter les vomissements et les selles ; mais ils n'en persistèrent pas moins, ainsi que les autres symptômes, pendant quatorze ou quinze heures. L'apyrexie ne fut pas complète ; le malade se plaignait d'une grande faiblesse , de douleurs à la région épigastrique , et d'une soif considérable (six gros de quinquina en

poudre, à prendre en quatre fois, et par doses décroissantes).

Le 8, un accès aussi violent et aussi long que le
dernier étant revenu, j'administrai trois gros à la fois
de quinquina aussitôt que l'apyrexie eut commencé.
On en donna ensuite cinq autres, et par doses décroissantes jusqu'à l'époque présumée du retour de la
fièvre.

Le 10, les vomissements et les déjections ne reparurent pas. Il y eut seulement des frissons auxquels
succéda une assez forte chaleur (quatre gros de quinquina)..

Le 12, la fièvre manqua entièrement (deux gros
de quinquina). L'usage de l'écorce du Pérou fut continué pendant douze jours à la dose d'un gros matin
et soir, et cela suffit pour procurer à M. B..... une
prompte et complète guérison (1).

OBS. n°. 19. — Une dame, après avoir parcouru
la campagne dans un moment où la fièvre intermittente
y était endémique, s'en retourna à Londres, où elle fut
prise tout-à-coup d'un choléra-morbus très-violent.
On vint promptement me chercher le lendemain matin
pour que je me rendisse auprès de la malade. La violence du spasme et l'abondance des évacuations, par
le haut et par le bas, étaient telles que la vie de la
malade me paraissait en grand danger. Les extrémités
étaient froides; le pouls était irrégulier et à peine sensi-

---

(1) Cette observation m'appartient; il en est de même de toutes
celles qui dans cet ouvrage sont sans nom d'auteur.

ble; la malade était plongée dans une douleur profonde qui approchait de la défaillance. Je lui fis boire abondamment de l'eau de poulet, et je lui fis administrer de suite un lavement de la même liqueur ; j'ordonnai qu'on lui pratiquât des fomentations sur la région épigastrique avec un mélange de vin et d'eau férugineuse, dans lequel on aurait fait bouillir des sachets aromatiques, et qu'on lui donnât un julep carminatif avec douze, quatorze ou quinze gouttes de laudanum liquide. Le paroxysme étant terminé, j'examinai les urines de la malade, et les ayant trouvées rouges, briquetées, je prescrivis aussitôt des boissons fébrifuges pour prévenir de nouveaux accès.

La malade, s'étant trouvée tout-à-coup parfaitement soulagée, négligea entièrement ma prescription ; mais elle eut à se repentir de sa négligence : car le lendemain l'accès revint, comme auparavant, avec des symptômes affreux de choléra-morbus.

Lorsque ces symptômes eurent disparu et que cet accès fut terminé, la malade me demanda elle-même avec instance les boissons fébrifuges que je lui avais prescrites auparavant, et mit cette fois beaucoup d'exactitude à suivre mon ordonnance.

De cette manière elle fut délivrée de son choléra-morbus. Elle continua l'usage du quinquina à des intervalles que je lui indiquai ; sa santé se rétablit parfaitement, et depuis cinq à six ans elle n'a pas cessé d'en jouir (1).

---

(1) Morton, opera omnia, hist. 8.

OBS. n°. 20. — La femme Girard , âgée de cinquante-quatre ans, maigre, habituellement tourmentée par des maux d'estomac et des indigestions , résidant près du marais de Sainte-Croix, éprouve, dans le mois de septembre 1822 , un léger frisson avec diarrhée abondante, aqueuse et sans colique, mais accompagnée de cardialgie, de nausées, de vomissements de toute boisson et même de contractions violentes de l'estomac, sans expulsion d'aucune matière; la langue est blanche, la soif nulle, le pouls petit, concentré, très-accéléré et les défaillances fréquentes. Ces symptômes reviennent d'abord avec le type tierce, puis tous les jours.

Sixième jour (tisane gommée, diète absolue, potion avec quinze gouttes de laudanum). Les accès qui débutaient dans la nuit se montrent à midi avec frisson modéré suivi d'une chaleur douce, mais sans moiteur; le ventre est souple , sans douleur ; les symptômes précédents ont disparu ; la nuit est bonne.

Septième jour. Accès dans la soirée , avec les phénomènes indiqués plus haut, mais qui sévissent d'une manière effrayante. Le froid est glacial pendant plusieurs heures , les syncopes sont prolongées et interrompues seulement par de violents efforts de vomissement et des déjections séreuses très-débilitantes par leur fréquence et leur abondance ; la soif très-vive. Cet état se calme dans la matinée , sans moiteur ; la chaleur n'a point dépassé son degré ordinaire ; elle est même restée au dessous, tant que les déjections se sont soutenues.

Huitième jour. Apyrexie complète , faiblesse extrême (**8** grains de sulfate de quinine et **20** gouttes de laudanum dans deux onces d'eau gommée, à prendre en quatre fois dans l'espace de huit heures).

Les accidents ne reparaissent pas. On continue pendant cinq jours l'usage du même médicament à doses décroissantes. Guérison complète (1).

FIÈVRE INTERMITTENTE PERNICIEUSE DYSENTÉRIQUE.

La fièvre de ce nom a pour signe distinctif des déjections de matières muqueuses et presque toujours sanguinolentes. Ces matières sont expulsées avec tenesme et des épreintes intolérables. Leur âcreté est telle qu'on dirait qu'elles corrodent le rectum. Suivant Torti, l'affection qui nous occupe s'accompagne aussi de vomissements très-fatigants, et ne diffère de la fièvre pernicieuse cholérique que par la nature des évacuations alvines, qui encore sont souvent bilieuses au début. Du reste, quoiqu'il y ait une très-grande analogie entre ces deux variétés pathologiques, le même auteur assure avoir remarqué que l'intermittente dysentérique est beaucoup moins dangereuse que l'autre.

OBSERVATIONS PARTICULIÈRES.

OBS. n°. **21.** — Une jeune personne de vingt-un ans, d'un tempérament lympatico-sanguin, et d'une santé délicate, fut atteinte, le **12** septembre **1832**, de coliques, de tenesme et de diarrhée sanguinolente.

---

(1) Nepple, ouvrage cité, page 86.

Elle avait mangé depuis deux jours beaucoup de fruits; ses parents pensèrent que c'était là la cause de son dérangement, et s'en effrayèrent d'autant-moins, que huit ou dix heures après tous les accidents avaient disparu.

Le 13, la malade sortit, vaqua à ses occupations; mais vers quatre ou cinq heures du soir, elle fut prise d'un tremblement subit, d'envies de vomir, de douleurs très-vives dans le bas-ventre, et peu après une diarrhée entièrement semblable à celle de la veille se déclara. Appelé à cette époque, je fis sur-le-champ appliquer 20 sangsues à l'anus, on couvrit l'abdomen d'un large cataplasme laudanisé, et l'on mit des corps chauds sur les extrémités qui étaient froides. Ces divers moyens, dont on favorisa les effets par la diète la plus sévère et une boisson mucilagineuse, eurent les plus heureux résultats.

Le 14, la fièvre avait entièrement cessé; il ne restait plus qu'une grande faiblesse et de légères coliques. Un mieux si prompt et si marqué remplit de joie et d'espérance les assistants; mais moi qui savais qu'il régnait beaucoup de fièvres intermittentes en ce moment, j'ordonnai sur-le-champ 12 grains de sulfate de quinine dans une potion gommeuse. Cette précaution était sage et ne fut pas inutile, car le lendemain tous les phénomènes morbides dont j'ai parlé plus haut se reproduisirent; mais l'accès, qui probablement eût été très-violent si je n'avais pas eu recours aux fébrifuges, fut bien plus faible que les précédents. Je le combattis de la même manière, et aussitôt qu'il fut terminé, je prescrivis de nouveau le sulfate de quinine, en en portant la dose à 16 grains. Cette fois la fièvre fut coupée, et la malade ne tarda pas à se rétablir.

OBS. n°. 22. — Mme. Antoire, résidant à Mont-luel, âgée de soixante ans, d'une constitution détério-rée, sujette aux fluxions humorales, habituée à se purger trois ou quatre fois par an, et s'en trouvant bien, éprouvait depuis deux mois une pesanteur per-manente à l'épigastre, avec des pulsations fortes, du dégoût, des tintements d'oreille et parfois des étour-dissements; elle se purge comme à son ordinaire, mais sans amélioration dans son état.

Dans le mois d'août 1823, Mme. A... ayant éprouvé une émotion très-pénible, à la vue d'une malade in-curable qui lui était chère, prend contre son habitude une tasse de lait.

Dans la nuit, elle est réveillée par un frisson géné-ral, avec tremblement, cardialgie violente, vomisse-ment du lait pris la veille mêlé à des matières mucoso-bilieuses. Des coliques, des déjections, des glaires sanguinolentes involontaires s'y joignent; la malade perd connaissance et reste sans secours toute la nuit; quelques heures après le sentiment revient avec une chaleur brûlante, une céphalalgie frontale intense, jointe à des pulsations dans les oreilles, beaucoup de soif, langue rouge, effilée, ventre et région épigas-trique tendus, douloureux au toucher; battements vio-lents dans le creux de l'estomac.

Les nausées et les déjections se prolongent dans la journée. A dix heures du matin (10 sangsues sur l'épigastre, cataplasmes sur les piqûres , eau gommée, diète absolue); vers le soir, tous les symptômes diminuent. Il reste encore un peu de fréquence dans le pouls, de la soif et de la sensibilité dans le ventre. La nuit est assez bonne, et la rémission se prolonge une grande partie de la journée suivante.

Le soir, deuxième accès de même nature (même rémission, lavement d'amidon , potion avec 15 gouttes de laudanum).

Le troisième accès, toujours à type tierce, commence cinq heures plutôt, sans perte de connaissance, mais avec des efforts de vomissements extrêmement douloureux, des déjections mucoso-sanguinolentes énormes , et il est accompagné de coliques atroces, qui se prolongent toute la nuit. Dans la matinée, l'apyrexie est complète : il n'y a point de soif; le ventre est encore un peu douloureux et les selles glaireuses. (Sulfate de quinine, 4 grains; laudanum , 15 gouttes dans un véhicule adoucissant, à prendre en quatre fois , deux demi-lavements d'amidon avec 20 gouttes de laudanum dans chaque.) L'accès manque. Le lendemain, même potion, et lavements d'amidon simples, pendant deux jours. Guérison rapide (1).

FIÈVRE INTERMITTENTE PERNICIEUSE CARDIALGIQUE.

Les individus qui sont atteints d'une fièvre intermittente cardialgique offrent tous pendant l'accès un pouls

---

(1) Nepple , ouvrage cité , page 88.

petit et presque insensible ; leur vue est plus ou moins obscurcie, leur face pâle et cadavéreuse ; ils éprouvent des lypothimies, des syncopes. Mais le phénomène le plus remarquable, celui qui en quelque sorte constitue à lui seul la maladie, c'est un sentiment de mordication, une douleur atroce, déchirante, à l'épigastre, et spécialement vers le cardia, qui s'accompagne tantôt d'efforts inutiles pour vomir, tantôt de vomissements plus ou moins abondants. Cette variété de fièvre pernicieuse est la plus fréquente de toutes, et peut-être la plus dangereuse. Elle affecte pour l'ordinaire le type tierce, et se change quelquefois en double tierce, notamment quand la cardialgie ne se montre qu'au second ou au troisième accès.

OBSERVATIONS PARTICULIÈRES.

Obs. n⁰. 23. — Le nommé P....., âgé de vingt-sept ans, d'un tempérament nerveux, d'une structure grêle et délicate, souffrait depuis long-temps d'anxiétés, de douleurs épigastriques et de mauvaises digestions, lorsque, le 12 octobre 1832, il fut atteint subitement de crampes d'estomac très-vives, d'envies de vomir, et de vomissements pénibles et peu abondants. Ces symptômes, qui d'abord furent en augmentant, diminuèrent ensuite, et finirent par disparaître dans le courant de la nuit. Le 13, le malade était comme à son ordinaire, c'est-à-dire se plaignant d'une sensibilité exquise à l'épigastre, et craignant de manger de peur que les aliments ne le fatiguassent ; le 14 cet état persista. Mais le 15, vers huit heures du matin, et après

une nuit assez bonne, les accidents qui étaient survenus le 12 se reproduisirent, et cette fois ils furent
beaucoup plus intenses; les vomissements surtout, bien
que s'opérant avec des douleurs inexprimables, étaient
devenus très-copieux. La figure, en outre, était pâle,
cadavéreuse; la peau des extrémités froide ; le pouls
petit et fréquent; l'urine rare, rouge, et laissant déposer un sédiment briqueté. (20 sangsues au creux
de l'estomac, limonade à la glace prise par cuillerées
et aussi souvent que l'exigeait la soif qui était extrême,
sinapismes aux pieds, cataplasme laudanisé sur l'abdomen.) Le 16, il ne restait plus rien des phénomènes de la veille. Néanmoins le malade fut tenu à une
diète sévère ; on lui donna un lavement pour remédier
à la constipation qui était très-opiniâtre, et je lui prescrivis pour le soir une potion légèrement opiacée.
Malgré ces précautions, un accès entièrement semblable au précédent ayant eu lieu le 17, je le combattis
de la même manière, et j'administrai, aussitôt qu'il
fut terminé, 12 grains de sulfate de quinine, ce qui
me réussit à souhait : la fièvre, en effet, ne reparut
plus, et le sieur P..... se rétablit si bien que les douleurs qu'il ressentait habituellement à l'épigastre se
dissipèrent entièrement, et qu'il ne tarda pas à en
venir au point de digérer toute espèce d'aliments.

Obs. n°. 24. — Don Andréa Morroy, prêtre es-
pagnol, âgé de quarante ans, d'une assez bonne
constitution, était affecté de la fièvre quarte depuis
plusieurs mois. Il prit la poudre de Cotugno; elle
supprima la fièvre, qui récidiva quinze jours après à

la suite d'un excès en liqueurs spiritueuses. Depuis long-temps il avait la rate engorgée et un écoulement hémorrhoïdal qui, chaque mois, revenait d'une manière périodique. Depuis deux mois il y avait suspension de ce flux. Vingt jours s'étaient écoulés que la fièvre avait disparu, lorsque le 2 septembre 1822, elle revint avec des frissons très-violents, semblables à ceux de la fièvre quarte ; il arriva alors à l'hôpital, après avoir repris inutilement la poudre de Cotugno. La fièvre continua à être très-forte, sans présenter la plus légère intermission pendant le jour suivant.

Le 4, au matin, il y avait soif, ardeur générale, vomissements, angoisses, pouls fort et vibrant.

Vers dix heures du soir, pouls dur, agitation, vomissements, douleurs de tête, d'estomac, ardeur à la peau, veille. (Saignée d'une livre au bras, tisane.)

5, matin, pouls fort, plein ; peau brûlante, agitation ; il ne sait comment se placer, ne se trouve bien dans aucune position. Vomissement qui revient même quand il prend une cuillerée d'eau ; sentiment d'irritation à la gorge ; soupirs continuels ; visage abattu, terne. (Une autre livre de sang au pied ; lavement, fomentations, tisanes.)

Soir, fièvre moins forte, pouls 110 ; vomissements continuels impossibles à arrêter ; douleur de tête ; ventre brûlant, très-douloureux ; langue humide, terreuse ; le malade dit qu'il lui semble qu'il y ait dessus des grains de sable ; agitation. (Eau glacée, émulsion, fomentation, lavement, sulfate de quinine dans la rémission.)

A neuf heures du soir, vomissements persistants, exacerbations des autres symptômes. (Saignée d'une livre.) Sueur au point du jour. La nuit , il s'est levé, pour éloigner la bouteille qui contenait l'eau à la neige, et dont la paille qui l'entourait sentait mauvais : il la porta dix pas plus loin. Quelques instants après il voulut se lever une seconde fois, mais il tomba en syncope.

6 , matin , pouls 105, mou ; vomissements moins forts, diminution des douleurs de tête et d'estomac, langue humide , peau jaune. (Huit ventouses scarifiées à l'épigastre, eau glacée, limonade.)

Le soir vers une heure après midi, froid violent qui dura une heure. On lui mit trois couvertures : la chaleur se développa avec force ; il y eut alors agitation, douleur fixe à la région temporale. Vomissements moins fréquents , langue humide , bouche amère : le malade croit toujours avoir du sable dessus, pouls 110. (Limonade, eau à la neige, cataplasmes émollients, bains sinapisés et très-chauds aux pieds.)

7, matin , légère sueur dans la nuit ; vomissements diminués, lavement de kina ; il est plus tranquille. Il a pris trois grains de sulfate de quinine à six heures : pouls 100. Douleur du ventre moins forte, tête dégagée ; faiblesse générale ; douleur d'estomac assez forte sous la pression. (Deux onces de quinquina en lavement, trois grains de sulfate de quinine, eau à la neige, limonade.) Sommeil tranquille.

Soir, pouls 80, égal , vigoureux ; visage abattu, douleur d'estomac persistante ; hoquet, tendance au vomissement. (Trois grains de sulfate; lavement de kina.)

A six heures, retour de la fièvre; le froid est moins marqué.

8, matin, sans fièvre; pouls 85 : il a eu quelques vomissements dans la nuit; constipation; ventre douloureux, dur. Il a sué la nuit, syncope en allant à la chaise percée. (Lavement simple, 3 grains de sulfate de deux en deux heures; eau glacée, neige; limonade, bouillon et pain.)

A trois heures après midi, retour de la fièvre précédée de frissons; mêmes symptômes, pouls 105, constipation. (Lavement avec l'huile de ricin; plus tard lavement simple, bains de pieds, tisane, eau à la neige, point de selles, dans la nuit quelques sueurs.)

9, matin, pouls 75, chaleur naturelle, ventre très-douloureux; le malade désespère de sa vie. Légère douleur de tête, angoisses continuelles. (Quatre onces de quinquina en lavement, cinq doses de sulfate de quinine.)

Soir, retour d'un accès, précédé de frissons; hoquet. Les extrémités restent à moitié glacées : vommissements, agitation générale, trouble des facultés intellectuelles, douleur de ventre sous la pression, râle. Mort le 10, à deux heures du matin.

Ouverture quatorze heures après. Estomac contracté sur lui-même; ses parois sont épaissies, ses replis gonflés, saillants. Le grand cul-de-sac est d'une couleur de suie, le reste enflammé, mais d'une couleur moins foncée. Duodénum enflammé dans toute son étendue. Surface interne des intestins grêles de la couleur du raisin noir ; ses valvules sont tuméfiées. Leur surface externe est jaune comme la peau du corps : leur calibre est tellement rétréci, qu'il est à peine égal à celui du petit doigt. Le cœcum, le colon, sont moins contractés et enflammés intérieurement ; le rectum est très-contracté et très-enflammé, le foie gorgé de sang ; la rate pesante, d'un gros volume, et facile à déchirer.

La tête n'a pas été ouverte (1).

FIÈVRE INTERMITTENTE PERNICIEUSE HÉPATIQUE.

Le symptôme prédominant de cette fièvre est un flux de ventre copieux et fréquent, semblable à de la lavure de chair. Quelquefois la matière des excrétions est un sang noirâtre, liquide, ou coagulé, et dans certains cas se présentant sous l'une et l'autre de ces formes. Le malade peut ne pas être d'abord très-incommodé de ces sortes de déjections, mais elles le réduisent bientôt à une faiblesse extrême. Le pouls devient petit et faible, la voix aiguë ou éteinte, le corps froid surtout aux extrémités, et le moindre mouvement suffit pour déterminer une syncope ou un commencement de défaillance. J'ajouterai que chez quel-

---

(1) Bailly, Traité anatomico-pathologique des fièvres intermittentes simples et pernicieuses, page 209.

Je rapporte plus bas deux autres exemples de fièvre pernicieuse cardialgique. (Voyez l'article intitulé : *Traitement des fièvres pernicieuses.*)

ques sujets , indépendamment des évacuations noires et mêlées de sang , qui ici constituent le phénomène principal et caractéristique de la fièvre , il existe des vomissements de même nature, une affreuse cardialgie, des douleurs de ventre cruelles , une langue sèche , une soif inextinguible, etc.

OBSERVATIONS PARTICULIÈRES.

Obs. n°. 25. —Un soldat fut transporté trois jours après l'invasion d'une fièvre sur laquelle, aussitôt que j'eus vu le malade, je portai un mauvais pronostic : c'était le quatrième jour de la fièvre ; j'appris que le premier et le deuxième jour, elle avait débuté par des frissons, et s'était terminée par des sueurs; que le troisième jour les frissons avaient été moins marqués, que peu de chaleur s'était fait sentir à l'extérieur, mais beaucoup à l'intérieur, et qu'après huit ou dix heures l'accès s'était terminé par d'abondantes sueurs. Quand il s'offrit à moi , j'observai les symptômes suivants : le pouls était à peine sensible; une sueur froide couvrait le corps du malade ; il y avait des hoquets si fréquents qu'il pouvait à peine prononcer quelques mots; il était tourmenté par une affreuse cardialgie et des douleurs de ventre cruelles ; il ne pouvait rester un instant à la même place , et il avait des déjections noires et mêlées de sang. Tout le corps du malade était couvert de pustules livides et noirâtres ; il avait la face hippo-cratique , la langue sèche, une soif inextinguible, une grande agitation, en un mot l'ensemble et la violence des symptômes étaient tels que tout le monde crut que ce malade allait bientôt rendre le dernier soupir. Je ne savais trop que faire dans la crainte de n'avoir pas le temps de lui administrer les remèdes convenables ; néanmoins, je lui fis prendre aussitôt six gros de quinquina dans du bon vin, et vers le soir encore un gros. Le lendemain, j'étais fort inquiet de savoir ce qui était arrivé, lorsque je me rendis auprès du malade; mais je le trouvai un peu réchauffé ; son pouls était bien sensible quoique faible ; les sueurs, les hoquets, les déjections sanguinolentes, en un mot tous les symptômes indiqués, étaient beaucoup diminués ; je fis continuer l'usage du quinquina à moindre dose, et en peu de jours le malade se trouva beaucoup mieux. Le sixième jour il survint une tumeur à l'anus qui s'ouvrit, suppura, et le malade fut bientôt rendu à sa santé primitive, qu'il conserva sans éprouver de rechûte (1).

OBS. n°. 26. — Un soldat en garnison dans notre ville, durant le treizième accès d'une fièvre tierce, rendit abondamment par les selles une matière noire, semblable à du sang coagulé, et en partie liquide, que le malade rapportait à un flux hémorrhoïdal; mais la couleur noire de cette matière, qui se trouvait exactement entremêlée avec les excréments qui étaient eux-mêmes presque liquides, indiquait qu'elle venait de plus loin. Cette matière, bien distincte des excréments, ressemblait à du sang noir, et était semblable à ce que les anciens appelaient l'atrabile. Les déjections

---

(1) Torti, *Therap. special.*, *lib.* IV, *cap.* IV, *hist.* 5.

dont il s'agit étaient très-copieuses, fréquentes, et se faisaient avec une sorte d'explosion ; le malade présentait, en même temps, une face hippocratique ; ses extrémités étaient froides ; tout son corps était livide, le pouls était à peine sensible. On s'empressa de lui administrer le quinquina, sans presque fonder aucun espoir de succès sur son usage.

Le lendemain matin, je ne savais si je devais aller voir le malade, regardant sa mort comme très-probable. Cependant il vivait encore, mais son corps était toujours froid, son pouls faible, ses forces prostrées. On continua l'emploi du quinquina dont on diminua un peu la dose. On ne prescrivit pas autre chose au malade, si ce n'est un peu de nourriture.

Le jour suivant, l'accès fut très-léger ; le pouls commença à s'élever, le corps à s'échauffer ; le flux noir, déjà très-diminué, cessa bientôt d'avoir lieu. L'état du malade devint de jour en jour plus satisfaisant.

Quoique l'accès ne revint plus, on continua le quinquina pendant quelque temps, comme moyen prophylactiqne ; et le malade se rétablit promptement, et sans qu'aucun accès ait reparu (1).

Obs. n°. 27. — Un jeune homme de vingt-deux ans entre à l'Hôtel-Dieu de Paris dans le courant de septembre 1833. Il jouissait habituellement d'une bonne santé, et jamais il n'avait éprouvé de maladie du canal intestinal. Quatre jours avant d'entrer à l'hôpital, il

____

(1) Torti, *Therap. special.*, *lib*. III, *cap*. I, *hist*. 7.

éprouva à onze heures du matin un frisson, des envies
de vomir et quelques coliques. Il alla aux lieux d'ai-
sance, et en se plaçant sur le siége, il vomit une
énorme quantité de matières noires et s'évanouit. Cependant il recouvra ses sens, se mit au lit et ne vomit
plus dans le cours de la journée. — Le lendemain
vers midi, il ressentit encore un peu de frisson, suivi immédiatement d'un vomissement noir qui fut évalué à
trois ou quatre livres. Pendant la nuit, il eut des
garde-robes également noires. Le lendemain à onze
heures il entra à l'Hôtel-Dieu. — Notre visite était faite,
et nous ne le vîmes pas. A une heure après midi, il
eut encore un léger frisson, et presque aussitôt il vomit environ cinq livres d'une matière noire, poisseuse,
semblable à du goudron liquide, et tout-à-fait identique
au vomissement noir des malades atteints de la fièvre
jaune. Ce qu'il y avait de très-remarquable, c'est que,
avant le vomissement noir, il y avait des vomissements
purement bilieux, et, un quart d'heure après, les vomissements bilieux recommençaient pour durer jusqu'au lendemain. Pendant la nuit, le malade rendit
par les selles six ou huit livres d'une matière noire,
semblable à celle qu'il avait vomie.

Nous le vîmes à sept heures du matin. Il était profondément pâle, et tellement affaibli que le plus léger
mouvement était fort difficile. Le pouls était mou et
fréquent. — Nausées continuelles, vomissements verdâtres et exhalant l'odeur de la bile. Ventre souple
et indolent : le foie, la rate, l'estomac ne présentèrent à la palpation rien d'anormal. L'épigastre deve-

nait fort douloureux un peu avant le vomissement noir.

Il était évident qu'une nouvelle hémorrhagie serait mortelle ; les trois qui avaient eu lieu s'étaient reproduites à vingt-quatre heures d'intervalle, et la dernière avait été plus abondante que la première. Il nous sembla que l'intermittence et la périodicité étaient les phénomènes dominants, et qu'il fallait à tout prix combattre la modification spéciale de l'organisme en vertu de laquelle une si énorme quantité de sang venait, à une heure fixe, et seulement à cette heure, s'épancher dans le canal intestinal. Nous crûmes à l'existence d'une fièvre intermittente pernicieuse hémorrhagique, et notre médication principale fut dirigée d'après cette idée. Toutefois il nous parut convenable de porter en même temps sur la membrane muqueuse gastro-intestinale un agent thérapeutique capable de produire une astriction assez énergique. On prescrivit donc une potion avec trente grains de sulfate de quinine, et un grain d'extrait aqueux d'opium. Un lavement avec décoction de quinquina et laudanum de Sydenham dix gouttes. Trois potions effervescentes de Rivière, en doublant la dose d'acide tartarique. — Eau glacée pour boisson.

La moitié de la potion avec sulfate de quinine fut prise à neuf heures et demie. A onze heures il y eut un vomissement de sang que l'on put évaluer à une demi-livre tout au plus. Les nausées continuèrent, et pendant la nuit les garde-robes furent noires comme la veille. — Le lendemain matin, les nausées duraient encore, il y avait eu quelques vomissements bilieux. Le même traitement fut continué pendant quatre jours, etc.; la fièvre ne se reproduisit plus. Les maux de cœur cessèrent au bout de deux jours, et la convalescence ne fut entravée par aucun accident. Le malade sortit de l'hôpital un mois après y être entré. Sa santé était parfaite (1).

FIÈVRES INTERMITTENTES PERNICIEUSES PNEUMONIQUE ET PLEURÉTIQUE.

Les fièvres pernicieuses pneumonique et pleurétique sont caractérisées par les mêmes signes que la pneumonie et la pleurésie. La seule différence qui existe dans ce cas, c'est que les phénomènes morbides cessent et se reproduisent à des époques déterminées.

OBSERVATIONS PARTICULIÈRES.

OBS. n°. 28. — M. L....., âgé de cinquante-six ans, d'un tempérament sanguin, et d'une constitution robuste, fut atteint le 11 octobre 1831, à midi, de frissons, de tremblement, de pandiculations, puis d'une toux fréquente et d'une douleur de côté très-vive. Ces deux derniers symptômes persistèrent jusqu'au soir, époque où ils disparurent totalement.

Le lendemain, M. L..... était bien, ne souffrait pas du tout; il passa parfaitement la journée et la nuit. Mais le 13, vers onze heures, et sans causes connues, les accidents dont j'ai parlé plus haut se reproduisirent; il y avait de plus cette fois crachement de sang et

____

(1) Trousseau. *Journal des Connaiss. médico-chirurgicales,* page 105. — 1833.

grande difficulté de respirer. (Saignée du bras, cataplasme émollient sur la poitrine, potion gommeuse, infusion de fleurs de mauve pour boisson.)

Le 14, les symptômes de la veille n'existaient plus, le malade seulement ressentait un peu d'oppression et toussait assez souvent.

Le 15, un accès semblable au précédent s'étant manifesté, on le combattit de la même manière, et immédiatement après que l'apyrexie eut commencé on fit prendre la potion suivante : *Pr.* sulfate de quinine, 12 gr. ; sucre et gomme arabique, de chaque 1 gros; eau de cannelle, 2 onces et demie.

Le 17, dans la matinée, on réitéra le sulfate de quinine. L'accès qu'on attendait manqua, et la guérison fut complète au bout de cinq ou six jours.

OBS. n°. 29. — Le nommé B....., des environs de Duras (ville où j'ai exercé la médecine pendant sept ans), âgé de dix-huit ans, tempérament sanguin, membres grêles, poitrine rétrécie, santé délicate, se lève un matin, tout suant, va sur les bords du Drot, petite rivière qui arrose le pays, et se met dans l'eau jusqu'au genou, pour se livrer plus aisément au plaisir de la pêche. De retour chez lui, il éprouve du froid, un tremblement général, et est obligé de se coucher. Au bout de quelques instants, une vive douleur, accompagnée d'une toux sèche et d'une grande difficulté de respirer, se fait sentir sous le teton gauche. Bientôt après, une chaleur considérable remplace le frisson; mais le point de côté, la toux et la dyspnée persistent. Dans la soirée, une sueur abondante se déclare, et tous les accidents disparaissent.

Le lendemain, 8 août 1823, le malade est sans fièvre, il a de l'appétit : cependant il se trouve faible; la respiration est difficile et les urines déposent un sédiment briqueté.

Le 9, à dix heures du matin, les symptômes qu'on avait observés le 7 se reproduisent et prennent un caractère de gravité beaucoup plus marqué. La douleur sous le sein gauche est aiguë, lancinante, pongitive; le décubitus sur le côté est impossible; la toux, devenue extrêmement fréquente, occasionne des souffrances inexprimables; le pouls est dur et petit; les urines sont rouges et très-épaisses. Du reste, la soif est peu considérable, et la langue n'est ni sèche ni rouge sur ses bords; seulement un enduit blanchâtre la recouvre dans son milieu. (Saignée du bras aussitôt que la chaleur est bien établie, immédiatement après application de huit sangsues sur le côté douloureux, looch mucilagineux, tisane de même nature, diète sévère.) Vers l'entrée de la nuit, la sueur se manifeste, et la fièvre ne tarde pas à se dissiper.

Le 10, apyrexie; B.... se plaint néanmoins encore un peu de sa douleur de côté; il tousse assez fréquemment, et la respiration est très-gênée. (Huit grains de sulfate de quinine dans une potion gommeuse, par cuillerées d'heure en heure.)

Le 11, l'accès est retardé de trois heures; mais il n'a presque rien perdu de son intensité. (Nouvelle saignée du bras, looch mucilagineux, etc.)

Le **12**, la fièvre a totalement cessé : cependant la douleur de côté et la toux, quoique bien diminuées, existent encore. (Douze grains de sulfate de quinine dans trois onces de potion gommeuse, à prendre de deux en deux heures, en quatre fois, par doses décroissantes, et de manière que la dernière dose soit administrée une heure avant l'époque présumée du retour de l'accès.)

Le .**13**, le malade n'éprouve qu'un peu de chaleur ; son point de côté est infiniment plus faible que la veille, et la respiration presque aussi libre que dans l'état normal.

Le **14**, sentiment général de bien-être, appétit très-prononcé.

Le **15**, six grains de sulfate de quinine dans une potion gommeuse, à prendre par cuillerées dans la matinée.

Le **17**, le **19** et le **21**, on continue l'usage des fébrifuges.

Le **22**, B.... cesse toute espèce de remèdes, et reprend ses occupations habituelles.

Obs. nº. 30. — La femme Gantheaume, âgée de quarante-six ans, d'un tempérament sanguin, sujette depuis quelques années à des hémorrhagies utérines extrêmement abondantes, sans lésion apparente de la matrice, éprouvait depuis deux jours les symptômes d'une pleurésie simple, se manifestant par accès quotidiens.

Un frisson vif, mais de courte durée, accompagné de bâillements et de pandiculations, annonçait l'invasion de la fièvre. Bientôt après il se déclarait un point de côté sous la mamelle droite, lequel augmentait d'intensité avec l'accès, puis diminuait et disparaissait avec lui.

Appelé auprès de la malade, le 25 mai 1826, vers le milieu de son troisième accès, j'observai les symptômes suivants : décubitus sur le dos; impossibilité de se coucher sur le côté droit; face rouge; respiration fréquente, accélérée, difficile ; toux sèche; douleur poignante sous la mamelle droite; pouls fréquent, développé, ayant néanmoins quelque chose de dur, peau chaude et halitueuse.

La malade demandait avec instance qu'on lui tirât du sang. Le tempérament sanguin de cette femme, la saison du printemps et l'absencede symptômes graves dans le petit nombre de fièvres qui régnaient à cette époque, me déterminèrent à faire une saignée de quatre palettes par une large ouverture pratiquée à la veine médiane. La saignée générale fut immédiatement suivie de l'application de douze sangsues sur le point douloureux.

Ce traitement n'apporta aucune modification avantageuse à la marche ni à la durée des phénomènes morbides; les symptômes pleurétiques continuèrent à augmenter d'intensité jusqu'au déclin de la fièvre, et disparurent complètement avec elle, comme dans les paroxysmes précédents.

Dix grains de sulfate de quinine, mêlés à demi-gros de résine de quina, furent administrés dans l'intervalle apyrétique. L'accès revint le lendemain beaucoup

moins fort que celui de la veille, mais ce fut pour la
dernière fois, bien que la malade ne prît point de
nouvelles doses du fébrifuge. La convalescence fut de
courte durée; il n'y eut pas de rechûte (1).

REMARQUE. — *Comparetti* a décrit, sous le titre
de fièvre catarrhale pernicieuse, une maladie dont les
symptômes principaux étaient une douleur violente de
poitrine, une toux sèche, et augmentant vers le soir,
une vive céphalalgie, la rougeur de la face, de la gorge
et des yeux, etc. Cet état morbide n'est autre chose,
selon moi, qu'une variété de la fièvre qui précède, et
ne mérite pas une dénomination différente (2).

FIÈVRE INTERMITTENTE PERNICIEUSE APOPLECTIQUE (3).

Le symptôme principal de cette fièvre est le coma.
Il se manifeste tantôt dans le premier stade, tantôt dans
le second, et suit la même marche que les autres
phénomènes morbides, c'est-à-dire qu'il s'accroît,
diminue et disparaît avec eux. On observe néanmoins
pendant l'intermission une sorte de propension au
sommeil. En général dans le premier accès l'état soporeux n'est pas porté à un très-haut degré. Le malade
semble plongé dans un profond sommeil. Lorsqu'on

---

(1) Cette observation est de M. Grégoire, médecin à Nîmes, et
a été extraite du *Mémorial des hôpitaux du Midi,* numéro de juillet 1829, page 320.

(2) L'observation n°. 95 peut être considérée comme un exemple de cette variété pathologique

(3) Cette fièvre a reçu aussi les noms de *soporeuse, carotique,
léthargique,* etc.

6

le réveille, il balbutie quelques mots, répond à peine aux questions qu'on lui fait, et se rendort. Souvent il demande à boire, à uriner, et retombe dans l'assoupissement avant d'avoir satisfait à ses besoins. Le coma augmente pour l'ordinaire à chaque nouvel accès. Au fur et à mesure qu'il fait des progrès, la respiration devient stertoreuse, la sensibilité s'éteint; dans les cas les plus graves, les pulsations du pouls sont quelquefois à peine sensibles, et l'affection carotique s'accompagne de catalepsie; d'autres fois il s'y joint des mouvements convulsifs, la paralysie de tout un côté du corps, et il est même des sujets chez qui ces deux ordres de symptômes se trouvent réunis. (Voyez l'obs. n°. 34, page 89.)

Quand cette fièvre n'est pas combattue ou ne l'est pas d'une manière méthodique, il est rare qu'elle ne se termine pas par la mort au 3me. ou au 4me. accès; on a vu des individus succomber au second. Elle se montre sous tous les types et est une des fièvres pernicieuses les plus fréquentes après la cardialgique, la pneumonique et la pleurétique. Une autre chose qu'il importe de signaler, c'est que dans quelques circonstances, elle se masque sous les traits d'une fièvre intermittente bénigne, et que la mort peut avoir lieu dans l'accès même où le danger a été aperçu. Werlhof parle d'une femme, âgée d'environ cinquante ans, qui fut au devant de lui dans la rue pour lui demander s'il ne viendrait pas la voir le lendemain, jour où elle attendait le troisième accès d'une fièvre tierce dont elle était atteinte. L'accès eut effectivement lieu ce

jour-là , mais il fut si grave que la malade pérît. On
a donné la disposition au sommeil pendant l'apyrexie ,
comme un signe qui indique qu'une fièvre intermittente
bénigne prendra prochainement les caractères d'une
fièvre pernicieuse apoplectique. Ce signe n'est pas
constant, ainsi que le prouve le fait que je viens de
rapporter , et son absence ne doit pas inspirer une
très-grande sécurité. On aura de bien plus justes
motifs de craindre le changement dont il s'agit, si dans
l'accès antérieur il y a eu un sommeil profond, un
réveil difficile , des révasseries fatigantes. La femme
que cite Werlhof avait paru dormir profondément
dans l'accès qui précéda la mort, et les personnes qui
la soignaient n'avaient pas voulu la réveiller.

OBSERVATIONS PARTICULIÈRES.

Obs. n°. 31. — Un homme âgé de soixante-trois
ans fut pris , dès le matin , et dans un temps froid ,
d'un frisson avec de grandes lassitudes, une soif véhé-
mente et le trouble de la vue. La face devint rouge
et presque livide ; les urines étaient abondantes, mais
tenues et limpides comme de l'eau claire. Ces symptômes durèrent tout le jour. A l'approche de la nuit,
somnolence , état de torpeur et de stupeur , perte de
la mémoire , sorte de démence. Le malade ouvrait et
fermait les yeux tour-à-tour , ne parlait que lorsqu'on
l'interrogeait, disant un mot pour l'autre , s'avançant
la tête baissée et le dos voûté , se mettant à table , ne
prenant que d'une main mal assurée les aliments , les
jetant sur la nappe au lieu de les mettre sur son assiette,

ne pouvant boire comme à son ordinaire , à cause de la difficulté et de la lenteur de la respiration , et gardant un silence inaccoutumé durant le repas, etc.

S'étant levé de table , à peine pouvait-il se tenir debout ; sa marche était lente, il tenait son chapeau dans la main , contre son habitude , le laissait tomber par terre, et quand on le lui avait rendu, il fallait l'avertir de le placer sur sa tête, etc.

Pendant que tous ceux qui l'environnaient étaient dans le plus profond étonnement, il s'éveille et revient à lui, mais ne se rappelle rien de ce qui lui est arrivé. Alors le pouls est développé, fréquent , inégal ; soif vive , état d'inquiétude pendant le reste de la nuit.

Le jour suivant, il se manifesta des sternutations violentes avec toux et enrouement; la fièvre s'affaiblit ensuite pour renaître le jour d'après. Augmentation du pouls, extrémités froides, urine toujours copieuse, mais claire; enfin, chaleur considérable, etc. La fièvre garda ce caractère jusqu'au quinzième jour.

Dans l'une des rechûtes qu'éprouva le malade , il y avait une telle lésion du mouvement , que le malade paraissait cataleptique toute la journée dans son lit.

L'accès le plus fort fut remarquable par un grand refroidissement des extrémités, par la perte de la mémoire, le délire , l'émission involontaire des urines , des insomnies , la perte de la voix et des sens ; le malade est devenu si lourd, que ses domestiques le remuaient avec la plus grande peine. Sa déglutition était empêchée, et il était insensible à tous les stimulants, à l'action même des ventouses. Respiration fréquente et difficile;

le pouls, qui était d'abord développé et rénitent, était petit, fréquent, inégal ; visage enflammé, effusion de larmes, durée des symptômes depuis midi jusqu'à neuf heures du soir, apparition d'une abondante sueur. Le malade revint ensuite à lui, reconnut les assistants, répondit aux questions qu'on lui fit, mais il ne tarda pas à être saisi d'une chaleur plus violente. Le matin du jour suivant, le malade se plaignit d'une douleur vive dans les fesses où se forma un abcès gangréneux, et il ne put résister au quatrième accès qui l'emporta (1).

OBS. n°. 32. — M. P..., propriétaire des environs de Duras, âgé de soixante-quatre ans, d'un tempérament sanguin, d'un caractère très-irascible, fut atteint, à la fin de juillet 1818, d'une fièvre tierce qui céda promptement au quinquina.

Le 12 août suivant, dans la matinée, il ressentit tout-à-coup des frissons, des envies de vomir, et une grande pesanteur de tête. A midi, il tomba dans un assoupissement profond. Lorsqu'on le secouait, il ouvrait les yeux et les refermait aussitôt. Il essayait également quelquefois de répondre aux questions qu'on lui faisait, mais il ne pouvait pas articuler une parole. Dès que je fus rendu auprès de lui, j'ouvris l'une des veines saphènes; ce vaisseau n'ayant presque pas fourni de sang, je pratiquai une saignée du bras très-abondante ; des sinapismes furent mis

____

(1) Cette observation est de Charles Pison, et a été extraite du Traité des fièvres pernicieuses de M. Alibert, page 9.

ensuite autour des malléoles, et l'on donna pour boisson une décoction d'orge et de chiendent.

Dans le courant de la nuit l'assoupissement se dissipa ; le malade était si bien le lendemain qu'il ne se plaignait que d'un peu de propension au sommeil. Un changement si subit pouvait à la rigueur être l'effet de la saignée et des sinapismes ; mais comme M. P.... avait eu déjà une fièvre intermittente , et que l'état soporeux dans lequel je l'avais trouvé la veille s'était développé dans la semaine paroxystique , je pensai que cet état se reproduirait très-prochainement. Il me parut prudent en conséquence de prescrire quatre gros de quinquina à prendre sur-le-champ par doses décroissantes de deux en deux heures.

L'événement ne tarda pas à confirmer mes prévisions ; car, malgré l'emploi de l'écorce péruvienne, une congestion cérébrale de même nature que la précédente se manifesta le 14, à dix heures du matin. J'eus recours de nouveau à la saignée, aux sinapismes, aux boissons délayantes , et j'ordonnai pour l'époque de l'apyrexie six gros de quinquina.

Le coma cessa au bout de dix ou douze heures : mais le malade ne fit pas usage du quinquina que je lui avais prescrit, d'abord parce que ce médicament coûtait cher et qu'il n'avait pas prévenu le dernier accès; en second lieu , parce qu'un de ses voisins , qui se mêlait de médecine , l'assurait qu'il possédait un remède plus efficace et surtout moins dispendieux. Malheureusement pour lui, il se laissa aller aux insinuations de cet homme , et l'affection carotique dont il était si important d'empêcher le retour, prit cette fois tous les caractères d'une apoplexie foudroyante. La mort eut lieu le **16**, vers sept heures du soir.

Une terminaison si fâcheuse, et à laquelle les assistants étaient loin de s'attendre, ayant excité beaucoup de rumeur parmi les parents et les amis du défunt, une plainte fut portée au juge de paix du lieu, qui m'invita à procéder sans délai à l'ouverture du cadavre, afin de constater si le remède qu'on avait substitué au quinquina avait été la cause de la mort. L'estomac et les intestins ne présentaient que des traces légères d'irritation ; le reste des viscères abdominaux et ceux de la poitrine étaient sains; le cerveau, au contraire, offrait les désordres les plus graves : les vaisseaux qui se distribuent à cet organe et la pie mère étaient gorgés de sang ; il s'était fait en outre un épanchement considérable de ce fluide dans l'épaisseur de l'hémisphère droit. On présume bien que j'écartai de mon rapport toute idée d'empoisonnement; mais je me crus en droit d'avancer que le quinquina aurait probablement supprimé l'accès qui avait mis fin aux jours de M. P......

OBS. n°. 33. — On me fit appeler, le 10 septembre 1833, pour voir une petite fille de douze ans, que je trouvai sans connaissance et les dents crochetées. La figure était rouge, le pouls fréquent quoique élevé, la peau chaude et sèche partout, excepté au cou et à la poitrine, où elle était couverte de sueur. On observait de plus sur le thorax et sur le bas-ventre une foule de vésicules remplies d'un liquide blanc et transparent.

Cette jeune personne était atteinte depuis cinq ou six jours d'une fièvre, qui, d'après les renseignements que je pus recueillir, me parut être rémittente ou continue, mais qui du reste n'avait rien offert de grave jusque-là. Ce n'était que trois ou quatre heures avant mon arrivée que, changeant tout-à-coup de caractère, elle avait présenté les symptômes dont je viens de parler. Les parents me dirent qu'ils avaient posé de leur propre mouvement deux vésicatoires aux jambes, et que n'osant pas faire autre chose, ils m'avaient envoyé chercher. Je fis sur-le-champ appliquer trois sangsues derrière chaque oreille, et quatre au creux de l'estomac. On mit des sinapismes aux pieds, et l'abdomen fut couvert d'un cataplasme émollient.

Le lendemain je vis la malade dans la matinée. Elle avait recouvré ses sens ; ses mâchoires se mouvaient librement ; elle buvait avec facilité et même avec plaisir, car la soif la tourmentait beaucoup ; le pouls avait perdu de sa plénitude et de sa fréquence, la figure n'était plus colorée ; en un mot, il y avait un mieux si marqué, que je ne l'attribuai pas exclusivement aux remèdes, et que je ne balançai pas à recourir aux fébrifuges. Mais comme la langue était rouge sur ses bords et l'épigastre douloureux, je les fis prendre par l'anus. On donna dans l'espace de huit heures quatre lavements composés chacun de deux grains de sulfate de quinine, d'un peu de gomme arabique et de quatre onces de décoction de graines de lin.

Je ne m'étais pas trompé sur la nature de la maladie ; c'était bien une fièvre intermittente. Un nouvel accès eut lieu dans l'après-midi ; les symptômes , il est vrai, n'étaient pas aussi prononcés que la veille, mais ils le furent assez pour me déterminer à les combattre encore par les sangsues et les révulsifs. Immédiatement après qu'ils eurent cessé , je prescrivis 12 grains de sulfate de quinine , qui furent administrés de la même manière que le jour précédent. Je recommandai , en outre , la diète la plus sévère , et ne permis pour boisson que la tisane d'orge édulcorée avec le sirop de gomme.

Malgré toutes ces précautions, un troisième accès survint , mais il fut si léger que je n'employai aucun moyen actif pendant sa durée, et que je ne doutai nullement que je ne parvinsse à couper la fièvre à la prochaine apyrexie. Le quatrième accès en effet fut prévenu , et la malade dès-lors marcha vers une prompte et entière guérison (1).

Obs. n°. 34. — Mlle. B..., âgée de sept ans, et d'une assez bonne constitution, éprouva tout-à-coup le 12 mai 1834, à sept heures du matin, un engourdissement qui des doigts de la main gauche s'étendit au bras et à l'extrémité inférieure du même côté. Cet engourdissement se changea bientôt en une paralysie véritable. Puis la malade perdit connaissance , sa figure devint très-rouge, ses yeux fixes et insensibles à la lumière ;

---

(1) J'ajouterai, pour compléter cette observation, que les vésicules dont j'ai parlé n'augmentaient pas au retour des accès et ne se dissipaient pas avec eux. Elles parcoururent leurs périodes comme si la fièvre intermittente n'avait pas existé , et avaient entièrement disparu un ou deux jours avant la terminaison de cette dernière.

les dents se crochetèrent , le cou et le tronc se roi-
dirent, mais pendant que les membres du côté gauche
étaient dans l'impossibilité de se mouvoir, ceux du côté
droit furent pris de convulsions.

Les parents, effrayés de l'état de leur enfant, me
firent appeler. M. le docteur Lapeyre, qu'on avait aussi
envoyé chercher, arriva presqu'en même temps que
moi. Nous pensâmes tous les deux que les symptômes
dont je viens de parler dépendaient d'un raptus de
sang vers la tête, que les vaisseaux cérébraux se trouvaient distendus outre mesure par ce fluide, et que
l'indication était d'appliquer six sangsues aux apophyses mastoïdes, de mettre des sinapismes aux pieds,
et d'administrer ensuite un bain tiède. Nous convînmes
de plus que comme je demeurais dans le voisinage de
Mlle. B..., je resterais auprès d'elle pour surveiller
l'effet des agents thérapeutiques que nous avions prescrits , et en ordonner d'autres si le cas l'exigeait.

Les sangsues et les sinapismes firent disparaître la
rigidité du torse, le resserrement des mâchoires et les
convulsions ; mais la paralysie et le coma persistèrent
jusqu'à quatre heures , époque à laquelle la malade
ayant été mise dans un bain , reprit un peu connaissance et commença à remuer les parties paralysées. Au
sortir du bain des vomissements abondants se déclarèrent, et tous les autres phénomènes morbides furent
remplacés par une chaleur brûlante, un pouls petit et
d'une grande fréquence, une soif ardente , et des coliques très-vives. Ces derniers signes se dissipèrent à
leur tour dans la nuit : le lendemain il ne restait plus

que de la faiblesse , beaucoup de fatigue , et un air d'étonnement et d'hébétude.

La disparition prompte de tant de désordres, jointe à la circonstance que j'appris qu'il y en avait eu de semblables huit jours auparavant et à pareille heure (1), aurait dû peut-être me porter à présumer que j'avais affaire à une affection intermittente , mais je ne fus frappé que de la physionomie de Mlle. B...., et je crus à l'existence d'une épilepsie commençante. Dans cette persuasion je prescrivis les pilules suivantes :

Pr. Poudre de valériane. . . . .   2 scrup.
Oxide de zinc. . . . .   1 scrup.
Extrait de jusquiame.. . . . .   12 grains

pour 24 pilules , à prendre d'abord deux par jour , puis quatre , deux le matin et deux le soir.

La petite malade fit usage de ce remède et parut s'en trouver bien, mais elle n'en eut pas moins un troisième accès le 19 , à sept heures du matin. J'assistai en quelque sorte au début de l'engourdissement ; je vis la paralysie s'étendre de la main au bras et à tout le côté gauche. Mlle. B... resta près d'une heure dans cet état sans que ses facultés intellectuelles fussent lésées en aucune manière, puis elle perdit connaissance, la tête se prit, et des convulsions se manifestèrent dans les membres du côté droit. J'eus recours de nouveau aux sangsues, aux rubéfiants et aux bains. Comme par le passé, des vomissements et une fièvre violente sur-

---

(1) Seulement ils étaient beaucoup plus légers, et durèrent tout au plus une heure et demie.

vinrent au sortir du bain, mais cette fois le calme se
rétablit beaucoup plutôt dans l'économie. Le retour
périodique des accidents et leur identité parfaite ne
permettaient pas de méconnaître le caractère propre de
la maladie. Je restai convaincu dès ce moment que le
sulfate de quinine était le meilleur moyen d'y remédier.
Mais comme elle ne se reproduisait que tous les huit
jours, et qu'il n'était utile d'administrer les fébrifuges
que quelques heures avant l'époque présumée de son
retour, je prescrivis en attendant des bains, une
tisane rafraîchissante et des aliments doux et de facile
digestion.

Le 25, deux pilules contenant chacune deux grains
de sulfate de quinine furent données de neuf à dix
heures du soir. On en fit prendre trois autres depuis
quatre jusqu'à sept heures du matin. Cette médication
simple mais rationnelle eut tout l'effet que je pouvais
désirer. L'accès que je voulais prévenir manqua, et
la guérison fut complète au bout de cinq ou six jours.

FIÈVRE INTERMITTENTE PERNICIEUSE DÉLIRANTE.

La fièvre que M. Alibert appelle délirante reconnaît
pour signe distinctif un délire qui suit, avec une sorte
de régularité, le début, l'augmentation et le déclin
des accès. Chez quelques sujets le pouls est dur et plein,
la figure rouge ; les carotides battent avec force, tous
les signes d'une surexcitation violente de l'encéphale
existent. Chez d'autres le délire s'accompagne d'une
soif ardente, de la rougeur et de la sécheresse de la
langue, de vomissements bilieux, d'un resserrement

spasmodique de l'épigastre, d'une grande chaleur à la peau , d'un pouls petit et serré , de l'émission involontaire des urines , d'anxiétés , de soupirs, etc.

OBSERVATIONS PARTICULIÈRES.

OBS. n°. 35. — Je fus appelé , le 10 septembre 1819 , dans les environs de Duras, pour voir un cultivateur , âgé de trente-six ans , d'un tempérament bilioso-sanguin , et d'une constitution très-robuste. Cet homme avait été pris en rentrant chez lui , à une heure de l'après-midi , de frissons , de tremblements auxquels avaient promptement succédé une vive chaleur et un délire furieux. Lorsque j'arrivai , il tenait les propos les plus incohérents , et faisait des efforts continuels pour sauter en bas de son lit. Sa figure était rouge et animée , ses yeux fixes et brillants , son pouls dur et plein , ses urines épaisses et couleur de brique. Il avait en outre la langue sèche , et paraissait très-altéré. (Sur-le-champ une forte saignée du bras ; pour le reste de la journée , application permanente sur la tête de linges trempés dans l'eau froide , deux pédiluves sinapisés , tisane de chiendent pour boisson , diète sévère.)

Le 11 , à ma grande surprise , je trouvai le malade levé et ne se plaignant que d'un peu de faiblesse. Ce mieux subit et inattendu ne me rassura pas : il régnait alors dans le pays des fièvres intermittentes , et je me crus fondé à annoncer que les accidents pourraient se renouveler dans la nuit , le lendemain , ou même un ou deux jours plus tard.

Le 12, on me fit dire que la fièvre était revenue à onze heures du matin, et qu'elle était aussi intense que la première fois. Je me rendis à l'instant sur les lieux: j'ouvris de nouveau la veine, après quoi je recommandai qu'on appliquât des sinapismes autour des malléoles, et qu'on tînt sans cesse la tête couverte de compresses trempées dans l'eau froide.

Le 13, l'apyrexie étant à-peu-près complète, je profitai de cette circonstance favorable pour administrer le quinquina.

Le 14, il n'y eut ni fièvre ni délire, et le malade fut entièrement rétabli au bout de sept à huit jours.

OBS. n°. 36. — Marie Gombaud, garde-malade, âgée de quarante-cinq ans, ayant d'abord éprouvé quelques accès de fièvre intermittente bénigne, éprouva un matin un frisson qui dura cinq heures: après le frisson, délire, gesticulations, ris et pleurs alternatifs, figure rouge et animée, langue d'un rouge brun au milieu, et bordée de deux bandelettes jaunes, soif vive; à chaque verre de boisson, vomissements affreux d'une bile verte et poracée; resserrement spasmodique de l'épigastre désigné machinalement par la malade; respiration gênée, pouls resserré et petit, urines rares et limpides, anxiétés, soupirs; paroxysme de dix-huit heures, terminé par un assoupissement profond. Après l'accès, oubli de ce qui s'était passé, vomissements calmés, mais nausées fréquentes, respiration libre, pouls développé, sueurs abondantes, légère altération de la mémoire. Aux quatre autres accès, mêmes symptômes, avec délire constant. Au sixième , langue plus noire et plus sèche. Accès de vingt-quatre heures, plus d'apyrexie, altération générale des traits de la figure , vomissements et nausées remplacés par un dévoiement fétide et bilieux ; peau brûlante et sèche, pouls intermittent, délire sourd , soubresauts dans les tendons, hoquet , mort au seizième jour de la maladie (1).

OBS. n°. 37. — Joseph Persia de Civitella , âgé de cinquante-quatre ans , d'une forte constitution , cultivateur, demeurant hors la porte Portèse , fut pris le 22 juin 1822 d'une fièvre simple avec douleur de tête, disposition au vomissement , stupidité. On lui fit une saignée.

Le 24 , il entra à l'hôpital. Le soir, pouls presque naturel, céphalalgie , langue blanche, nausée, soif. (Crême de tartre, une once.)

Le 25 , matin , sans fièvre , douleur générale par tout le corps.

Soir, la fièvre revint avec un léger frisson ; céphalalgie, soif, anxiété. (Limonade végétale ; sulfate de quinine , deux grains et demi ; lavement.)

Le 26 , fièvre modérée , soif, céphalalgie , un peu de toux. (Même traitement.)

Soir, sans fièvre ; abattement, anxiétés, sueurs froides, particulièrement aux parties supérieures. (Quinquina, une once ; deux vésicatoires aux cuisses.)

Le 27 , sixième jour de la maladie, matin : sans

---

(1) Alibert, Traité des fièvres pernicieuses , page 55.

fièvre ; abattement, un peu de soif. (Quinquina, deux onces.)

Soir, fièvre avec inquiétude, agitation, soif. (Limonade, lavement dans la nuit, agitation continuelle, délire loquace continuel.)

Septième jour, la fièvre dure encore ; agitation, délire loquace ; il chante, se lève, veut sortir de son lit. Il essuie ses lèvres avec sa langue, qu'il tourne dans tous les coins de sa bouche comme s'il voulait ramasser le résidu d'aliments qu'il aurait mâchés ; il fait des mouvements de lèvres analogues à ceux, tantôt de la succion, tantôt de la mastication. Peau brûlante; pouls 86. Quand on lui dit de montrer sa langue, il répond : *Si, signor,* et ne la montre pas. Cependant, dans les mouvements qu'il lui fait faire, on peut voir qu'elle est rosée, sans enduit, au moins à la pointe. Quand on le fait boire, il garde l'eau quelque temps dans sa bouche et finit par la lancer sur les spectateurs. Il n'avale rien. Constipation. Il cherche à ôter les appareils qui maintiennent les vésicatoires. Le ventre est assez souple. Il urine involontairement.

Soir, même état. On attend une rémission pour donner le quinquina.

Huitième jour, matin. Sueur générale, rémission ; recouvrement de la connaissance ; fatigue générale extrême ; tandance continuelle au sommeil. Quand il montre la langue, il reste la bouche ouverte, et la langue sur les lèvres ; il oublie de la rentrer ; elle est chargée d'un enduit brunâtre probablement dû au quinquina ; elle est humide, les bords et la pointe ne sont point sensiblement plus rouges qu'à l'ordinaire ; air hébété. (Demi-once de quinquina, limonade végétale.)

Soir, même état. (Deux gros de quinquina de deux heures en deux heures.)

Neuvième jour, matin. Il a pris quatre onces et demie de kina, dont il a vomi la dernière prise. Toujours même abattement, même air hébété. Il garde toujours la bouche ouverte lorsqu'on lui demande à voir sa langue. Tendance au sommeil.

Soir, sans fièvre, pouls lent ; toujours même faiblesse. Il ne peut pas se tenir debout; légère épistaxis.

Dixième jour, sans fièvre, même faiblesse. (Décoction de quinquina.) Il a pris cinq onces de poudre.

Soir, sans fièvre. Il demande à s'en aller, mais ne peut se tenir sur ses jambes. La peau est toujours sèche et chaude.

Les onzième, douzième et treizième jours, même état; toujours décoction de quinquina. Il désire beaucoup s'en aller, mais il est incapable de se tenir sur ses jambes, quoique toutes les fonctions paraissent rétablies.

Les quatorzième et quinzième jours, continuation de l'accroissement des forces. (Même régime.)

Enfin, il part le 10 juillet, parfaitement guéri, le dix-neuvième jour de sa maladie et le dix-septième de son entrée à l'hopital (1).

---

(1) Bailly, Traité anatomico-pathologique des fièvres intermittentes simples et pernicieuses, page 257.

M. Alibert, qui le premier a fait mention de la fièvre intermittente hydrophobique, s'est fondé pour en admettre l'existence sur l'observation suivante que Dumas recueillit pendant le siége de Lyon, et qui est la seule de ce genre que nous possédions.

OBS. n°. 38. — Un homme robuste, d'une constitution nerveuse, mélancolique, très-irritable, d'un caractère emporté, d'une habitude de corps maigre et sèche, accoutumé à se livrer aux excès les plus extraordinaires, s'endormit un soir sur un terrain humide. Le lendemain matin à son réveil, éblouissements et vertiges, atroce céphalalgie, anxiétés universelles. Mais ce fut surtout le soir que le frisson se décida d'une manière intense : chaleur peu considérable, découragement et anéantissement total des forces.

Le 27, continuation d'une douleur de tête intolérable, contraction musculaire de l'estomac, qui rejeta beaucoup de matières verdâtres.

Le 28, dans la soirée, invasion d'un nouveau frisson, chaleur très-intense, soif vive, irritation du gosier, qui rendait difficile l'acte de la déglutition, délire peu prononcé. Dès-lors emploi de quelques boissons émulsionnées et nitrées.

Le 29, M. Dumas trouva le malade dans un état d'apyrexie; il n'y avait plus qu'un état particulier d'abattement et de somnolence, et une sorte de gêne dans les muscles du cou. Le soir néanmoins on observa de l'irrégularité dans le pouls et un mouvement de chaleur fébrile, qui ne fut ni précédé par le frisson, ni suivi de sueur. Continuation des mêmes moyens.

Mais le 30, la fièvre intermittente se caractérisa d'une manière très-prononcée : chaud violent, fureur maniaque, agitation convulsive des lèvres et des muscles du col, gêne extrême de la déglutition ; resserrement et spasme du gosier, augmentés par l'impression des médicaments liquides ; langue aride, noire dans son milieu, d'un rouge vif sur ses bords ; prolongement de l'accès bien avant dans la nuit. Émulsions camphrées, fomentations aux jambes avec des linges trempés dans le vinaigre , application des sangsues aux deux malléoles.

Le 1er. septembre un état de calme succéda à ces phénomènes sinistres. Le malade néanmoins manifestait une aversion singulière pour les substances liquides , et une extrême difficulté d'avaler : d'ailleurs il n'y avait pas d'autre symptôme.

Mais ce fut surtout le 2 septembre que cette fièvre ne laissa plus aucun doute sur son caractère , et que les véritables symptômes de l'hydrophobie se déployèrent dans toute leur intensité. D'abord convulsions universelles dans tous les membres , soubresauts des tendons, muscles abdominaux violemment contractés, déglutition empêchée, aliénation furieuse, efforts extrêmes pour mordre, bouche écumante ; le malade ayant été enchaîné, s'agitait continuellement malgré son impuissance, grinçait effroyablement des dents, et dans sa rage furieuse lançait des flots de salive sur les personnes qui l'assistaient : mais surtout horreur invincible pour tous les liquides, et refus constant de les avaler. Le seul contact de l'eau fraîche, à laquelle il avait voulu recourir d'abord pour apaiser sa soif, lui fit éprouver un frémissement universel, et il lui fut impossible d'en avaler une seule goutte. D'ailleurs, M. Dumas fait remarquer que ce symptôme prédominant d'hydrophobie croissait progressivement avec tous les autres, à mesure que la violence du paroxysme augmentait, et qu'il diminuait de même à mesure que le paroxysme s'affaiblissait ; en sorte que vers la fin de l'accès, il parvint à avaler une petite quantité de liquide, mais non sans avoir été en proie aux angoisses les plus douloureuses. Application de deux sangsues à chaque malléole, sinapismes, potion anti-spasmodique avec le sirop diacode et le laudanum liquide de Sydenham, que le malade refusa de prendre ; dès-lors pilules composées avec le nitre, le camphre, la valériane et l'opium : enfin, affaiblissement progressif des phénomènes fébriles.

Le 3 septembre, il y eut une rémission qui ne permit plus de douter du caractère de la maladie. Il y avait néanmoins dans cet état d'apyrexie, un trouble, une irrégularité dans les idées, et une prostration de forces considérables. Prescription du quinquina d'après les règles ordinaires. Dans la distribution du fébrifuge, on avait seulement associé à chaque prise quelques gouttes de liqueur anodine d'Hoffmann, et le laudanum liquide de Sydenham ; on avait mis un peu de sirop diacode dans sa tisane.

Le 4 septembre, même violence dans les symptômes ;

mais le paroxysme ne fut pas d'une aussi longue durée.

Le 5, même dose de quinquina qui avait été administrée le 3. Il y avait d'ailleurs une apyrexie, sans malaise et sans faiblesse.

Le 6, début de l'accès par un coma profond, phénomène qui fut suivi du délire et de tous les symptômes ordinaires de la fièvre. Cependant, chacun de ces symptômes se manifesta avec moins d'intensité. D'ailleurs, le paroxysme ne dura que quatre ou cinq heures.

Le 7, le malade fut assez tranquille. Le quinquina fut dès-lors administré dans une proportion moindre.

Cependant le paroxysme arriva ; il anticipa même de deux heures : amendement des autres symptômes ; mais continuation des symptômes hydrophobiques dans toute leur intensité. Pendant toute la durée de l'accès, le malade manifestait la même envie de mordre ceux qui l'entouraient, et il continuait toujours d'avaler avec une difficulté extrême ; mais il témoignait surtout la même horreur insurmontable pour les liquides, horreur qui persistait dans les instants même où son esprit était entièrement calme. Ce symptôme était entièrement indépendant du délire.

On profita de l'intermission du 8 pour revenir au quinquina, et l'administrer à fortes doses ; quarante-huit grammes (une once et demie) de ce médicament, distribués de manière que le malade en prenait quatre grammes (un gros) toutes les heures, les derniers seize grammes réservés pour le moment de l'accès : sueur copieuse, état comateux.

Le 9, le paroxysme se réduisit à un léger mouvement

fébrile ; l'accès, qui fut très-modéré en comparaison des précédents, fut suivi de quelques sueurs et d'un sommeil tranquille.

Enfin, le 10 septembre, abattement, somnolence, soif extrême, peu d'appétit pour les aliments solides. M. Dumas fit administrer encore du quinquina ; mais il diminua les doses, et les sépara par de plus longs intervalles. Les jours qui suivirent, le malade entra en pleine convalescence, qui fut confirmée par l'usage quelque temps continué de l'écorce du Pérou (1).

FIÈVRE INTERMITTENTE PERNICIEUSE ALGIDE.

Le phénomène primitif et principal de la fièvre algide est un froid intense, général ou partiel qui se prolonge et envahit presque tout le temps de l'accès. Indépendamment de ce symptôme, il en existe d'autres, qui le plus souvent sont : une langue sèche et brune, une soif inextinguible, la déglutition gênée ou impossible, des anxiétés, une voix entrecoupée, etc.

Cette fièvre est extrêmement grave. Quand la mort a lieu la chaleur ne se rétablit pas. Dans le cas contraire, elle ne revient qu'au bout d'un temps fort long et avec beaucoup de difficulté. Il arrive même fréquemment que plusieurs des phénomènes morbides qui caractérisent les accès persistent pendant l'intermission

OBSERVATIONS PARTICULIÈRES.

Obs. n° 39 — La fille du sieur D.... fut at-

---

(1) Alibert, Traité des fièvres pernicieuses, page 85.

teinte , le 9 août 1832, d'un accès fébrile qui dura huit ou dix heures , et se répéta ensuite chaque trois jours , puis chaque deux jours. Elle était dérangée à-peu-près depuis un mois et demi, lorsque la fièvre, qui avait jusque-là été très-bénigne , prit le caractère le plus alarmant. Le 23 septembre , en effet , il se manifesta un accès qui fut marqué par un froid glacial des extrémités , une face cadavéreuse , une langue brune et sèche , un état de stupeur très-prononcé ; les yeux étaient fixes et à demi fermés, le front couvert d'une sueur visqueuse, le pouls petit et concentré. Du reste, il n'y avait ni diarrhée, ni suppression d'urine, ni douleurs abdominales. Je fis sur-le-champ appliquer des sinapismes aux pieds , on mit plus tard des vési-catoires aux jambes, et l'on pratiqua des frictions sur la peau, le tout dans le but de déterminer une réac-tion vers la périphérie , et d'y rappeler la chaleur ; mais ces divers moyens ne me réussirent qu'incom-plètement. Le pouls se releva, la malade sortit de l'état de stupeur où elle était plongée , mais les membres se réchauffèrent à peine , et l'on pouvait considérer l'accès comme terminé , que la peau était pour ainsi dire aussi froide qu'auparavant. Conformément aux préceptes des plus grands maîtres , je me hâtai de re-courir aux fébrifuges : j'en prescrivis 20 grains dans une potion gommeuse ; malheureusement ce remède ne prévint pas l'accès dont je craignais le retour , et la mort eut lieu dans la soirée du 25. — *Ouverture du cadavre.* Tous les vaisseaux du cerveau et de la pie mère étaient gorgés de sang , l'arachnoïde présentait une injection assez prononcée, et de loin en loin on remarquait à sa surface une matière visqueuse et verdâtre. Les poumons et le cœur étaient sains. Le tube digestif, au contraire, offrait une rougeur foncée et en quelque sorte continue depuis l'estomac jusqu'à l'anus. La rate était fortement distendue par un sang noir et poisseux. Le mésentère et les épiploons étaient injectés dans plusieurs points de leur étendue ; mais le foie, le pancréas et la vessie me parurent dans l'état normal.

OBS. n° 40. — Le nommé Dumain, jardinier, âgé de soixante-cinq ans, après quelques accès de fièvre tierce ordinaire, et après quelques jours de convalescence douteuse, éprouva un frisson violent ; tout-à-coup ses extrémités devinrent froides ; il perdit connaissance, s'agita dans son lit ; sa figure devint cadavéreuse, une sueur froide la couvrit, ses yeux restèrent à demi ouverts ; déglutition impossible, langue sèche et d'un rouge brun, respiration libre, pouls concentré et à peine sensible, urines supprimées.

On croyait le malade mort. M. Lanoix fut appelé sur-le-champ. Il le trouva dans l'état qu'on vient de décrire. Le malade sortit néanmoins de ce premier accès au bout de deux heures ; la chaleur des extrémités se rétablit un peu, la connaissance revint, mais la voix était si faible qu'on ne pouvait entendre le malade, qui se trouvait dans un accablement extrême : il y eut une intermission de dix heures.

Les quatre accès suivants furent marqués par les mêmes symptômes et par le froid glacial des extrémités;

cependant le cinquième accès fut moins long et sans perte de connaissance. La fièvre coupée au sixième accès : rétablissement de la chaleur animale aux extrémités ; ensuite, accès de fièvre tierce simple, comme précédemment ; convalescence de quatre mois. Le malade n'avait presque pas le sentiment du froid qu'il éprouvait, tant il était faible et tant les fonctions intellectuelles étaient abattues. Le quinquina, donné à fortes doses, combiné avec la confection d'hyacinthe, les potions avec l'éther vitriolique, les frictions sur la colonne vertébrale avec la teinture de cantharides et le camphre, l'application réitérée des vésicatoires, préservèrent ce malheureux qui, comme on le voit, était condamné à une mort prochaine (1).

Obs. n°. 41. — Vincent Crescenzy, âgé de soixante ans, d'une constitution grêle, mais saine, tomba malade le 18 août 1822. Il eut un accès de fièvre qui débuta par des frissons suivis d'une forte chaleur, de douleurs de tête et de ventre, de vomissements de matières bilieuses. Dans la nuit l'accès se termina par des sueurs. Il fut apporté à l'hôpital du Saint-Esprit le 19 août 1822. La fièvre revint dans la matinée, également précédée de frissons et accompagnée des mêmes symptômes que la veille ; l'estomac était douloureux sous la pression. Le malade éprouvait une forte chaleur à l'intérieur. Anxiété, visage abattu ; les traits étaient comme aplatis sur les os de la face, la couleur de la

---

(1) Alibert, Traité des fièvres pernicieuses, page 54.

figure était naturelle, regard engourdi. (Demi-once de kina dans la déclinaison.)

Soir, déclinaison de l'accès, peau humide d'une sueur visqueuse et froide ; pouls petit, fréquent ; agitation générale, douleur à l'épigastre ; langue rouge, mais humide ; absence de soif. (Kina, demi-once.)

Nuit, la peau s'est maintenue humide et fraîche ; il a vomi le quinquina.

20 août, matin, sans fièvre, disparition de la douleur du ventre, calme, aspect tranquille. Vers midi, retour de la fièvre, précédé de frissons et accompagnée d'une chaleur qui fut plus forte que la veille; les extrémités restèrent froides, la peau se couvrit de taches livides. (Potion saline, décoction d'orge.)

Soir, mains et jambes humides d'une sueur visqueuse et froide, commencement de déclinaison de l'accès. (Kina, une once ; il l'a vomi.)

21, matin, calme général, sans fièvre, mais continuation du froid des extrémités. Symptômes épigastriques peu marqués; pouls toujours petit et fréquent; vers midi, retour de la fièvre, toujours précédée de frissons ; exacerbation des symptômes précédents. Le froid persiste dans les extrémités; le malade ne le sent pas ; il est comme étourdi et dans la torpeur. (Kina, une once, à prendre la nuit.)

22, matin, peau moins froide, mais elle n'a pas encore sa chaleur naturelle ; pouls petit et fréquent ; sueur visqueuse sur tout le corps, aspect engourdi. (Kina, deux onces.)

Vers 10 heures, retour d'un nouvel accès ; pouls

insensible à l'avant-bras, 140 à la crurale. Froid glacial des extrémités ; le ventre est aplati, creux et appliqué sur la colonne vertébrale ; douleur d'estomac, angoisses, agitation ; le malade, qui n'a jamais perdu sa connaissance, est dans un état de torpeur qui lui permet à peine de répondre à ce qu'on lui demande ; couleur naturelle de la face. (Douze sangsues à l'épigastre, vésicatoire aux bras ; kina, trois onces à prendre dans la nuit : il a vomi le quinquina.)

Le 23, rémission bien marquée. Vers 9 heures, retour du froid, qui était de marbre ; pouls imperceptible, 146. Douleur d'estomac plus forte, angoisses, anxiété, yeux caves. Le froid, qui n'avait d'abord envahi que les extrémités, était remonté à l'épaule et jusque vers le bassin. La tête était fraîche ; le thorax et le ventre n'avaient pas le degré de chaleur naturelle, quoiqu'ils ne fussent pas glacés comme les membres.

Soir, même état : il ne sentait pas le froid des jambes, mais savait distinguer que lorsqu'on le touchait on avait plus chaud que lui. Douleur d'estomac plus forte, décubitus sur le dos. (Ventouses scarifiées à l'épigastre, sinapismes aux pieds, vésicatoires aux cuisses, neuf grains de sulfate de quinine qu'il n'a pas vomi.) Dans la nuit, augmentation de tous les symptômes. Mort. Il a conservé sa connaissance jusqu'au dernier moment, qui arriva à trois heures du matin.

Huit heures après la mort, le cadavre était roide ; les membres durs, comme s'ils avaient été gelés ; le ventre creux. La température de l'air était au dessus de 20 degrés.

Ouverture. Légère injection de l'arachnoïde, engorgement des vaisseaux qui rampent sur les circonvolutions ; sérosité jaunâtre entre les feuillets de l'a-
rachnoïde , cerveau et cervelet naturels. Cœur et poumons sains. Estomac gris extérieurement et contracté
sur lui-même. Surface interne d'un rouge vif, plus
intense encore vers le pylore. Replis de la muqueuse
très-saillants.

Intestins grêles gris extérieurement et contractés.
A l'intérieur, leur rougeur était plus vive que celle
des muscles de l'abdomen qui nous servirent de point
de comparaison , et qui avaient leur couleur naturelle.

Gros intestins encore plus foncés que les premiers ;
leur inflammation était si vivement prononcée, que la
couleur même des muscles ne pouvait plus servir de
point de comparaison. Pour donner une idée de cette
phlegmasie, on peut comparer la couleur des gros
intestins à celle qu'ils auraient si on les trempait dans
du sang d'un rouge noir. Cette inflammation allait en
augmentant vers l'S et le rectum. Foie sain, rate d'une
consistance moyenne entre l'état de diffluence et l'état
sain (1).

FIÈVRE INTERMITTENTE PERNICIEUSE DIAPHORÉTIQUE.

La fièvre diaphorétique a cela de particulier et de
véritablement insidieux , qu'elle se déclare sans aucune apparence funeste par des frissons , des trem-

----

(1) Bailly, Traité anatomico-pathologique des fièvres intermittentes simples et pernicieuses, page 232.

blements, auxquels succèdent de la chaleur et des
ueurs précoces. Ces sueurs semblent d'abord dimi-
iuer l'intensité des symptômes fébriles, mais elles
'augmentent réellement au fur et à mesure qu'elles
eviennent plus abondantes et plus générales. Elles
ont ordinairement épaisses, visqueuses, souvent
roides et si considérables qu'elles pénètrent jusque
ans l'intérieur des matelas. Les malades offrent, in-
épendamment de ce symptôme, un pouls fréquent,
etit, facile à déprimer, une respiration accélérée,
nhéleuse, une faiblesse extrême, mais ils conservent
en général l'usage de leurs facultés intellectuelles.

La fièvre intermittente diaphorétique est, si l'on
en croit quelques pathologistes, l'une des fièvres pernicieuses les plus graves. D'après eux, le second
accès peut être mortel ; le troisième l'est souvent. Il
y a même des cas, fort rares à la vérité, où lorsque
'accès paraît être sur le point de se terminer, une
petite sueur froide se forme, le corps devient froid
comme du marbre, et la mort a lieu inopinément.

Rivière, Sauvages et d'autres auteurs citent des
exemples de fièvre intermittente diaphorétique, mais
le fait de ce genre le plus détaillé et le plus intéres-
sant est l'observation que Torti nous a transmise, et
dont il fut lui-même le sujet.

Obs. n° 42. — Ce médecin célèbre fut atteint,
le 7 juillet 1696, d'une fièvre tierce dont les deux
premiers accès offrirent la plus grande bénignité ; le
troisième accès s'annonça de la même manière, et
était sur le point de se terminer, lorsqu'une sueur

abondante se manifesta à la poitrine , aux bras , au col et au front. Torti supporta très-bien cette sueur pendant quelques heures , mais au moment où il changeait pour la quatrième fois de chemise , il éprouva une sensation telle qu'il crut que ses cuisses avaient été coupées transversalement d'un seul coup , et détachées du reste du corps. Cette sensation dura un certain temps ; et quoique sur ces entrefaites l'entendement fut sain, le pouls bon, les yeux et la face à-peu-près dans l'état normal , le malade ne pouvait se défendre de la triste pensée qu'il était menacé d'une mort prochaine.

Peu à peu la douleur cruelle dont il s'agit se dissipa , mais la sueur augmenta considérablement, ainsi que la fièvre ; le pouls devint petit et fréquent, les forces s'affaissèrent. Les médecins traitants, au nombre desquels était Ramazzini, frappés de la nouveauté du cas, et ne se dissimulant pas sa gravité , prescrivirent tous les moyens qu'ils crurent convenables dans une pareille circonstance. Néanmoins la fièvre et la sueur persistèrent. Il s'y ajouta même une faiblesse extraordinaire , des anxiétés inexprimables , de l'oppression , et une chaleur brûlante à la région précordiale. Une chose surtout qui fatiguait Torti , c'était le sommeil ; aussi redoutait-il beaucoup la nuit, et évitait-il soigneusement de dormir.

Vingt-quatre heures après un nouvel accès survint: il n'était pas plus intense que le précédent, la sueur même n'était pas aussi copieuse ; cependant le malade, jugeant avec assez de fondement peut-être que la mort aurait inévitablement lieu le jour suivant, si l'on ne se hâtait pas de combattre la fièvre par des médicaments actifs et efficaces, se fit apporter six gros de quinquina réduit en poudre très-fine, les mit de ses propres mains dans du vin rouge ; puis lorsque les confrères qui le soignaient furent réunis autour de lui, il les consulta sur l'opportunité de ce remède. Les avis furent d'abord partagés; mais, après des réflexions très-judicieuses qu'il fit sur son état, il fut arrêté d'un commun accord que le mélange qu'il venait de préparer lui serait administré sur-le-champ.

La fièvre dura toute la journée; la sueur seule diminua, et fut assez modérée. Le lendemain il y eut une rémission très-marquée : l'heure *suspecte* se passa sans recrudescence. Le surlendemain la fièvre cessa entièrement. Malgré cela les forces ne se rétablirent pas : la faiblesse était telle au bout de huit jours que le malade ne se levait de son lit qu'avec une extrême difficulté ; il ressentait un poids dans les jambes ,comme si elles eussent été recouvertes de plomb : ces signes lui parurent un indice certain de rechûte, et ses prévisions étaient justes, car onze jours après, et à l'occasion de sa première sortie, la fièvre se reproduisit, mais cette fois elle affectait le type double tierce sous continue, ne s'accompagnait pas de sueurs ni d'aucun symptôme prédominant, et céda facilement à des moyens thérapeutiques appropriés (1).

---

(1) *Therapeutices specialis, ad febres periodicas perniciosas,* etc, lib. IV, cap. II, p. 264.

FIÈVRE INTERMITTENTE PERNICIEUSE CARDITIQUE.

M. Coutanceau a décrit sous le titre de carditique une fièvre intermittente dont les accès étaient marqués par des palpitations violentes, une douleur insupportable vers la région du cœur, une faiblesse extrême du pouls, et des défaillances suivies de véritables syncopes, pendant lesquelles il y avait perte absolue de l'usage de tous les sens, excepté de l'ouie. Ce médecin en cite trois cas qni lui ont été communiqués par feu M. Jonquet de Bordeaux, et dont le plus remarquable est le suivant.

OBSERVATIONS PARTICULIÈRES.

OBS. n°. 43. — Une dame, âgée de trente-huit ans, d'une maigreur extrême, portait depuis plusieurs années une tumeur squirreuse à l'ovaire, et était sujette à des palpitations qui devenaient très-violentes à l'époque de la menstruation. La malade était rétablie de ces diverses maladies, lorsqu'elle fut prise au temps de l'épidémie, de palpitations violentes et d'une douleur insupportable vers la région du cœur, de défaillances suivies de véritables syncopes, pendant lesquelles, perte absolue de l'usage de tous ses sens, excepté de l'ouïe, faiblesse extrême du pouls et de la respiration. Cette dame avait déjà eu deux accès de fièvre tierce très-faibles, et ce ne fut qu'à l'invasion du troisième qu'elle éprouva les symptômes alarmants que je viens de mentionner. La durée de ce premier accès pernicieux fut de dix heures. Le quatrième accès s'annonça par les mêmes symptômes portés à une intensité très-grave, et se prolongea pendant vingt heures. Le cinquième, quoique aussi long, fut cependant un peu diminué par le quinquina qu'on lui donna dans la rémission. Ce fut le dernier (1).

Voici un autre exemple de fièvre intermittente carditique, plus récent, mieux circonstancié que le précédent, et qui m'a paru d'autant plus digne d'être rapporté, que la marche et les symptômes de la maladie n'ont pas été absolument les mêmes que chez la dame dont je viens de parler.

Obs. n°. 44. — M. L...., lieutenant au 42e. régiment d'infanterie de ligne, âgé de quarante-un ans, d'une constitution habituelle, forte, robuste, d'un tempérament bilioso-sanguin, entra à l'hôpital militaire de Patras, le 13 janvier 1829, pour y être traité d'une maladie caractérisée ainsi qu'il suit : Malaise général, face pâle, pour ainsi dire étiolée ; état de faiblesse extrême, occasionné par une affection intermittente dont ce malade souffrait depuis plus de deux mois; douleur obtuse, profonde, dans le ventre et à la région précordiale, lipothymies se manifestant de temps à autre sans causes connues, et qui étaient déterminées par le plus léger mouvement ; pouls peu fébrile pendant le repos, mais devenant tumultueux et précipité à la suite du moindre mouvement; langue pâle, rouge sur ses bords; peu de soif; les autres fonctions dans l'état naturel; seulement depuis deux jours le malade allait trois ou quatre fois à la selle, et rendait chaque fois

____

(1) Alibert, ouvrage cité, page 109.

une très-petite quantité de matières liquides, glaireuses et muqueuses, circonstance qui gênait beaucoup, parce que le moindre mouvement amenait souvent une syncope. Nous fûmes bientôt fixés sur le diagnostic : nous jugeâmes que la maladie qui se présentait n'était autre chose qu'une irritation du cœur avec une colite légère qui, au rapport du malade, se déclarait à certaines époques, bien qu'il fût dans un repos des plus absolus. Nous voulions cependant étudier la maladie nous-même, avant d'avoir recours à une médication énergique. (En conséquence, diète absolue, limonade gommeuse, julep gommeux, un lavement froid.)

Le 14, la nuit a été un peu agitée, pendant laquelle le malade a eu une lipothymie étant sur le pot de nuit pour rendre son lavement, qu'il avait gardé trois heures. A la visite du matin, il était assez calme. (Diète absolue, limonade gommeuse *bis,* julep gommeux.) A onze heures, le malade, étant tranquille dans son lit, éprouva une lipothymie qui dura dix minutes. Au rapport du malade, elle fut précédée d'une douleur précordiale plus vive que de coutume avec un léger sentiment de frisson de courte durée et suivie d'un peu de moiteur à la peau. Le soir, le malade est calme, tranquille ; il n'a pas été à la selle de la journée. Rien n'a été changé à la prescription du matin.

Le 15, la nuit s'est passée dans un calme parfait ; il y a eu un peu plus de soif qu'à l'ordinaire ; le pouls est large, développé, peu fréquent. Il n'y a d'ailleurs qu'un grand sentiment de faiblesse. (Diète absolue, limonade gommeuse, julep gommeux, cataplasme sur l'abdomen.) De onze heures à midi, soupçonnant l'intermittence de l'affection, je me transporte près du malade, et effectivement je le trouve sans connaissance, état dans lequel il se trouvait depuis environ cinq minutes ; son pouls est fréquent, parfois précipité : les pulsations de l'artère sont isochrones avec les battements du cœur. Pendant l'exploration, le malade recouvre sa connaissance, et les mouvements du cœur et de l'artère radiale reprennent leur calme et leur régularité ; en un instant tout rentra dans l'ordre. Il n'y avait certainement plus de doute sur le siége, la nature et le caractère de la maladie, ni sur les moyens dont on devait faire usage pour la combattre. (Nous prescrivîmes immédiatement six grains de sulfate de quinine avec un grain d'extrait aqueux d'opium dans un julep gommeux, avec la recommandation d'en faire prendre le tiers à deux heures et demie, trois heures après l'accès.) A trois heures de l'après-midi, le malade était parfaitement calme ; il avait pris le tiers de sa potion. Je recommandai de lui faire prendre le reste en deux fois à six et à neuf heures du soir.

Le 16, le malade a dormi toute la nuit ; il est un peu assoupi ; le pouls est apyrétique, régulier ; la douleur précordiale paraît moindre ; toutes les autres fonctions sont dans un calme parfait. (Diète absolue, limonade gommeuse, julep gommeux ; un julep avec six grains de sulfate de quinine, dont la moitié doit être prise en deux fois avant l'heure de midi.) Vers onze heures la douleur précordiale est un peu plus

vive que de coutume , mais il n'y a point de lipothymie. A trois heures tout est rentré dans l'ordre ; le
malade se dit beaucoup mieux que les autres jours;
les mouvements musculaires sont plus supportables et
moins redoutables pour le malade. Le reste de la potion
fut administrée en deux fois pendant la soirée.

Le 17, le mieux se soutient; la douleur précordiale
et de l'abdomen ont disparu; au relâchement du ventre
a succédé une constipation qui dure depuis deux jours.
Le pouls, la respiration, les battements du cœur, ainsi
que toutes les autres fonctions, sont rentrées dans l'état
normal : cependant il faut encore attendre l'heure de
midi; le malade la redoute encore plus que le médecin.
(Bouillon , limonade gommeuse, julep gommeux avec
quatre grains de sulfate de quinine à prendre à huit et
à dix heures.) A midi rien de nouveau; à trois heures
le malade me dit qu'il a passé la journée dans un état
des plus satisfaisants, qu'il peut se remuer maintenant
sans qu'il survienne aucune espèce d'accident, et
qu'il se considère tout-à-fait guéri; la constipation persiste. (Un lavement émollient.)

Le 18, toutes les fonctions sont rentrées dans l'ordre
physiologique : il n'existe plus nulle part de douleur ;
les organes digestifs semblent vouloir reprendre leur
activité ; le besoin de prendre des aliments se fait
sentir. (Soupe et vermicelle toute la journée , eau
gommeuse, julep gommeux, demi-lavement émollient.)

Les 19 et 20, même état, même traitement.

Le 21 , le mieux se soutient et même fait des progrès ; le malade , qui , d'après ma recommandation,

s'est assis sur son lit une grande partie de la journée, se propose de se lever aujourd'hui. (Le quart de la portion matin et soir avec quelques pruneaux ; eau gommeuse.)

Les **22, 23, 24, 25** et jours suivants, **M. L....,** allant de mieux en mieux, les aliments furent graduellement augmentés, et le **12 février** suivant il sortit de l'hôpital parfaitement guéri (1).

FIÈVRE INTERMITTENTE PERNICIEUSE SYNCOPALE.

On donne le nom de fièvre intermittente syncopale à un état pathologique dans lequel les malades sont pris de défaillances, puis de syncopes complètes, qui se déclarent sans cause apparente, ou sont provoquées par les plus légers efforts, soit pour changer de position, soit pour mouvoir le bras ou la main. A chaque instant il survient des éblouissements, des vertiges; le pouls est petit, déprimé, fréquent; le front et le cou sont baignés de sueur; les yeux sont caves, troublés; la prostration des forces est universelle. Chez quelques sujets les syncopes qui sont ici le signe caractéristique et principal, s'accompagnent d'une douleur aiguë ayant son siége dans le cœur lui-même, et d'une sensation de froid qui partant de la région précordiale s'étend de là à diverses parties du corps; elles sont ensuite remplacées par une chaleur générale, une vive céphalalgie et plusieurs autres phénomènes qui indiquent une réaction violente.

---

(1) Pallas, Réflexions sur l'intermittence, page 47.

Rivière parle d'une double tierce dont le symptôme prédominant était des lipothymies fréquentes, et qui fut promptement guérie par les cordiaux. On trouve dans Torti un cas de ce genre. M. Alibert a eu occasion de voir une fièvre syncopale qui se termina par la mort, parce qu'on avait méconnu le véritable caractère de la maladie et négligé l'administration du quinquina. J'ajouterai à ces divers faits une observation que j'ai recueillie tout récemment et qui sans contredit mérite d'être considérée comme un des exemples les plus remarquables de l'individualité morbide qui nous occupe.

OBS. n°. 45. — Mme. G...., âgée de trente-six ans, d'un tempérament bilieux, d'une conplexion robuste, mais en proie à des affections morales vives, et souffrant depuis plusieurs années d'une gastro-duodéno-hépatite chronique, ressentit vers la fin du mois d'août 1830, des palpitations et un état de gêne dans la région du cœur. Ces accidents, d'abord légers et peu incommodes, devinrent plus prononcés sous l'influence d'un rhume violent qu'elle contracta deux ou trois semaines après ; leur intensité néanmoins n'était pas très-considérable, et rien ne présageait un dérangement grave, lorsque le 27 septembre, à dix heures du soir, il se déclara : 1°. une sensation de froid qui partant de la région précordiale se répandait de là dans le bas-ventre et dans les membres en suivant le trajet des gros vaisseaux ; 2°. une douleur très-aiguë, qui, située dans le cœur lui-même, s'accompagnait d'une constriction telle de cet organe qu'il semblait à la ma-

lade qu'on le lui serrait fortement avec la main ;
3°. des syncopes qui ne firent en quelque sorte que
cesser et se reproduire jusqu'à la pointe du jour, époque à laquelle les symptômes dont je viens de parler
furent remplacés par une chaleur brûlante et générale,
et par une céphalalgie affreuse.

Je vis Mme. G.... pour la première fois le **28**, à
huit heures du matin. Elle ne pouvait alors, disaitelle, ni respirer ni résister au mal de tête qu'elle éprouvait. Son pouls était plein et dur, sa figure colorée,
ses yeux fixes et étincelants. Il y avait de la soif, de
la constipation, et un peu de difficulté pour uriner.
La langue était large, humide et point rouge sur ses
bords. Une chose que je ne dois pas oublier de noter
non plus, c'est que l'épigastre et l'hypocondre droit,
qui étaient habituellement douloureux auparavant, ne
donnaient aucun signe de sensibilité à la pression.
(Sur-le-champ, saignée abondante du bras ; pour le
reste de la journée deux pédiluves sinapisés, infusion
de fleurs de mauve édulcorée avec le sirop de gomme.)

Le **29**, la plupart des symptômes observés la veille
persistaient, mais à un degré infiniment moindre ;
comme la céphalalgie cependant était encore trèsintense, je prescrivis une application de **20** sangsues
sur les parties latérales du cou. Cette évacuation sanguine eut les résultats les plus favorables : le soir
même il n'existait plus de traces de mouvement fébrile ; la nuit fut paisible, et le lendemain Mme. G....
se trouvait si bien qu'elle se croyait guérie.

Le **1er**. octobre, le mieux continua toute la journée ;

mais à huit ou neuf heures du soir, le froid, les syncopes, la douleur et la constriction du cœur qui étaient
survenus le 27 septembre, reparurent tout-à-coup,
et sans cause connue. (Frictions avec la teinture de
digitale sur la région précordiale, sinapismes autour
des malléoles, julep avec une once de sirop de diacode.)

Le 2, une chaleur générale succéda à ces divers
phénomènes morbides; le pouls devint plein et dur,
la respiration laborieuse, mais il n'y eut pas cette fois
de céphalalgie. (20 sangsues sur la région du cœur.)

Le 3, l'apyrexie était complète. Le retour inattendu
des accidents, leur cessation subite, et la saison où
nous nous trouvions devaient naturellement me conduire à penser que j'avais affaire à une fièvre intermittente pernicieuse. Aussi me hâtai-je de recourir au
sulfate de quinine. 12 grains de ce sel dans une potion
gommeuse n'ayant pas suffi pour empêcher qu'un
troisième accès ne se manifestât le 4, j'en augmentai
la dose de 2 grains; malgré cela, le 6, le 8 et le 10,
la fièvre reparût, et les accès loin d'être plus faibles
que les précédents, furent, au contraire, plus longs
et plus violents. Cette circonstance, jointe à ce que la
région épigastrique était devenue très-douloureuse, la
langue rouge, et que tout annonçait une recrudescence de la gastro-duodéno-hépatite dont la malade
était atteinte, me détermina à donner les alexipyrétiques par une voie autre que celle de l'estomac. En
conséquence, je prescrivis le lavement ci-après :
Pr. décoction de quinquina, 12 onces; sulfate de qui-

nine, **12** grains; gouttes de rousseau n°. 9, à prendre en quatre fois et de quatre en quatre heures.

J'espérais beaucoup de cette préparation nouvelle, mais elle occasionna des coliques si fortes que je fus obligé d'en discontinuer l'emploi; la fièvre en outre, qui jusque-là avait été tierce, prit le type double tierce. Vivement affectés de ce contre-temps, très-alarmés surtout de l'état de Mme G...., ses parents et ses amis me témoignèrent le désir de convoquer une consultation. MM. les docteurs Dupont père et Burguet, qui me furent adjoints, considérant d'une part que la phlegmasie du tube digestif s'était pour ainsi dire entièrement dissipée depuis qu'on n'administrait par la bouche que des boissons mucilagineuses, de l'autre que la membrane muqueuse du rectum paraissait être dans ce cas plus irritable que celle du ventricule, furent d'avis qu'on fit usage de la potion suivante. *Pr.* Solution de gomme arabique, 4 onces; sirop de diacode, 1 once; sirop de guimauve, 1 once; eau de fleurs d'oranger, 2 gros; sulfate de quinine, 12 grains.

Cette potion, prise pendant deux jours de suite, ne produisit aucune amélioration sensible; mais comme elle n'avait nullement surexcité l'estomac, je portai la dose du sulfate de quinine d'abord à 14 grains, puis à 16, puis à 18. De cette manière le succès enfin couronna mes efforts : l'accès qu'on attendait le 16 manqua, et Mme G.... sembla dès-lors marcher vers une prompte guérison. Malheureusement elle ne devait pas être encore au terme de ses souffrances : une rechûte eut lieu le 1er. novembre, et cette fois ni la préparation dont j'avais obtenu de bons effets quelques jours auparavant, ni des lavements composés avec la décoction de graines de lin, le sulfate de quinine et l'opium ne purent être supportés. Que faire en pareille occurrence? Appliquer le sulfate de quinine sur le derme mis à nu? Cette méthode m'inspirait peu de confiance, et je la croyais peu propre à combattre une affection aussi grave que celle que j'avais à traiter. Recourir à un autre fébrifuge? J'avais déjà employé celui de ces médicaments qui est le plus efficace et le plus renommé. Le cas était vraiment embarrassant. Après bien des hésitations pourtant je me décidai à remplacer le quinquina et les sels de ce nom par la *potion de Peysson*. Ce remède, qui certainement n'est pas un anti-périodique aussi sûr et aussi énergique que ceux auxquels je le substituais, me réussit cependant beaucoup mieux, car à la première potion la fièvre fut supprimée. Ce résultat obtenu, la malade entra de nouveau en convalescence, mais elle ne se rétablit pas complètement. Faible, sans appétit, toujours valétudinaire, la moindre émotion suffisait pour occasionner chez elle un état de gêne et de constriction du cœur. Une circonstance en outre qui mérite d'être notée, c'est que la sensation de froid qui marquait le début des accès avait survécu à tous les symptômes fébriles, et était même devenue permanente. Les choses restèrent à-peu-près ainsi jusqu'à la fin du mois de février 1831. A cette époque une cause puissante d'affliction (la mort de sa meilleure amie) étant survenue à Mme. G...., elle éprouva tout-à-coup une douleur violente qui du globe de l'œil et de l'arcade surciliaire gauches s'étendit à la moitié de la tête correspondante. Cette douleur, d'abord continue, puis périodique, et ne s'accompagnant d'aucun trouble dans la circulation, finit par amener des phénomènes absolument semblables à ceux de la maladie primitive. Je prescrivis sur-le-champ le sulfate de quinine, mais ce sel produisit encore des accidents graves, et force fut de le remplacer par la potion de Peysson, qui, comme par le passé, eut les plus heureux effets. Mme. G.... quitta Bordeaux quelque temps après. Je ne l'ai pas revue depuis; mais j'ai su qu'elle n'avait pas eu d'autre rechûte et qu'elle jouit d'une santé assez bonne. Seulement il paraît qu'elle souffre toujours un peu des voies digestives. D'un autre côté, quoique rien n'indique qu'il y ait chez elle une lésion organique du cœur, et que les battements de ce viscère soient très-réguliers, la région précordiale n'en est pas moins quelquefois le siége d'une douleur, qui de là s'étend souvent à un ou plusieurs points de la partie latérale gauche du thorax.

REMARQUE. — La plupart des pathologistes admettent encore plusieurs fièvres pernicieuses : la *convulsive*, la *céphalalgique*, la *néphrétique*, la *cystique*, la *rhumatismale*, l'*épileptique*, la *dyspnéique*, l'*aphonique*, l'*ictérique* et l'*exanthématique*. Ces variétés ne m'ont pas semblé devoir être conservées, parce que les unes n'expriment que des états morbides qui n'ont rien de grave et de pernicieux, et que les autres ne se rattachent qu'à des symptômes d'une importance tout-à-fait secondaire.

Pour ce qui concerne la première, en effet, il est évident que le titre de *pernicieuse* ne saurait lui convenir : les convulsions ne suffisent pas pour imprimer un caractère de malignité à une fièvre, car les intermittentes bénignes s'accompagnent souvent de ce phénomène, surtout chez les enfants, sans que pour cela elles soient plus dangereuses et plus difficiles à guérir. D'un autre côté, lorsque les convulsions se trouvent jointes à une affection grave, telle qu'une apoplexie, une arachnoïdite, une pneumonie, etc., elles ne constituent pas le symptôme principal, et il ne serait pas rationnel de s'en servir pour qualifier la maladie.

Ce que je viens de dire pour les convulsions s'applique également aux douleurs qui se font ressentir tantôt dans la tête, tantôt dans les reins, tantôt dans la vessie, tantôt dans une ou plusieurs articulations, et dont les auteurs ont fait les fièvres pernicieuses dites *céphalalgique, néphrétique, cystique,* et *rhumatismale.* Ces douleurs non-seulement n'indiquent pas pour l'ordinaire un danger imminent, mais les maladies qui les déterminent méritent si peu la dénomination de pernicieuses, que très-souvent elles ne présentent pas le plus petit mouvement fébrile, et que la plupart d'entr'elles peuvent durer un temps fort long sans que la santé du sujet en soit considérablement détériorée.

Je ne comprends pas non plus la fièvre *épileptique* au nombre des pyrexies intermittentes pernicieuses, parce que les exemples qu'on en cite ne sont que de simples épilepsies qui se reproduisaient à des époques plus ou moins rapprochées , et qui du reste ne s'accompagnaient d'aucune réaction fébrile.

La fièvre *dyspnéique* ou *asthmatique* n'a été érigée en entité morbide particulière que d'après deux ou trois observations incomplètes de *Galeazi* et de *Boullon*.

L'aphonie., l'ictère , les éruptions de taches rouges qui surviennent quelquefois dans le cours des fièvres intermittentes , ne suffisent pas non plus pour leur mériter le nom de pernicieuses : ce sont des épiphénomènes qui n'ajoutent rien à la gravité du mal, et qui ne fournissent aucune indication particulière.

SECTION III.

DES FIÈVRES INTERMITTENTES ANOMALES.

Nous avons vu au commencement de ce travail qu'il y a des fièvres intermittentes dont les accès reviennent à des époques indéterminées , et qui à cause de cela ont été nommées *atypiques*. Il en est d'autres qui, bien que régulières sous le rapport du type , ne peuvent être confondues avec les fièvres intermittentes ordinaires, et doivent être classées à part. Les fièvres de cette dernière espèce s'appellent *anomales*. On les divise généralement en quatre séries, mais il me paraît plus convenable de les diviser en cinq.

D'après moi, les affections fébriles périodiques dont les accès ont une durée infiniment plus considérable que celle que les auteurs assignent aux accès les plus longs et plus intenses, ne sauraient être rangées parmi les pyrexies intermittentes régulières ; j'en forme la première série des fièvres vulgairement dites anomales. Exemple :

OBS. n°. 46. — M. N...., âgé de trente-deux ans, d'un tempérament sanguin-bilieux, d'une constitution délicate, issu d'un père goutteux, ayant eu lui-même plusieurs atteintes de goutte, avait eu pendant quelques jours de la diarrhée, lorsque, de retour d'un voyage dans une contrée marécageuse, il ressentit dans la soirée du 8 août 1831, après son dîner, un frisson suivi de chaleur vive.

Appelé le lendemain, je trouve le pouls plein et fréquent, la peau chaude, la tête douloureuse, les organes digestifs dans l'état naturel. Je conseillai l'usage des boissons délayantes et légèrement diaphorétiques. Il y eut dans la nuit un peu de moiteur.

Le 10, la fièvre persiste ; elle est même plus intense que la veille ; la céphalalgie est plus forte ; je prescris l'application de douze sangsues à l'anus.

Le 11, j'observe dans la matinée une amélioration sensible ; le soir l'apyrexie est complète.

Le 12, de grand matin, il survient du malaise, des frissons, en un mot un second accès de fièvre se montre d'une manière très-prononcée. Vers le milieu du jour, cette fièvre devient violente, provoque une exaltation nerveuse très-intense, une agitation excessive, des cris, du délire, etc. Le soir, cet état s'apaise, une sueur abondante a lieu, mais la fièvre ne cède pas.

Le 13, la fièvre existe, quoiqu'à un moindre degré. Il y a de la sueur; je fais prendre demi-once de quinquina en lavement, et huit grains de sulfate de quinine par la bouche.

Le 14, la fièvre, qui n'avait pas cédé, se montre encore très-forte.

Le 15, elle diminue dans la matinée; il y a de la moiteur. Le soir il n'y a plus du tout de fièvre.

Les jours suivants, elle n'a pas reparu. Le sulfate de quinine a été continué à faible dose. Néanmoins, à la fin du mois d'août et à plusieurs reprises dans les mois suivants, le mouvement fébrile s'est reproduit sous divers types, mais le plus souvent sous le type tierce.

Cette maladie a offert deux très-longs accès : l'un a commencé le 8 août et a persisté jusqu'au 11, ayant ainsi duré près de soixante-douze heures. Le second, le 12 de très-bonne heure, a persisté le 13, le 14, et n'a cessé que le 15, offrant ainsi une répétition assez exacte du premier (1).

Les fièvres de la deuxième série ont reçu le titre d'incomplètes, parce qu'elles n'offrent qu'un ou deux des stades accoutumés. Quand elles en présentent

---

(1) Cette observation est de M. Gintrac, médecin très-distingué de cette ville, qui, après l'avoir communiquée à la Société royale de médecine de Bordeaux, a bien voulu me permettre de la consigner dans cet ouvrage.

deux, il faut que ce soit pendant tout leur cours, car si ce n'était qu'à leur début ou à leur déclin, elles rentreraient dans la classe des intermittentes régulières. Lorsqu'elles n'en offrent qu'un, ce qui a lieu le plus souvent, c'est tantôt celui du froid, tantôt celui de la chaleur, tantôt celui de la sueur qui constitue l'accès.

A. Morgagni parle d'une femme âgée d'environ cinquante ans, qui chaque nuit, à une heure déterminée, était prise d'un frisson avec un tremblement qui durait jusqu'au matin ; pendant ce temps le pouls devenait plus obscur sans être plus fréquent, et il ne se manifestait pas de chaleur fébrile. La malade avait même continuellement les pieds froids, et éprouvait dans le jour, à des intervalles irréguliers, des frissons avec tremblement du corps et dépression du pouls. Ces phénomènes se reproduisaient depuis vingt jours lorsque Morgagni administra le quinquina. Le premier effet de ce remède fut de dissiper les frissons irréguliers et de modérer ceux qui revenaient périodiquement chaque nuit. Ces derniers cessèrent plus tard, et la malade guérit (1).

B. Thomas Bartholin a rapporté, dans les actes des médecins de Copenhague, l'histoire d'une femme qui, tous les jours, à heure fixe, éprouvait une chaleur vive qui n'était ni précédée de froid, ni suivie de sueur (2).

C. Un malade, observé par Piquer, éprouvait tous les jours, à six heures du soir, une sueur qui persistait

---

(1) *De sedibus et causis morborum,* epist. XLIX, p. 29.
(2) *Act. med. hafnicus,* vol. V, page 79.

jusqu'au lendemain matin, sans accélération du pouls. Un grand abattement accompagnait ces accès, dans lesquels le malade semblait être évanoui. Dans l'intermission, il ne restait que de la fatigue. Cette affection se reproduisit pendant un certain nombre de jours, et céda à l'emploi du quina (1).

La troisième série se compose 1°. des pyrexies intermittentes dans lesquelles l'ordre des stades est interverti (parmi les fièvres irrégulières qui régnèrent à Varsovie en 1700, on en remarqua quelques-unes dont les accès commençaient par une chaleur brûlante à laquelle succédaient des horripilations); 2°. de celles qui offrent simultanément les trois stades : Pecklin a vu un homme qui avait pendant l'accès un côté du corps froid comme glace, et l'autre brûlant (2). Un individu dont parle Sénac avait la moitié supérieure du corps brûlante, tandis que l'inférieure était froide (3). M. Chomel a eu occasion de soigner un malade chez qui le *rigor* qui appartient au premier stade, la chaleur et une sueur abondante, existaient en même temps (4).

Les fièvres de la quatrième série se distinguent des intermittentes régulières, en ce que les phénomènes fébriles qui leur sont propres ne se développent que sur une partie telle que la moitié de la tête, un bras,

---

(1) Piquer, Traité des fièvres, page 402.

(2) *Acad. scrud. natur.*, P. IX, page 69.

(3) *De reconditá febr. naturá*, page 43.

(4) Chomel, ouvrage cité, page 409.

les deux jambes ou une seule, les pieds, etc. Le frisson, la chaleur et la sueur s'y montrent avec leur succession et leur durée ordinaires, mais il n'y a qu'une portion très-circonscrite du corps qui les ressent. En voici deux exemples.

OBS. n°. 47. — Le nommé Férond, âgé de quarante ans, sentit, le 17 novembre 1820, une douleur vive avec frisson dans la région orbitaire droite. Cette douleur persista pendant tout le jour, et ne cessa qu'à onze heures du soir. Le malade dormit bien la nuit suivante.

Le 18, vers les dix heures du matin, retour de la douleur accompagnée de froid comme la veille, dans l'endroit affecté seulement : une chaleur locale succéda à cette première sensation, et le malade finit par suer de tout le corps. Un médecin qui fut appelé prescrivit l'application de dix sangsues au cou, sous l'oreille droite, sans soulagement. A sept heures du soir, intermission.

Le 19, vers neuf heures du matin, accès caractérisé de même par le froid du sourcil, puis par la chaleur, avec douleur très-forte que les secousses de la marche rendaient encore plus insupportables; intermission vers trois heures après midi.

Accès semblables les 20, 21, 22, 23 et 24.

Le 24, je prescrivis au malade, qui était entré la surveille à l'hôpital, deux gros de quinquina le soir, et deux gros pour le lendemain matin à quatre heures.

L'accès du 25 fut très-léger.

Le quinquina fut continué ; l'accès du 26 manqua

complètement : le malade ressentit seulement une douleur passagère à la tête.

Point d'accès les jours suivants. Le malade voulut quitter l'hôpital le 2 décembre ; je lui recommandai de continuer pendant une huitaine de jours l'emploi du quinquina à doses décroissantes.

Cette affection n'était pas accompagnée d'accélération du pouls dans les accès (1).

Obs. n°. 48. — Le nommé Martin Genger présenta une fièvre anomale, dont le bras droit était seul le siége. Ce bras tout entier était pris, chaque matin à sept heures, d'un froid intense, appréciable au tact, le reste du corps conservant sa chaleur naturelle. Vers huit heures environ, il survenait de la roideur et un tremblement des doigts et de la main, et au bout de trois heures une chaleur brûlante avait remplacé le froid et occupait le bras entier : cette fièvre durait jusqu'à midi. Quelques accès étaient accompagnés ou précédés de vomissements dans l'intermission ; il y avait des douleurs à la mamelle correspondante. Cette affection, après avoir persisté pendant six semaines, céda aux mêmes remèdes qu'on employait contre les fièvres régulières (2).

On range dans la cinquième série les affections vulgairement appelées *fièvres larvées*. Ces états morbides ont pour caractère particulier de ne présenter ni

---

(1) Chomel, ouvrage cité, page 409.

(2) Cette observation est de Cnoffel, et a été extraite de l'ouvrage de M. Chomel.

frisson, ni chaleur, ni sueur, mais seulement un symptôme plus ou moins grave qui se reproduit à des intervalles déterminés.

Ce symptôme consiste tantôt dans des douleurs violentes, ayant leur siége, soit dans les articulations ou dans les muscles, soit dans les nerfs des membres ou des organes des sens, soit dans la substance cérébrale elle-même, soit dans l'un des viscères abdominaux ou thoraciques ; tantôt dans des vertiges, le délire, la chorée, des convulsions, l'insomnie, un sommeil comateux, le cauchemar, l'aphonie, une grande loquacité ; tantôt enfin dans un phénomène tel que la soif, la toux, la dyspnée, l'éternuement, le hoquet, les palpitations, le vomissement, des hémorrhagies diverses, la salivation, le diabétès, une rétention d'urine, l'ictère, etc.

OBSERVATIONS PARTICULIÈRES DE FIÈVRES LARVÉES.

OBS. n°. 49. — Un teinturier, après s'être souvent exposé au froid, fut attaqué d'une douleur rhumatismale qui se faisait sentir çà et là dans presque toutes les articulations ; ces douleurs devinrent si intenses, que le malade fit appeler Morton. Ce grand praticien, ayant observé que les urines du malade étaient rouges et laissaient déposer un sédiment briqueté, ayant appris des assistants que les douleurs revenaient à des époques fixes, et qu'elles avaient coutume de s'exaspérer régulièrement, tantôt tous les jours, tantôt tous les deux jours, jugea que ces douleurs étaient dues au venin caché de la fièvre intermittente, quoiqu'il ne vit ni dans le pouls, ni dans le tempérament du malade des indices de fièvre.

Dans le dessein de modérer les douleurs du paroxysme actuel, Morton fit pratiquer une saignée de 12 onces au bras, et prescrivit un vomitif à prendre 6 heures après. Le calme ne tarda point à renaître; mais pour attaquer le mal jusque dans ses fondements, ce médecin ordonna de prendre, toutes les 3 ou 4 heures, un gros de quinquina avec quelques gouttes de laudanum. Le malade n'eut pas plutôt pris une once et demie de cette écorce, que, sans autre remède, les douleurs rhumatismales cessèrent; l'appétit revint, les urines reprirent leur couleur naturelle, et le malade fut assez bien, si ce n'est qu'il lui resta pendant quelque temps un air de stupéfaction causé, dit Morton, plutôt par l'action du laudanum que par celle du venin fébrile. L'application d'un vésicatoire fit disparaître ce symptôme. Le malade était déjà délivré de ses douleurs depuis 14 jours, lorsqu'il en fut attaqué de noûveau, mais elles cédèrent assez promptement sans qu'on eut recours à d'autres moyens qu'à la saignée et au quinquina (1).

OBS. n°. 50. — Une veuve, d'une constitution robuste, était sujette, depuis plusieurs années, à des affections hystériques et néphrétiques qui revenaient à de longs intervalles. Elle avait déjà rendu plusieurs calculs du rein.

A l'âge de quarante ans, ayant cessé depuis un an

____

(1) Morton, *Opera omnia*, hist. 22.

d'être réglée et de se purger comme elle en avait l'habitude, elle ressentit des douleurs atroces dans les lombes, et des spasmes qui revenaient à-peu-près tous les jours vers le soir. Elle avait consulté pendant trois mois plusieurs médecins qui l'avaient traitée, tantôt pour une néphrite, tantôt pour une suppression des règles ; mais comme les douleurs néphrétiques continuaient à revenir régulièrement, et se montraient si violentes que la malade tombait parfois en syncope durant l'accès, et que ses extrémités devenaient froides, on fit appeler Morton. Ce célèbre praticien fit d'abord administrer un lavement purgatif ; il fit pratiquer une saignée de huit onces au bras du côté malade ; il ordonna son apozème néphrétique et un julep calmant : mais s'étant aperçu, le troisième jour, que l'urine était rouge et sédimenteuse, et que la maladie avait un caractère périodique, il fit prendre à la malade un gros de quinquina toutes les quatre heures, avec quelques gouttes de laudanum liquide ; après trente heures, l'urine avait repris sa couleur naturelle, la disposition à vomir avait cessé ; les douleurs néphrétiques avaient considérablement diminué. Dès ce moment le danger fut passé.

Morton prescrivit encore divers moyens propres à chasser les calculs que les reins pouvaient contenir, et à rappeler les règles supprimées. Une guérison complète fut le résultat du traitement employé (1).

OBS. n°. 51. — Une dame âgée de trente-quatre

-----

(1) Morton, ouvrage cité, hist. 28.

ans, d'un tempérament lymphatique et bilieux, étant dans le neuvième mois de sa cinquième grossesse, eut, vers le milieu de juin 1812, une odontalgie qui se caractérisa par les symptômes suivants : entre minuit et une heure, elle éprouvait un peu de froid et une lassitude générale. Peu de temps après, une douleur vive se faisait sentir au côté droit de la mâchoire inférieure: elle parcourait toutes les dents de ce côté, s'étendait ensuite sur la face, la tempe et la moitié de la tête; elle ne cessait entièrement que vers les quatre heures du soir. Les jours pairs elle était beaucoup plus violente, et telle que le quatrième et le sixième accès furent accompagnés de quelques mouvements spasmodiques. Le pouls était fébrile pendant tout le cours des accès qui furent emportés par le vin de Seguin (1).

OBS. n°. 52. — Le nommé Bourcier souffrait d'une douleur sciatique, qui le prenait périodiquement de trois jours en trois jours, à deux heures après midi; il en avait déjà éprouvé plusieurs atteintes qui l'avaient peu affecté, dès les premiers temps, mais qui, à raison de leur constante périodicité, commençaient à lui donner des inquiétudes, lorsqu'il se rendit auprès de nous, le 1er. mai 1808. Il me raconta la marche de sa maladie qui devait reparaître le lendemain. Je me rendis auprès de lui, avant trois heures, pour l'examiner. Il se plaignait d'une douleur qui commençait à la région ischio-fémorale droite, et s'étendait à toute l'extrémité. Le malade

____

(1) Arloing, *Journal général de médecine,* tome LVIII.

exprimait sa douleur en disant qu'il lui semblait que des chiens lui déchiraient le membre. Je remarquai que toute l'extrémité inférieure droite était plus froide que la gauche ; qu'on ne pouvait lui faire exécuter des mouvements qu'avec difficulté et qu'en rendant plus vive la douleur que le malade y ressentait. Le reste du corps était étranger à ce qui se passait dans cette extrémité ; le pouls était naturel. Rien de particulier jusqu'à quatre heures. Alors la douleur avait cessé un peu, et je crus apercevoir que la chaleur revenait à la partie souffrante. Cette chaleur augmenta, et surpassa même celle des autres parties du corps : elle fut suivie de rougeur, mais il n'y eut point de sueurs ; la douleur devint uniforme et moins intense. Elle se termina par degrés, et à huit heures du soir elle ne se faisait plus sentir. Le lendemain 3 se passa sans souffrances. Il en fut de même le 4. Le lendemain 5 mai, ayant vu la répétition de ce qui s'était passé le 2, je pus me convaincre que j'avais à traiter une pyrexie limitée qui observait le type quarte. En conséquence, je prescrivis une demi-once de quinquina, avec addition de deux grains d'opium pour le 6. Ce remède fut répété le 7, et la moitié de la dose fut prise le 8 au matin. L'événement justifia la bonté du diagnostic que j'avais porté. Aucune douleur ne se manifesta dans la journée ni dans la suite (1).

Obs. n°. 53. — Durant l'année 1690, ayant été

---

(1) Audouart, Nouvelle thérapeutique des fièvres intermittentes.

saisi par le froid, je fus bientôt attaqué pendant quatre jours d'une chaleur extraordinaire de la face qui revenait périodiquement, et qui était suivie d'une hémicranie cruelle : cette douleur occupait le côté gauche de la tête, et commençait tous les jours à huit heures du matin, et durait jusqu'à cinq heures du soir. Je me portai bien d'ailleurs ; j'avais bon appétit, et je me livrai à mes occupations ordinaires.

Sachant que cette maladie avait été souvent très-opiniâtre, et même rebelle, à un grand nombre de moyens employés contre elle, tels que les saignées, les vésicatoires, les ventouses, les errhins, les masticatoires, les carthartiques, les émétiques, etc., et soupçonnant qu'elle était due à une fièvre intermittente cachée, car je ne trouvai sur moi aucun indice de fièvre, je me fis d'abord pratiquer une saignée de douze onces au bras gauche, et je pris ensuite une once de quinquina en deux jours. Je n'avais pris encore que cinq gros de ce médicament, lorsqu'il me survint, le lendemain, une nouvelle attaque d'hémicranie, mais beaucoup plus supportable; elle revint exactement à la même heure qu'auparavant.

Le jour suivant, je fus entièrement délivré de ma douleur. Elle ne reparut qu'au bout de trois semaines; je l'attaquai et la dissipai de nouveau par l'usage d'une demi-once de quinquina. Deux semaines après, je pris encore de cette écorce comme moyen prophylactique, et je n'ai plus rien ressenti (1).

---

(1) Morton, ouvrage cité, obs. 27.

OBS. n°. 54. — Mlle. D..., âgée de cinquante ans, d'un tempérament bilieux, bien constituée, était depuis long-temps sujette à une inflammation de l'œil gauche. Elle me fit appeler le 2 mai 1804, vers les dix heures du matin, ne pouvant plus résister à la douleur que lui causait son œil, qui était tellement enflammé qu'il y avait un chémosis qui cachait presque la cornée transparente. Celle-ci était trouble, et la malade distinguait à peine les objets. Elle éprouvait les élancements les plus vifs au fond de l'orbite ; elle était obligée de se tenir dans l'obscurité, et des larmes chaudes et âcres coulaient abondamment sur la joue. Les paupières étaient tellement resserrées qu'on les écartait avec peine pour examiner l'œil. (Sangsues aux paupières, pédiluves et applications émollientes.)

Le soir, il y eut un soulagement marqué, et le 3 tous les symptômes étaient dissipés, excepté un peu de rougeur à la conjonctive.

Le 4, à dix heures du matin, retour de tous les accidents décrits ci-dessus. Le 5, l'œil se trouvait à-peu-près comme dans l'état sain. Eclairé alors sur le véritable caractère de cette ophtalmie, j'interrogeai la malade, de qui j'appris que, depuis le commencement de sa maladie, elle avait eu un jour bon et un jour mauvais. Je proposai l'emploi du quinquina que Mlle. D..... refusa absolument ; et dirigée par je ne sais quels conseils, elle prit un vomitif, se purgea et se fit appliquer un vésicatoire à la nuque. N'ayant retiré aucun avantage de ces moyens pendant l'emploi desquels elle eut quatre accès semblables à ceux que j'ai décrits, elle revint à mon avis, prit une demi-once de quinquina pendant le jour intermédiaire, et le lendemain il n'y eut plus d'accès, au grand étonnement de la malade et de ses parents (1).

OBS. n°. 55. — Une femme, âgée de trente ans, maigre et très-nerveuse, me consulta en 1817 pour des vomissements qui depuis quelque temps revenaient chaque jour, et la fatiguaient beaucoup. Elle se plaignait en outre d'une légère douleur à la région épigastrique qui augmentait quand elle voulait vomir. C'était là toute sa maladie, car du reste elle n'avait pas de fièvre : la peau était fraîche, et sa figure ne paraissait presque pas altérée. J'employai pour la soulager les antiphlogistiques, l'opium, les antispasmodiques, la poudre de Columbo, l'anti-émétique de Rivière, tout fut inutile : l'irritabilité de son estomac augmenta au point qu'il ne pouvait supporter ni les aliments ni même les boissons les plus douces. Il y avait trois mois que cet état durait, et la malade se trouvait réduite en quelque sorte au dernier degré du marasme, lorsque je m'aperçus que les vomissements, qui étaient revenus jusque-là à des époques indéterminées, se reproduisaient régulièrement à des heures fixes. Cette circonstance me fit naître la pensée de les combattre par le quinquina, et deux gros d'extrait de cette substance suffirent pour les arrêter.

OBS. n°. 56. — Un jeune garçon de vingt-deux ans, d'un tempérament sanguin, s'exposa, en voya-

---

(1) Arloing, *Journal général de médecine,* tome LVIII.

geant à pied, à un froid rigoureux. Pendant un mois,
sa santé fut passable sans être bonne : il éprouvait de
la somnolence et se sentait peu d'activité ; il fut pris
enfin de coliques très-violentes qui l'obligèrent à employer quelques remèdes familiers. Les coliques se
modérèrent et furent remplacées par des douleurs
dans la poitrine et les bras, accompagnées de constipation. Un purgatif et des sudorifiques parurent apporter beaucoup d'allégement ; mais le soir même il
survint vers cinq heures, d'abord des bâillements répétés et fort incommodes, puis des convulsions avec
écume à la bouche. Quelques remèdes anti-épilep-
tiques en modérèrent la violence. Mais pendant toute
la nuit le malade ne rendit pas une goutte d'urine ; le
matin les convulsions avaient cessé ; mais l'urine,
malgré l'emploi de divers remèdes, n'avait pas coulé
encore. Un clystère médicamenteux en provoqua l'expulsion. Elle fut excrétée en moindre quantité qu'on
ne devait s'y attendre, d'après le temps que la rétention avait duré. La nuit suivante fut bonne ; mais
le troisième jour au soir, à la même heure exactement que la surveille, les bâillements, les convulsions
et la rétention d'urine reparurent, mais avec moins
d'intensité, et cessèrent le lendemain. Riedlinus vit
dans cette affection une maladie du genre des fièvres
intermittentes, et recourut aux fébrifuges qui en sus-
pendirent promptement le cours (1).

Ces observations sont peu nombreuses, mais elles

---

(1) Chomel, Traité des fièvres, page 418.

offrent toutes beaucoup d'intérêt, et j'ai pensé qu'elles
suffiraient pour qu'on pût se former une idée exacte
des fièvres larvées des auteurs. Je ne terminerai pas
cependant sans faire remarquer qu'un état morbide
ne doit pas être mis au nombre de ces sortes d'affections, par cela seul qu'il est apyrétique, intermittent,
et caractérisé par l'un des symptômes que j'ai énu-
mérés page **132**; il faut de plus, ou que son type
soit exactement semblable à celui des fièvres intermittentes, ou que vers le déclin des accès qui le
constituent, les urines déposent un sédiment briqueté,
ou qu'il se développe dans des lieux et dans les
saisons où les fièvres d'accès sont actuellement ou ordinairement communes. L'une de ces circonstances suffit pour donner lieu de penser que le genre
de lésion auquel on a affaire est de même nature que
les pyrexies périodiques proprement dites. A plus
forte raison est-on en droit de porter ce diagnostic
lorsqu'elles se trouvent toutes trois réunies. Mais il
est indispensable qu'il en existe au moins une : rien
n'autorise sans cela à classer parmi les fièvres larvées
une affection telle que celle dont il s'agit ici.

CHAPITRE III.

DES FIÈVRES RÉMITTENTES.

On désigne sous le nom de *fièvres rémittentes* des fièvres continues qui offrent, à des intervalles déterminés, des accès semblables à ceux des intermittentes. Boerrhaave et Stoll les regardaient comme formées d'une fièvre continue et d'une fièvre intermittente. Cette opinion est encore celle de quelques médecins, mais elle ne repose sur aucun fondement solide : cela sera prouvé dans un autre article.

La plupart des pyrétologistes pensent que les fièvres rémittentes sont de même nature, reconnaissent les mêmes causes, guérissent par les mêmes moyens que les intermittentes; seulement elles sont moins communes, et quand elles règnent épidémiquement avec elles, c'est dans une proportion beaucoup plus faible.

D'après la définition que j'ai donnée des fièvres rémittentes, il est clair que ce titre n'est applicable qu'aux fièvres continues dont les paroxysmes présentent un frisson suivi de chaleur, puis de sueur. Cet avis est celui de Pinel. Mais M. Chomel, s'étayant de l'autorité de Beaumes et de Torti, fait observer que puisqu'il y a des fièvres intermittentes qui n'ont ni frisson ni sueur, il peut exister aussi des fièvres rémittentes dont les accès ne soient caractérisés que par le stade de la chaleur. Suivant lui, on doit considérer comme telles, les affections fébriles continues dont les redoublements n'offrent qu'une augmentation plus ou moins grande de la chaleur, 1°. si ces affections règnent conjointement avec des fièvres intermittentes ; 2°. quand elles se développent dans un endroit bas et humide, dans le voisinage d'un marais, dans le printemps ou l'automne, et si dans ces circonstances elles attaquent en plus grand nombre et plus fortement les individus qui sont exposés immédiatement à l'action des émanations marécageuses ; 3°. lorsqu'elles n'ont qu'un ou tout au plus deux redoublements chaque jour, que ces redoublements sont réguliers, semblables, qu'ils ont lieu pendant le jour, qu'ils se correspondent deux à deux, trois à trois, ou qu'ils sont marqués par quelque symptôme violent, imprévu, et qui disparaît avec eux ; 4°. si la rémission est bien manifeste, et qu'il y ait une disproportion bien tranchée entre les phénomènes qu'elle présente et ceux du paroxysme.

Les fièvres rémittentes ne se terminent guère avant le quatorzième jour. Souvent elles se prolongent jusqu'au quarantième ou quarante-deuxième jour. On les voit quelquefois prendre la forme des intermittentes ordinaires, et dans d'autres cas devenir tout-à-fait continues.

Elles sont dites tierces, quartes, quotidiennes, etc., d'après l'ordre dans lequel leurs accès se succèdent. On les a divisées aussi en pernicieuses et en bénignes, et ces dernières reçoivent les épithètes d'inflammatoires, de bilieuses, de muqueuses ou d'adynamiques, suivant le caractère des symptômes qui indépendamment du frisson, de la chaleur et de la sueur, se montrent dans les accès.

Les diverses espèces de fièvres rémittentes admises par les auteurs, ne diffèrent des pyrexies intermittentes auxquelles elles se rattachent que par la continuité : leurs symptômes, leur marche, leur terminaison sont absolument les mêmes. Je ferai remarquer cependant que les accès des fièvres rémittentes muqueuses offrent souvent beaucoup d'irrégularité sous le rapport de l'instant de leur apparition et de leur intensité. Tout donne lieu de penser que c'est à cette variété que doit être rapportée l'*hémitritée* ou *demi-tierce* des anciens, qui, comme on sait, présentait le premier jour un accès, le second jour deux accès, dont un plus fort que l'autre, le troisième jour un accès correspondant à celui du premier jour, le quatrième jour deux accès semblables à ceux du second jour, et ainsi de suite.

OBSERVATIONS PARTICULIÈRES.

OBS. n° 57. — M. B..., âgé de soixante-trois ans, très-sanguin, très-irascible, et d'une structure athlétique, se trouvait dérangé depuis quelque temps, lorsqu'il éprouva des frissons, des anxiétés, des pandiculations, puis un tremblement général qui dura près de trois heures, et auquel succédèrent une violente céphalalgie, une figure rouge, un pouls dur et plein, une chaleur brûlante à la peau. Les urines en outre étaient très-foncées en couleur et déposaient un sédiment briqueté.

Le lendemain (25 août 1818), des symptômes semblables se manifestèrent ; seulement ils étaient moins prononcés et se dissipèrent plutôt.

Le 26, il n'y eut pas d'accès ; le malade cependant conserva de la fièvre : il avait la bouche amère ; sa langue était couverte d'un enduit jaunâtre ; il se plaignait aussi d'une constipation opiniâtre et d'une légère douleur à l'épigastre.

Le 27, les phénomènes morbides qui étaient survenus le 24 se reproduisirent, et comme ils paraissaient devoir prendre un caractère plus fâcheux, je fis une forte saignée du bras. Pour le reste, on continua l'usage des moyens que j'avais prescrits les jours précédents. (Diète sévère, boisson délayante et mucilagineuse, lavement émollient.)

Le 28, un quatrième paroxysme eut lieu ; il était plus faible que le dernier et analogue en tout à celui du 25.

Le 29, M. B.... se trouva dans le même état que le 26 ; il avait de plus quelques envies de vomir. Cette circonstance me détermina à administrer deux grains d'émétique, qui occasionnèrent cinq ou six vomissements et firent rendre quatre grands vers lombrics.

Ces évacuations amenèrent un soulagement marqué; cependant il n'en survint pas moins le 30 et le 31 deux accès semblables, l'un à celui du 27, l'autre à celui du

28, et la fièvre probablement aurait duré long-temps encore, si je ne l'avais coupée au moyen de six gros de quinquina rouge en poudre qu'on donna par doses décroissantes, et délayé dans du vin rouge, le 1er. septembre, jour où, au lieu d'une simple rémission, il y eut une véritable apyrexie.

OBS. no. 58. — Le sieur C...., âgé de vingt ans, d'un tempérament sanguin et parfaitement constitué, fut atteint d'une fièvre sur laquelle on me donna des renseignements forts inexacts, mais qui, à ce qu'il paraît, s'était exaspérée considérablement sous l'influence d'un vomitif et d'un purgatif qu'on avait jugé à propos d'administrer.

Lorsque je fus appelé (10 août 1832), cette maladie affectait la forme rémittente, et ses accès étaient caractérisés par une céphalalgie insupportable, du délire, une figure injectée, des yeux fixes et étincelants, une langue sèche ; fendillée et très-rouge sur ses bords, un pouls plein, dur et fréquent, une constipation opiniâtre, des urines rares et sédimenteuses. Je fis appliquer pendant la période de la chaleur 25 sangsues à l'épigastre, avec recommandation de laisser couler le sang jusqu'à ce qu'il s'arrêtât de lui-même. J'ordonnai en outre une diète sévère, un lavement émollient, et pour boisson une décoction d'orge et de chiendent, édulcorée avec le sirop de gomme.

Ces divers moyens diminuèrent sensiblement la violence des symptômes ; néanmoins il survint le lendemain un autre accès qui ne différait en rien du dernier, et que je crus devoir combattre d'une manière analogue. Aussitôt qu'il fut terminé, je prescrivis la préparation suivante : sulfate de quinine, 12 grains ; gomme arabique , 1 gros ; décoction de graines de lin , 12 onces ; pour être administrée en lavements, en quatre doses , et de deux heures en deux heures.

Le malade ne garda pas le remède ; il le rendit pour ainsi dire au fur et à mesure qu'il le prenait. Cependant le nouvel accès qui se manifesta fut beaucoup moins intense que le précédent ; il y eut même après lui une apyrexie presque complète. Encouragé par ce demi-succès , j'eus recours encore à la médication fébrifuge de la veille. Cette fois les lavements furent gardés, et leur effet fut si satisfaisant que la fièvre ne revint plus.

Obs. n°. 59. — Le nommé D...., garçon d'écurie, âgé de vingt-cinq ans, tempérament nervoso-sanguin, structure grêle et délicate, fut atteint, le 1er. septembre 1833 , d'un accès de fièvre qui ne présenta rien de grave.

Le 3, il en eut un second qui s'accompagna , me dit-on , d'une vive céphalalgie , de vomissements et de selles copieuses, et d'une douleur aiguë au dessous de l'appendice xiphoïde.

Le 5, il en survint un troisième, pour lequel je fus appelé : je trouvai le malade en proie à des évacuations par haut et par bas qui le fatiguaient beaucoup ; il se plaignait d'une céphalalgie affreuse et d'une douleur déchirante au creux de l'estomac. La peau était brûlante, la langue rouge , la soif inextinguible , le pouls d'une fréquence extraordinaire. Je fis sur-le-champ appliquer 30 sangsues , 20 à l'épigastre et 10 aux apophyses mastoïdes. La diète la plus sévère fut recommandée, et l'on ne donna pour boisson qu'un peu d'eau sucrée ou de limonade. Sous l'influence de ces divers moyens, les symptômes diminuèrent visiblement d'intensité; une sueur abondante se déclara, et le calme ne tarda pas à se rétablir dans l'économie.

Le 6, D.... était sans fièvre; il ne souffrait ni de la tête ni du ventricule. Je crus pouvoir profiter de cet état de mieux pour lui faire prendre 10 grains de sulfate de quinine dans une potion gommeuse; mais, contre mon attente, l'accès qui ne devait revenir que le lendemain, se manifesta le jour même dans l'après-midi. J'eus recours de nouveau aux sangsues à l'épigasttre et derrière les oreilles; on laissa couler le sang *ad libitum*. Malgré cela les désordres persistèrent longtemps, et il n'y eut pas après leur disparition de véritable apyrexie. Le malade conserva de la fièvre, un peu de céphalalgie et de légers maux d'estomac.

Le 7, un accès semblable à celui de la veille eut lieu. Aussitôt qu'il fut terminé, je fis administrer de deux heures en deux heures un lavement composé de 3 grains de sulfate de quinine, d'un peu de gomme arabique, et de 4 onces de décoction de graines de lin. On en avait donné quatre, et l'on se préparait à en donner un cinquième, lorsque les accidents fébriles se reproduisirent. Force fut donc d'attendre la prochaine rémission : je prescrivis à cette époque 16 grains de sulfate de quinine, qui, comme les jours précédents, furent pris en lavements.

Le 9, D.... éprouva encore un paroxysme, mais

ce fut le dernier , et il marcha dès-lors vers une prompte et entière guérison.

OBS. n°. 60. — Geneviève Pierrette , âgée de trente-sept ans, d'une constitution assez forte, éprouva une peur très-vive ; pendant quelques jours, insomnie, malaise , céphalalgie.

1er. jour de la maladie. Frisson à dix heures du matin, chaleur , sueur.

2e. Céphalalgie augmentée, douleur dans les membres , chaleur , point d'accès.

3e. Entrée à l'infirmerie. L'accès avance d'une heure , vomissement pendant le frisson , céphalalgie sus-orbitaire, figure pâle et jaunâtre ; langue couverte d'un enduit muqueux, jaune au centre ; nausées, soif, sentiment de défaillance et de pesanteur à l'estomac , constipation.

4e. L'émétique détermine le vomissement de matières vertes, des selles très-abondantes ; il y a un peu de rémission ; frissons dans la nuit ; l'accès ne finit que le lendemain au soir.

6e. Peau brûlante , fréquence , roideur du pouls ; accès à cinq heures du soir qui se prolonge jusqu'au lendemain matin.

7e. Point d'accès, un peu de sommeil dans la nuit.

8e. Vomissement de matières verdâtres pendant la durée et à la fin de l'accès ; syncope.

9e. Douleur extrême aux régions frontale et pariétales de la tête ; douleur dans les membres , nausées, amertume de la bouche , point d'accès. (Un grain de tartrate de potasse antimonié.)

10e. Paroxysme marqué par une chaleur excessive, douleurs plus vives, soif, un peu de sueur.

11e. Point de paroxysme, symptômes moins intenses que la veille.

14e. Retour du paroxysme caractérisé par l'exaspération de tous les symptômes ; augmentation de la chaleur, suivie d'un peu de sueur. Il en a été de même le 16e. et le 18e. jour.

21e. Il se déclare une douleur à la région des côtes sternales droites; difficulté à rester couchée sur ce côté; toux petite, fréquente, sèche.

23e. Face plus jaune, nausées, quelques vomissements, tension de la région épigastrique, pouls faible et fréquent.

24e. Vomissement de matières jaunâtres, épaisses, très-amères, provoqué par l'émétique; ce qui fut suivi le lendemain d'une rémission très-marquée.

27e. Frisson, sueur après la chaleur, douleur de côté plus aiguë, vomissement.

29e. Accès très-violent, très-peu de sueur ; il en fut de même les 31e., 33e., 35e., et 37e. jours.

30e. Vomissement modéré ; il disparaît le lendemain.

36e. Retour du vomissement, hypocondres très-douloureux.

39e. Point d'accès, léger œdème du côté gauche.

42e. Sentiment de constriction à la gorge ; voix affaiblie ; pouls petit, fréquent ; l'émétique fait vomir des matières jaunâtres, comme huileuses ; le vomissement cesse. (Les calmants avaient été sans succès, et c'est ce qui a fait substituer un émétique.)

47e. Retour du vomissement, rien ne peut l'arrêter; l'abdomen présente le même état de tension, de douleur, de sensibilité, mais aggravé; l'œdème s'étend au côté droit; enfin la malade succombe.

Autopsie cadavérique. — Le foie était très-volumineux et très-jaune; plusieurs calculs dans le pancréas (1).

Obs. n°. 61. — Mlle. Jos. D...., âgée de vingt-quatre ans, bien reglée, d'un tempérament sanguin-nerveux, sujette à des palpitations, résidant à Montluel, est atteinte, dans le mois de septembre 1823, d'une fièvre modérée, caractérisée par un frisson léger, le matin, suivi d'une chaleur médiocre, avec langue blanche au centre, rouge à la pointe, soif peu vive, bouche amère, sentiment de strangulation et de reptation le long de l'œsophage; nausées fréquentes, épigastre douloureux à la pression, faisant éprouver de fortes et profondes pulsations à la main. Ces symptômes déclinent un peu moins dans la soirée, mais un autre frisson se fait sentir avec le renouvellement des mêmes symptômes jusqu'au milieu de la nuit, où il y a rémission, sans moiteur. (Diète, délayant.)

6e. jour. La maladie s'aggrave; il survient, au moment du frisson, des battements de cœur violents, accompagnés de grande douleur précordiale, d'un sentiment de compression dans cette partie, de terreur

___

(1) Médecine clinique, page 44.

et de crainte d'être suffoquée (douze sangsues sur l'épigastre). Le sang coule peu.

7ᵉ. jonr. Matin et soir, un accès avec les mêmes symptômes ; celui du soir est plus violent, et se prolonge une partie de la nuit. Moiteur dans la matinée.

8ᵉ. jour. Pendant le deuxième stade de l'accès du matin, je fais poser douze sangsues sur la région du cœur, puis des cataplasmes avec la mauve et la jusquiame : lavement, sur le déclin, avec la décoction de lin et de valériane. L'accès du soir est beaucoup plus faible.

9ᵉ. jour. Dans la matinée, frissonnements d'une demi-heure, avec quelques nausées et quelques palpitations, sans douleur ; la malade ne se plaint ni de la soif ni du mal de la tête ; la langue est blanche, la chaleur très-modérée ; l'apyrexie est presque complète. Les parents, trouvant Mˡˡᵉ. Jos. D.... presque convalescente, se hâtent de lui faire manger une tartine de gelée de groseille. Une heure après, refroidissement général et glacial, terreur profonde, palpitations tumultueuses, avec constriction douloureuse du cœur, syncope d'une demi-heure. (Sinapismes, fomentations opiacées, potion éthérée.) Cet état persiste une partie de la nuit, et se renouvelle, quoiqu'à un moindre degré, à huit heures du matin.

10ᵉ. jour. Rémission à midi. (Demi-lavement avec un gros et demi de poudre de quinquina et un gros de poudre de valériane.) Paroxysme du soir très-léger; la soif est nulle ; la langue est humide, blanchâtre, large; le sentiment de strangulation subsiste, de même que les battements du centre épigastrique.

11ᵉ. jour. Idem. (Mêmes prescriptions.)

12ᵉ. jour. La malade est beaucoup mieux ; mais elle a du dégoût pour les aliments : cependant on lui donne, à mon insçu, trois pruneaux cuits dans du vin. Demi-heure après tous les accidents graves du 9ᵉ. jour reparaissent, et persistent depuis six heures du soir jusqu'à minuit.

13ᵉ. jour. Rémission. (Même lavement.) Point de paroxysme.

14ᵉ. jour. Après avoir mangé quelques cuillerées de fécules de pomme de terre, Mˡˡᵉ. Jos. D.... éprouve encore un accès grave à quatre heures du soir. Comme cette heure était à-peu-près celle du paroxysme, il est possible que cette légère alimentation ne fut pas la cause du retour des accès ; cependant, ce qui pourrait faire croire le contraire, c'est que dès-lors la bouche devient amère, la langue jaune, épaisse et humide ; le malade a de plus des nausées continuelles, un dégoût pour tout, excepté pour les acides forts ; l'épigastre est à peine sensible à la pression. Le soir, 4 grains d'ipécacuanha font rendre un peu de bile porracée ; les nausées augmentent encore, quoique il n'y ait ni soif ni mouvement fébrile.

15ᵉ. jour. Un grain d'émétique dans quatre verrées d'eau de Sedlitz, prises toutes les demi-heures. Vomissements et déjections d'un vert foncé ; bien-être pendant quelques heures. Le soir, frisson, retour des nausées, soif, chaleur générale, forte douleur à l'épigastre, plusieurs selles verdâtres.

16e. jour. Douze sangsues sur l'épigastre; irritation gastrique beaucoup moins forte ; sommeil.

17e. jour. La malade n'éprouve plus de palpitations de cœur, mais de fortes pulsations dans le centre épigastrique; la langue est épaisse, d'un jaune d'ocre; il n'y a soif ni fièvre.

18e. jour. Huit sangsues sur la même région. Le soir, frisson avec défaillance pendant deux heures, puis chaleur, moiteur, léger sommeil le matin. Les nausées continuent à fatiguer la malade à chaque verrée de limonade ; eau sucrée gazeuse ; mêmes pulsations épigastriques et amertume de la bouche. J'étais bien convaincu que ces accidents étaient entretenus par la présence des matières bilieuses altérées; mais, persuadé également que les voies digestives étaient dans un état d'irritation, j'hésitai entre le traitement purement délayant et celui auquel on joindrait de légers évacuants. Des lavements émollients font rendre, chaque fois, quelques excréments très-durs ; il en est de même d'un demi-lavement avec l'infusion d'une once de séné. Le lendemain la malade prend un mélange d'huile de ricin et de manne, à la dose d'une once et demie de chaque ; il en résulte six déjections brunes mêlées de matières dures, et sans coliques. Le soir, l'accès ne paraît pas ; les nausées ont disparu.

20e. jour. Le pouls est encore un peu fébrile ; les pulsations épigastriques, quoique beaucoup moins fortes, se font encore sentir. Le soir, léger frisson avec nausées. Le lendemain, même laxatif, déjections copieuses, verdâtres.

23e. jour. Convalescence. Les organes gastriques conservent long-temps une grande irritation (1).

―――――――

(1) Nepple, ouvrage cité, page 108.

CHAPITRE IV.

CARACTÈRES ANATOMIQUES DES FIÈVRES INTERMITTENTES.

Une foule d'auteurs, tant des siècles derniers que du commencement de celui-ci, s'accordent à reconnaître qu'on trouve presque constamment chez les individus morts de fièvres intermittentes des altérations de texture plus ou moins graves. Les médecins de nos jours sont divisés d'opinion sur l'origine de ces altérations, mais il en est fort peu qui révoquent en doute leur existence. Au surplus, comme une pareille question ne saurait être résolue que par des faits, je vais en rassembler quelques-uns dans cet article, qui, si je ne me trompe, ne contribueront pas peu à nous fixer sur ce point important d'anatomie pathologique.

OBS. n°. 62. — Un jeune homme de vingt-cinq ans, atteint depuis seize mois d'une fièvre quarte contre laquelle il avait pris inutilement un grand nombre de remèdes, tomba dans un état cachectique ; ses extrémités inférieures, principalement ses pieds, s'œdématièrent; il perdit l'appétit, ses forces se dissipèrent, et enfin il fut enlevé par un accès plus violent qu'à l'ordinaire. À l'ouverture du cadavre, on trouva une rate flasque, gorgée d'un sang noir et d'un volume triple de celui qu'elle a ordinairement; autour de ses vaisseaux qui se rendent, soit à l'estomac, soit à la veine

orte , était un très-grand nombre de glandes engor-
ées qui en comprimaient le calibre ; de semblables
landes existaient autour du conduit de la vésicule bi-
aire qui se rend au duodénum , et le comprimaient
ellement qu'on ne put y faire passer les instruments
es plus déliés ; la plus considérable de toutes ces
landes était placée sur le tronc même de la veine
orte, tout près du pancréas. Le poumon gauche
dhérait à la plèvre et au diaphragme , et il y avait une
ertaine quantité de sérosité dans la cavité de la poi-
rine (1).

Obs. n°. 63. — Une femme âgée de quatre-vingts
ns, qui n'avait jamais été réglée, fut atteinte d'une
ièvre quarte à la suite de laquelle la rate devint volu-
nineuse ; le ventre se gonfla à un tel point que cette
emme en conçut l'espoir qu'elle était grosse. Il lui
urvint une douleur considérable à l'épaule gauche.
Chaque accès de fièvre était accompagné de douleurs
lans les hypocondres, de rots et de vomissements. Le
entre continuant à augmenter de volume, la respira-
ion devint gênée. Elle avait quelquefois des grince-
nents de dents et une soif brûlante ; enfin ayant perdu
outes ses forces, elle succomba.

Au moment où on ouvrit l'abdomen , il en sortit une
rande quantité de gaz et beaucoup de liquides que
urnageait une matière grasse. Le fond de l'estomac

(1) Cette observation est d'Heurnius, et a été extraite de l'ouvrage
le M. Mongelaz, page 568.

était réduit en putrilage et perforé ; les parties voisines étaient aussi plus ou moins altérées (1).

OBS. n°. 64. — Dézon rapporte qu'à la suite d'une fièvre tierce, un soldat fut pris d'ictère ; la fièvre devint continue, et il se manifesta des douleurs dans l'hypocondre droit ; puis il survint une affection comateuse, et le malade succomba.

A l'ouverture du cadavre, on trouva un foie dur et squirrheux ; tous les viscères étaient teints en jaune, sans en excepter le cerveau, dont les vaisseaux étaient distendus par le sang (2).

OBS. n°. 65. — Un jeune homme, à qui on avait mal à propos pratiqué l'amputation du testicule, fut atteint de fièvre quarte, et en vint à un état tel, qu'il ne pouvait jamais reposer dans son lit, quelque envie qu'il eût de dormir ; il ne pouvait se livrer au sommeil, soit de jour, soit de nuit, à moins qu'il ne fût assis sur un siége et incliné en devant, ou qu'il eût dans son lit la tête extrêmement élevée. Il ne pouvait fléchir légèrement le corps, en arrière ou sur les côtés, sans éprouver des douleurs cruelles, soit dans le ventre, soit dans les lombes, douleurs qui se renouvelaient avec tant de violence à chaque accès de la fièvre, que le malade désirait la mort, qui ne tarda pas à venir mettre un terme à ses souffrances.

A l'autopsie, on trouva une inflammation manifeste du foie ; les intestins et l'estomac étaient altérés à l'in-

---

(1) Lieutaud, *Hist. anat. med.*, obs. 144.
(2) Lieutaud, ouvrage cité, obs. 639.

térieur et couverts d'une bile noire ; toutes les veines de l'épiploon, et celles qui vont de la rate à l'estomac, étaient très-gorgées de sang. Les conduits déférents et les vésicules spermatiques étaient distendus par le sperme ; mais ce qui attirait surtout l'attention, était le pancréas, dont le volume était considérable et se trouvait plein de matières pituiteuses et purulentes (1).

OBS. n°. 66. — Hasenohrl dit qu'il a vu un soldat, âgé de vingt-cinq ans, qui avait eu, pendant un an et demi, une fièvre intermittente qui paraissait tantôt avec le type tierce, tantôt avec le type quarte. Cette fièvre avait cessé à différents intervalles à l'aide des remèdes employés, et était revenue plusieurs fois de la même manière, lorsque le malade tomba dans un état cachectique, et qu'il lui survint dans l'hypocondre gauche une tumeur mobile et si considérable qu'elle descendait presque jusqu'à la région hypogastrique. Enfin, durant le mois de juillet qui fut très-chaud, le malade fut pris de dysentérie et périt en quelques jours. La fièvre intermittente persista jusqu'à la mort, et il y avait long-temps qu'elle n'avait pas éprouvé d'interruption.

Hasenohrl ayant pratiqué l'ouverture du cadavre, on trouva d'abord l'épiploon roulé sur lui-même, présentant des nœuds, des tubérosités remarquables. Le foie, volumineux et dur, contenait à sa partie convexe un abcès rempli d'une livre et demie de pus blanc ; la vésicule contenait trente-trois calculs avec

---

(1) Tulpius, *obs. med., lib.* IV, *cap.* XXXII.

un peu d'humeur gluante et noirâtre. La rate était dure
et d'un volume considérable , puisqu'elle pesait plus
de quatre livres (1).

OBS. n°. 67. — Un prêtre, âgé de soixante-dix ans,
fut attaqué au commencement du mois d'août d'une
fièvre tierce bien tranchée. Bonet, ayant été appelé, fit
pratiquer une saignée au malade , lui ordonne un léger
purgatif, et ce qu'il appelle *sa poudre fébrifuge.*
La fièvre céda assez promptement, et dans le courant
du même mois , cette fièvre revint au commencement
de septembre et à la fin du mois d'avril suivant , à la
suite d'excès de table ; elle fut guérie chaque fois par
les mêmes moyens.

Enfin , la fièvre intermittente dont il s'agit revint
encore à la fin de juin , par de nouvelles imprudences
du malade, qui, cette fois, en fut victime, et succomba
le 3 juillet , avant que Bonet n'arrivât auprès de lui ;
ce praticien ne fut à temps que pour faire l'autopsie,
qui lui fit voir l'épiploon , le mésentère et le pancréas
très-altérés et d'une couleur de sang ; le foie était
beaucoup plus dur que dans l'état naturel (2).

OBS. n°. 68. — Un homme, âgé de trente-deux
ans, fut consulter M. Portal, le 3 mai 1777; il avait le
teint d'un jaune obscur, se plaignait de nausées, de
dégoût pour les aliments, et d'une grande faiblesse.

(1) *Hist. med. trium morborum,* page 98.
(2) *Sepulchretum, de febre tertiana.*

On lui trouva un peu de fièvre, le ventre un peu gonflé et rénitent, surtout dans la région épigastrique; l'hypocondre droit était un peu douloureux. On prescrivit un vomitif qui évacua beaucoup par le haut et par le bas; on ordonna un lavement et une tisane faite avec le chiendent, les fleurs de tilleul et la chicorée sauvage. Le lendemain, le malade parut mieux. Mêmes moyens; mais un redoublement violent, suivi d'une faiblesse syncopale, eut lieu dans la soirée. On prescrivit demi-once de quinquina, vésicatoires aux jambes. La fièvre parut diminuer le lendemain; mais le surlendemain au soir, le redoublement fut presque aussi fort que celui de l'avant-veille. Le quinquina donné à plus haute dose, les pilules camphrées et nitrées, n'empêchèrent pas celui du lendemain d'être plus violent. La tête s'embarrassa; un délire continuel survint; le malade avait le hoquet et des vomituritions de matières noirâtres, des soubresauts des tendons, les extrémités étaient glacées, tandis que les régions supérieures de l'abdomen étaient brûlantes, ainsi que la tête. Le pouls devint faible, irrégulier, la respiration stertoreuse, et le malade mourut.

L'autopsie fit voir plus d'une pinte d'eau verdâtre épanchée dans l'abdomen; le foie était dur comme du cuir dans la portion logée dans l'épigastre, tandis que le lobe droit était gonflé et ramolli; le petit lobe était aussi plus gonflé que dans l'état naturel. La vésicule du fiel contenait beaucoup de bile noire, gluante, avec plusieurs calculs d'inégale grosseur; la rate était très-grosse et pleine d'un sang noir; les veines stomachique, hépatique, splénique, mésentérique, étaient gorgées d'un sang très-noir (1).

Obs. n°. 69. — Une domestique, âgée de soixante ans, eut, depuis le commencement de septembre 1805, des accès de fièvre quarte, qui prirent bientôt le type de fièvre tierce simple ou double et de fièvre double quarte ; elle se borna à l'usage de quelques remèdes purgatifs, et avait cette fièvre depuis six mois, lorsque M. Carron fut appelé auprès de la malade. Elle avait beaucoup maigri ; un ictère général s'était manifesté depuis quelques jours. Le ventre était empaté, très-douloureux, surtout vers le petit lobe du foie. La malade éprouvait de violentes douleurs au creux de l'estomac, accompagnées d'envie de vomir ; la langue était presque naturelle ; il y avait constipation ou diarrhée ; appétit nul ; soif habituelle ; mains brûlantes, surtout à la paume. La fièvre n'observait plus de type régulier ; elle venait quelquefois tous les jours, le matin où l'après-midi ; d'autres fois elle était plus forte le troisième jour. Les sucs d'herbes et plusieurs autres moyens employés ne diminuèrent ni la fièvre ni la jaunisse. Après plus d'un mois de traitement infructueux, on donna quelques doses de quinquina : la fièvre n'en éprouva aucune diminution ; les douleurs d'estomac furent plus vives. La malade revint aux sucs d'herbes qu'elle continua ; elle ne vécut que de racines et n'usa que de bière pour boisson. Après

---

(1) Portal, observations sur la nature et le traitement des maladies du foie.

quelques jours elle eut un peu plus d'appétit; la fièvre ne parut sensible que sur le soir. Cette légère amélioration ne fut pas de longue durée; les douleurs devinrent plus vives : elles ne cédèrent plus à l'opium; l'ictère était presque noir.

La malade éprouvait une vive démangeaison à la peau, devenue sèche et brûlante; l'insomnie et la soif étaient habituelles; plus d'appétit pour aucun aliment; diarrhée fatigante; sueurs nocturnes continuelles; ventre très-tendu et douloureux dans toute la région du foie; mort.

L'autopsie fit voir un foie d'un volume énorme, couvrant l'estomac et s'étendant à la rate, qui n'était pas plus grosse que dans l'état sain; la couleur du foie était verdâtre; il contenait dans son parenchyme une grande quantité de sérosité; il était atteint d'une véritable hydropisie. La vésicule du fiel était très-enflée et contenait une grande quantité de bile poisseuse. Le pancréas était très-volumineux, squirrheux et en partie carcinomateux; les autres organes parurent sains (1).

Obs. n°. 70. — Bernard, soldat au 92e. régiment, âgé de vingt-un ans, n'avait eu aucune maladie considérable depuis celles de l'enfance; mais il était sujet à de fréquents rhumes, depuis son arrivée au corps. Il garda neuf jours une fièvre quotidienne avec diarrhée avant d'entrer à l'hôpital. On le traita d'abord par le vomitif et le quinquina; mais au bout de cinq

---

(1) Caron d'Annecy, Journal général de médecine, t. XXXIV.

jours, il fut évacué sur mon service. En conséquence
de la dyspnée, d'une toux sèche, de la diarrhée, et
d'une extrême sensibilité gastrique, je me déterminai
à combattre le type intermittent par la teinture vineuse d'opium étendue dans les juleps gommeux. En
quatre jours, il n'en restait plus de traces, et les selles,
de quinze, étaient réduites à trois. Le type fébrile
effacé, je bornai mon traitement aux adoucissants ; un
léger appétit se déclara ; la fréquence du pouls et la
chaleur diminuèrent. Il jouit de ce calme pendant
trois jours ; j'augmentais toujours un peu les aliments.

Tout-à-coup, retour des premiers symptômes, le
malaise et le dégoût sont à leur comble ; respiration
convulsive, toux continuelle, décomposition rapide
des traits, amaigrissement subit. Tous ses maux s'exas-
pérèrent, sorte de désespoir, agonie très-violente qui
termine ses tourments.

Autopsie. — Poumons volumineux, très-engor-
gés, crépitants et libres ; cœur manifestement dilaté dans
ses quatre cavités qui renfermaient des concrétions
très-bien organisées. Estomac rétréci ; ses parois en
contact, sa muqueuse épaissie et d'un rouge porté au
noir, sans ulcération. La rougeur de celle du colon
était beaucoup moins foncée et toujours sans ulcère.
Le foie, très-rouge et très-volumineux, laissait suinter
beaucoup de sang à la coupe (1).

Obs. n°. 71. — Humbert, sergent au 92e. régiment, âgé de trente-deux ans, entra dans mon service

______

(1) Broussais, Phlegmasies chroniques, tome II, page 136.

à l'hôpital d'Udine le **18** mai **1806**, pour une fièvre tierce qui ne datait environ que de quatre jours. L'apyrexie était parfaite et très-calme ; aucun signe de diathèse inflammatoire.

Je le mis d'abord aux amers qui furent sans effet ; j'employai le quinquina à quatre gros ; la fièvre devint quotidienne ; je me hâtai d'en porter la dose à une once et demie, et je la diminuai insensiblement jusqu'à la réduire à un gros. Les accès ne perdirent presque rien de leur intensité. Le ventre s'enflait, se durcissait ; l'estomac était devenu douloureux, et le malade se débilitait.

Me voyant toujours obligé de combattre le type fébrile par des stimulants, je substituai l'opium, l'éther, les eaux spiritueuses aromatiques, au quinquina, ou je les combinai avec ce médicament. L'appétit et les accès se perdant, l'estomac et le ventre refusant tous les toniques, il fallut prendre une autre marche ; j'attaquai les accès par la gélatine, soit simple, soit aromatisée, dissoute dans la décoction de quinquina, etc. La fièvre cessa, l'œdème qui s'était déclaré diminua ; l'appétit et les forces vinrent ajouter à mon espoir ; mais tout-à-coup, retour des accès quotidiens, sans frissons, légère toux, coliques et dérangement des excrétions alvines. Alors potion à la cannelle et au quinquina pour soutenir ses forces. Le malade parut d'abord reprendre un peu de vigueur et se désinfiltrer ; puis tout-à-coup ses forces lui manquèrent ; j'aperçus de la dyspnée, une légère diffusion ictérique : la diarrhée se déclara avec violence ;

le marasme fit des progrès, et une douloureuse agonie de quarante-huit heures enleva le malade après trois mois environ de maladie.

Autopsie. — Légère exsudation séreuse dans les différents replis de l'arachnoïde, endurcissement du côté gauche de la poitrine, sérosité gélatineuse, blanchâtre dans le péritoine; cette membrane rouge en une foule d'endroits, tant sur l'estomac que sur les intestins, est facile à détacher du plan musculaire et à réduire en feuillets celluleux et rougeâtres. La membrane muqueuse, rouge et épaisse dans l'estomac, saine dans les intestins grêles, enflammée et semée de petits ulcères ronds dans toute l'étendue du colon; les cellules épiploïques remplies de gélatine, la rate très-volumineuse (1).

OBS. n°. 72. — Nollot, grenadier au 20e. régiment d'infanterie de ligne, âgé de vingt-trois ans, d'une très-grande sensibilité, fut reçu à l'hôpital d'Udine, au trente-neuvième jour d'une fièvre quotidienne, de laquelle il avait déjà été traité dans un autre hôpital. Les accès étaient remarquables par un froid convulsif, fort longs et fort vifs, accompagnés de beaucoup de tremblements et d'anxiétés, durant lequel la face me parut très-décomposée. L'apyrexie était complète; on combattit au plutôt la fièvre par le quinquina donné d'abord à six gros, puis diminué graduellement jusqu'à un ; en douze jours on fit disparaître les accès ; mais une certaine fréquence du pouls, accompagnée de

---

(1) Broussais, ouvrage cité, tom. II, p. 157.

quelque chaleur fébrile et d'un commencement d'appétit, apprit qu'il était temps de supprimer la poudre de kina. On réduisit le malade aux boissons gommeuses, aux aliments féculents et légers.

Le 10 septembre, quatorzième jour de son entrée et cinquante-troisième de sa maladie, Nollot se plaignit d'un léger mal de gorge, et le voile du palais était un peu rouge. Les adoucissants et une diminution dans les aliments dissipaient ces symptômes ; la fréquence du pouls était sensible le soir; les forces ne faisaient pas de progrès ; infusions aromatiques légères et un peu de vin sucré. Huit jours se passèrent sans changement.

Le 18 septembre, vomissements muqueux et bilieux spontanés; accélération du pouls avec chaleur âcre, boissons gommeuses acidulées, régime. Le 25, encore peu de changement ; on persista dans l'emploi des adoucissants et des aliments féculents et mucoso-sucrés; état stationnaire. Le malade ne pouvait manger plus du quart de la portion sans qu'un sentiment de plénitude à la région gastrique et quelques nausées survinssent ; le pouls est toujours accéléré , surtout le soir ; nulle augmentation des forces. Le 4 octobre, promenade ; le soir, fréquence , chaleur , malaise. Le 10, il trouvait ses forces accrues; le vingt-neuvième jour (quatre-vingt-douzième de sa maladie), Nollot supportant déjà les trois quarts, demanda la sortie. On la lui accorda pour le soustraire à l'ennui dont il se disait consumé dans l'hôpital. Il n'eut pas plutôt mangé la portion entière qu'il se trouva mal, et le soir il fut saisi d'un violent frisson, suivi d'une chaleur très-développée. Sa sortie fut ajournée : l'accès se répéta huit fois. Il céda au régime et aux potions gommeuses aromatisées et anodines. On n'eut garde d'administrer le quinquina. La fréquence du pouls le soir, la constipation et l'élévation légère du ventre persistaient. Persévérance dans les adoucissants légèrement antispasmodiques et aromatisés, pour s'opposer au retour des accès.

Enfin le 2 novembre Nollot quitta l'hôpital, conservant de la sensibilité dans les voies gastriques. Le 19, il rentra avec une forte diarrhée ; les selles étaient au nombre de huit ou dix dans vingt-quatre heures. Pâleur, décoloration, anorexie : potion gommeuse avec le laudanum, eau de riz et bouillie pour toute nourriture. Le nombre des selles fut réduit à deux ou trois; mais elles devinrent abondantes le 27 ; le marasme fit d'effrayants progrès, et le malade s'éteignit paisiblement et sans douleur, le 4 décembre 1806.

Autopsie. — Rougeur assez foncée et gonflement de la muqueuse de l'estomac qui, cependant, n'était point resserré; rougeur des intestins grêles, surtout de l'iléum; rougeur, noirceur avec ulcérations isolées de la muqueuse du colon. En approchant du rectum, la phlogose et la désorganisation étaient plus prononcées ; la séreuse elle-même était épaissie et noire ; la totalité de l'intestin gangrenée et fragile. La séreuse paraissait rugueuse, rougeâtre, noirâtre dans toute son étendue, et jusque sur le foie et la vessie ; mais la plus forte désorganisation s'observait sur le colon. Aucun épanchement; parenchymes des viscères nullement altérés dans leur organisation (1).

OBS. n°. 73. — Un peintre âgé de cinquante-quatre ans, d'une constitution assez forte, après avoir éprouvé pendant les premiers jours de vendémiaire an 2, du malaise avec perte d'appétit, des lassitudes dans les jambes, et, de temps en temps, des éblouissements, des vertiges, des faiblesses, fut saisi le soir, vers trois ou quatre heures, de frissons dans le dos et les extrémités, avec un tremblement pendant deux heures. La bouche, d'abord pâteuse, devint sèche; il y avait soif, céphalalgie, urines rouges, rendues fréquemment et en petite quantité. Ensuite la chaleur vint avec moiteur, d'abord au visage, puis partout le corps et dura 5 à 6 heures. Les urines furent plus abondantes; il y eut moins de céphalalgie et plus de soif. Le reste de la nuit le malade dormit assez tranquillement. L'accès revint ensuite en quotidienne, quelquefois en tierce. Il présenta constamment les mêmes symptômes, mais à des degrés variables pour l'intensité. Le malade fut obligé de garder le lit depuis le premier accès. Il éprouvait une tendance continuelle au sommeil, et pendant la nuit des rêvasseries fréquentes. Les premiers jours de la maladie, il avait pris un purgatif; puis, pendant douze jours environ, demi-gros de quinquina avec la rhubarbe, ce qui produisait trois ou quatre selles par jour, et enfin six

---

(1) Broussais, ouvrage cité, tome II, page 161.

verres de décoction de kina en trois jours. Sa boisson était de l'eau vineuse.

Le 6 brumaire, il fut reçu à l'hôpital de la Charité. Il avait la figure un peu jaunâtre, maigre, la bouche sèche, une soif habituelle; la langue sèche; un peu jaunâtre en devant et d'un brun noirâtre dans sa moitié postérieure; appétit nul. Légères sueurs pendant les accès; le malade était couché en supination; il se plaignait d'un sentiment de faiblesse et d'abattement général. (Petit-lait avec tamarin et miel, infusion de bourrache et poudre tempérante.) Pendant la journée il y eut six selles liquides et sans douleurs. A quatre heures après midi, l'accès commença par des frissons dans le dos, puis aux mains et aux pieds; ensuite tremblement, soif, amertume de la bouche, etc.

Le 10 au matin, apyrexie complète depuis quatre heures. Le malade a peu dormi; la langue toujours sèche et noirâtre, soif toujours forte, réponses un peu lentes, parole embarrassée; du reste, mêmes symptômes et même prescription que la veille. Accès à trois heures après midi, après lequel le malade fut très-fatigué; il dormit un peu durant la nuit et fit quatre selles. Le 11 au matin, apyrexie. Langue un peu humectée; le malade ne sent de douleurs nulle part. (Petit-lait avec tamarin et miel, limonade végétale, julep simple et cinq bouillons.) Accès à six heures du soir; mêmes symptômes qu'auparavant.

Le 12, apyrexie le matin; soif moindre, quoique la langue soit sèche et brunâtre. Douleur et tuméfaction à la parotide gauche. Accès à deux heures, symptômes moins intenses que les jours précédents. Mort du malade à trois heures après minuit.

L'autopsie a fait voir dans les cavités du cœur un peu de sang noirâtre coagulé. Le foie volumineux et sain se prolongeait à gauche par une lame de substance hépatique qui allait recouvrir la surface convexe de la rate. Celle-ci, volumineuse, brunâtre à l'extérieur, présentait à son intérieur un tissu mou, sans consistance et de couleur lie de vin. L'estomac, sain à l'intérieur, offrait près le grand cul-de-sac une très-large tache rougeâtre ; la surface interne de l'organe offrait presque partout de petites taches brunes, oblongues, et une coloration rougeâtre aux environs de ces taches. Les intestins étaient sains (1).

OBS. n°. 74. — Un homme âgé de trente-deux ans, d'un tempérament bilieux, était sans appétit, et avait le dévoiement depuis quelques jours, lorsque le 25 décembre 1812, à une heure après midi, il éprouva les symptômes suivants : lassitude générale, mal de tête pénible, grande faiblesse ; bientôt frissons sur le dos, les lombes, et ensuite sur tout le corps ; tremblement violent, soif vive, envies répétées de vomir, douleur assez forte à l'estomac. A ce stade de froid succéda une chaleur ardente et insupportable, accompagnée d'anxiété précordiale ; elle fut suivie d'une sueur très-abondante qui termina l'accès sur les huit heures du soir. L'apyrexie qui suivit ne fut pas complète ; car il

______

(1) Journal de Corvisart, Leroux, etc., tome IX.

restait une grande faiblesse, de la céphalalgie et du dévoiement.

Le 26 et le 27, même accès, même apyrexie. Le 28, le malade, transporté à l'hospice clinique de la Charité, présentait à 8 heures du matin l'état suivant : coucher en supination, visage décoloré, couleur terne des yeux ; enduit très-épais de la langue qui est sèche et brunâtre à sa base ; anorexie, tension des hypocondres ; très-grande sensibilité à l'épigastre, un peu de chaleur, pouls faible, dévoiement comme les jours précédents. (Décoction de kina gris, trois verres; quatre gros en poudre, limonade végétale, diète.) A une heure après midi, tremblement général, mal de tête plus violent, yeux fixes, parole brusque, réponses inexactes aux questions qu'on lui adresse; grande sécheresse, tremblement et légère teinte brune au centre de la langue, chaleur âcre et mordicante, vivacité du pouls, très-grande sensibilité de l'épigastre et des hypocondres. L'apyrexie n'est pas plus complète qu'auparavant.

Le 29, accès pareil au précédent, fonctions intellectuelles un peu plus troublées. (Mêmes moyens.)

Le 30, accès plus long, sueurs très-abondantes, langue noire et contractée ; délire, efforts du malade pour sortir de son lit; soubresauts des tendons, tension de l'abdomen, dévoiement plus abondant, odeur infecte. Vers les 9 heures du soir, le délire cesse ; intermission manifeste.

Le 31, à la visite du matin, état passable du malade; on prescrit deux vésicatoires aux jambes, on augmente la dose du quinquina et on ajoute à la prescription des bols composés de parties égales de camphre et de nitre ; accès à la même heure, stade de froid très-long, délire furieux, visage décomposé, yeux fixes, couleur plus noire de la langue, impossibilité de la sortir, selle involontaire, secousses générales du corps. (Mêmes moyens.)

Le 13 janvier, prostration extrême, sans perte de connaissance ; ventre ballonné ; yeux enfoncés dans les orbites. A onze heures du matin, frisson général, tremblement considérable, mort du malade.

L'autopsie fit voir une certaine quantité de sérosité épanchée à la base du crâne, et les ventricules latéraux remplis de ce liquide ; les intestins étaient distendus par des gaz très-fétides, et présentaient des points noirs comme gangrénés, répandus çà et là avec ulcération de la membrane muqueuse ; la vessie était distendue par les urines ; tous les autres organes étaient sains (1).

Obs. n°. 75. — Jenny, âgée de soixante ans, d'une faible constitution, se rend à l'infirmerie de la Salpétrière, après avoir eu quatre accès de fièvre sous le type tierce (huitième jour de la maladie) ; le soir, retour de l'accès suivi d'une chaleur abondante ; chaleur de la peau, pouls fréquent, soif. Douzième jour, frisson commençant par les pieds et s'étendant à tout le corps, alternative de froid et de chaud, chaleur vive de courte durée, sueur abondante ; langue sèche,

---

(1) Arlin, thèse soutenue en 1813.

gercée ; bouche amère, pouls fréquent. Quinzième, horripilation pendant une demi-heure, chaleur pendant neuf heures, une ardeur d'urine. Vingtième, frisson violent; durant la rémission, engourdissement des pieds, douleurs abdominales, langue tantôt sèche, tantôt humide. Vingt-quatrième, point de sueur après l'accès. Le lendemain, paroxysme; peu de changement jusqu'au vingt-neuvième jour. A cette époque, diminution progressive des symptômes jusqu'au trente-troisième ; alors, œdématie des membres abdominaux. Trente-cinquième, vomissement spontané ; traits de la face altérés, pâleur, accroissement de l'œdématie, prostration, pouls faible, fréquent. Quarantième, dévoiement, chûte totale des forces. Quarante-deuxième, selles sanguinolentes, anasarque. Mort dans la nuit du quarante-trois au quarante-quatrième jour.

Autopsie. — Abdomen météorisé, duquel s'échappe, au premier coup de scalpel, un gaz très-fétide; épanchement d'un fluide séreux ; les intestins offrent dans toute leur étendue des taches bleuâtres, livides, de différentes grandeurs ; la membrane muqueuse ne présente aucune trace d'inflammation; les glandes mésentériques sont considérablement développées et d'une couleur cendrée (1).

OBS. n°. 76. — Dans le mois de septembre 1822, entre à l'hôpital un jeune homme de dix-huit ans, pâle, bouffi, généralement infiltré, berger dans la

---

(1) Pinel, Médecine clinique, page 60.

Bresse, quoique étranger au pays, passant la nuit dans les champs, ne buvant que de l'eau, et travaillé par une fièvre tierce depuis quinze jours. Le dernier accès avait été si violent, qu'on avait été obligé de transporter ce malheureux sans connaissance jusqu'à l'hôpital.

A son entrée, l'accès était sur son déclin, la sueur presque nulle ; la langue était blanche ; le malade conservait un peu de soif; il avait une toux sèche, de la difficulté à respirer, des palpitations. Outre l'infiltration générale, on sentait une fluctuation dans l'abdomen et une tuméfaction considérable de la rate ; diarrhée modérée avec quelques tranchées, légères douleurs à la pression , bouche amère.

Le lendemain , dans le milieu du jour , retour de l'accès par un frisson général avec tremblement, augmentation de la toux et de l'oppression, céphalalgie frontale, langue sèche, soif modérée, grande anxiété, nul trouble dans les idées , déclin de la fièvre dans la nuit, sans sueur pendant ce paroxysme ; l'anasarque a fait des progrès.

Le troisième jour de l'entrée , un grain d'émétique amène des vomissements bilieux et des déjections alvines avec des tranchées , une grande soif et même des douleurs de ventre augmentant à la pression. Dix sangsues autour de l'ombilic font disparaître ces douleurs , mais les déjections alvines persistent. (Eau gommée nitrée.)

Quatrième jour, l'accès est léger, mais l'infiltration générale fait des progrès rapides ; la respiration s'embarrasse de plus en plus; le pouls est vif et serré; soif,

apyrexie presque complète sans sueur. (Trois vésicatoires, cinq grains de sulfate de quinine.)

Sixième jour , on oublie de donner une seconde
dose de sulfate de quinine ; l'accès est plus fort, la
langue pâle , mais très-sèche , toux continuelle , suffocation, céphalalgie nulle, apyrexie moins prononcée.

Septième jour (six grains de sulfate de quinine avec
20 grains d'acétate de potasse); l'accès ne paraît pas;
mais l'infiltration est devenue si considérable que le
malade ne peut plus respirer , et que la suffocation
entraîne la mort dans la nuit.

Nécroscopie. — Infiltration générale énorme du
tissu cellulaire , surtout du tissu cellulaire sous-cutané.

Poumons infiltrés seulement sous leur membrane
pleurétique , mais crépitants , excepté vers leur face
postérieure , et dans le lobe droit supérieur , qui se
trouve dans un état d'hépatisation molle et blanchâtre;
membrane muqueuse bronchique, lisse, peu humectée.

Sérosité limpide remplissant les deux cavités thoraciques , épanchement de même nature dans le péricarde et dans la cavité péritonéale.

Cavités droites du cœur , et troncs veineux gorgés
de sang noir.

L'estomac paraît d'une couleur et d'une consistance
naturelles , excepté près de l'ouverture pylorique, où
l'on aperçoit sur la membrane muqueuse une rougeur très-vive, et un épaississement mou, comprenant
toutes les tuniques.

Le foie est très-volumineux , d'un brun verdâtre ,

d'une consistance molle , gorgée d'un sang très-noir ; la vésicule est pleine d'une bile verte.

La rate est trois fois aussi volumineuse qu'elle devrait être dans l'état sain; son tissu est mou; il se déchire avec la plus grande facilité , et laisse écouler comme une bouillie noirâtre.

Les intestins sont pâles et flasques ; plusieurs anses de l'intestin grêle sont invaginées, sans présenter dans aucun point de la membrane muqueuse une altération quelconque , excepté une moindre consistance ; une matière pultacée jaunâtre, jointe à un fluide visqueux, la recouvre (1).

OBS. n°. 77. — Piton, âgé de quarante-cinq ans , d'une bonne constitution, quitte son pays, le Vivarais, dans le mois de juillet , avec plusieurs de ses compatriotes , pour récolter et battre le blé dans une ferme près de Montluel , entourée de fossés marécageux. Dans le commencement de septembre, Piton se plaint d'une diarrhée sanguinolente avec coliques, bouche amère , mal de tête, sans soif ni rougeur de la langue; mais il y a un léger mouvement fébrile. Le soir, deux grains d'émétique en lavage font rendre par le vomissement un ver lombric et beaucoup de bile. Deux jours après on amène le malade à l'hôpital ; il présentait l'état suivant : soif, la langue blanche et sèche, yeux fixes, ventre douloureux et aplati, céphalalgie modérée, pouls fréquent et concentré (15 sangsues sur

---

(1) Nepple , Essai sur les fièvres rémittentes et intermittentes, page 59.

l'abdomen le même jour dans la matinée , limonade gommée); les sangsues donnent peu de sang. Au bout de deux ou trois heures, froid profond et universel sans tremblement pendant deux heures, face décomposée, yeux fixes et ternes, langue aride, prostration; le malade ne demande rien et répond par monosyllabes inintelligibles, boit quand on lui offre ; sa figure se contracte lorsqu'on presse le ventre, surtout près du nombril; la chaleur s'établit peu à peu ; le pouls s'élève et devient plein , la face reste pâle ; sueur extraordinairement abondante toute la nuit , point de selles.

Le deuxième jour au matin , le pouls est presque naturel ; la langue est sèche , un peu brune ; la soif se fait sentir , la tête n'est que lourde , le regard est moins fixe ; mais le malade est plongé dans une indifférence complète sur son état; la bouche est amère, le ventre n'est douloureux que lorsqu'on le presse. (Lavement émollient , dix grains de sulfate de quinine en deux doses.)

A la même heure, deux heures après midi, le froid reparaît , mais en simple frisson ; il est bientôt suivi de perte de connaissance; la face devient cadavéreuse; râle et espèce d'agonie qui dure toute la nuit avec moiteur et chaleur intense au toucher. A sept heures du matin les symptômes ont diminué , le pouls est assez plein , mais la connaissance ne revient pas ; le malade a les yeux ouverts et immobiles , la cornée terne , les pupilles très-dilatées , la respiration est naturelle , la déglutition facile , et la figure grimace au moment où l'on presse le ventre. (Vingt-quatre sangsues sur cette région , sinapismes aux quatre membres.) Le sang ne coule pas après la chûte des sangsues ; à deux heures le râle recommence avec la sueur , et le malade expire dans la soirée.

Nécroscopie. — Le cadavre, ouvert le lendemain matin , m'offre la membrane muqueuse de l'estomac d'une couleur brunâtre dans toute sa surface , et recouverte de mucosités épaisses et de bile ; les intestins grêles sont d'une couleur rouge pointillée dans presque toute l'étendue de la membrane muqueuse , remplis d'une bile jaune tenace , et les gros intestins contractés et moins fortement enflammés; enfin, le foie et la rate sont gorgés de sang, mais sans altération organique. Le cerveau est intact.

La lésion cérébrale observée pendant la maladie annonçait , comme dans l'exemple précédent , une abolition des fonctions du cerveau par défaut d'excitation, plutôt que par le phénomène contraire, et ce soupçon est presque confirmé par la nécroscopie. Il est possible que l'irritation gastro-intestinale ait été portée au point d'opérer une révulsion assez puissante pour enlever au cerveau l'irritabilité nécessaire à l'exercice de ses fonctions , et de son influence générale sur les actes de la vie (1).

OBS. n°. 78. — Labeï, âgé de trente ans , montagnard robuste , d'un caractère mélancolique , établi depuis deux ans dans la manufacture de draps, en qualité de laveur de laines, est affecté à différentes re-

____

(1) Nepple, ouvrage cité, page 72.

prises, d'une fièvre tierce gastro-hépatique et une fois de la fièvre quarte. Les symptômes en étaient les suivants : frissons avec tremblement, nausées et vomissements bilieux dans le premier stade ; dans le deuxième, chaleur ardente ; douleur fronto-orbitaire intolérable ; soif ; langue rouge, lancéolée ; bouche amère, sensibilité épigastrique , constipation , sueurs modérées. Traités d'abord par les évacuants et par le quinquina, ces accidents s'aggravèrent ; ils furent ensuite améliorés par le traitement antiphlogistique et les évacuations sanguines ; mais ce fébrifuge, mis en usage avant la disparition complète de l'irritation gastrique, n'eut aucune prise sur les accès : ceux-ci ne cessèrent qu'à la longue, et après la suppression de tout remède actif. Dans l'espace de deux ans, Labeï n'eut guère que cinq à six mois de bonne santé.

Enfin, il rentre à l'hôpital dans le mois d'août 1821, avec une fièvre tierce pareille à la précédente. Tout indiquait une irritation fixe et permanente des organes digestifs , compliquée d'accès fébriles : ceux-ci duraient de huit à dix heures, mais la sueur ne paraissait pas au déclin, et les symptômes gastriques persistaient dans l'apyrexie.

L'inconduite de la femme du malade avait jeté celui-ci dans une mélancolie profonde. Tartre émétique, 1 grain : vomissement bilieux sans soulagement ; accès suivant plus intense. Deux laxatifs ne font que maintenir les accidents.

Du huitième au neuvième jour, on prescrivit dans l'intermission 3 gros de poudre de quinquina. Accès plus fort et plus prolongé , ventre douloureux , langue sèche , soif continuelle ; rémission seulement.

Onzième jour, 12 sangsues sur le ventre répétées le lendemain.

La fièvre devint continue avec délire et prostration; langue rouge , luisante , contractée ; œil hagard, visage plombé, loquacité sans fin accompagnée de bégayement sur les sujets de ses chagrins ; agitation continuelle des bras; ventre météorisé, douloureux; déjections rares, liquides, jaunâtres; rétention d'urines, pouls intermittent et tremblottant , exacerbation violente le soir. (Eau gommée, camphre, quinquina.) Les symptômes augmentent rapidement , et le malade succombe le quatorzième jour.

Nécroscopie. — Intestins distendus par des gaz fétides; le jéjunum, l'iléum et le cœcum paraissent, à l'extérieur, parsemés d'un grand nombre de points noirâtres entourés de plaques violacées de la largeur d'un centime jusqu'à celle d'un écu de trois livres. A l'intérieur et au centre de ces taches se trouve un putrilage gangréneux , s'ouvrant en forme d'ulcération saillante sur la membrane muqueuse , et cernée par une induration livide comprenant toute l'épaisseur de l'intestin.

Les glandes mésentériques sont blanches , dures et de la grosseur d'une noisette. Le reste du tube intestinal est intact.

La membrane muqueuse de l'estomac est d'un rouge superficiel.

Le foie est très-volumineux, gorgé d'un sang noir, qui ruisselle abondamment sous le scalpel.

La rate est également engorgée et sans altération de tissu.

Une grande quantité de sérosité, d'un jaune brun, est répandue dans le ventre.

La vessie est tendue, pleine d'urine et phlogosée.

Le système veineux cérébral est dans un état de plénitude.

L'arachnoïde est enflammée légèrement; les ventricules cérébraux sont pleins d'eau (1).

Obs. n°. 79. — Un auvergnat âgé de vingt-huit ans, d'une bonne constitution, prisonnier, résidant depuis peu dans le pays d'étangs, était atteint depuis dix jours (novembre 1824) d'une fièvre rémittente dont les symptômes dominants étaient une soif inextinguible et des points douloureux dans les hypocondres et dans les lombes ; les paroxysmes revenaient tous les jours à dix heures du matin, avec un léger frisson, puis une grande chaleur, et déclinaient dans la nuit par une moiteur faible. Le malade, loin de tout secours, se contentait de boire de l'eau panée.

Le onzième jour, on l'apporte à l'hôpital. Il avait éprouvé le matin un froid profond et universel de deux à trois heures, accompagné de perte de connaissance; la sueur avait paru immédiatement après avec la chaleur et inondait la peau ; la figure était pâle, cadavéreuse, les yeux ternes, immobiles, à demi ouverts,

____

(1) Nepple, ouvrage cité, page 262.

le pouls plein et peu fréquent ; le malade, étendu sur le dos, ne faisait aucun mouvement ; sa respiration était lente et profonde. A trois heures après midi, l'insensibilité commence à diminuer, la parole est encore impossible, mais le malade entend et fait signe qu'il souffre du ventre et de la tête, surtout lorsqu'on presse les parois de la première cavité. La rate est volumineuse ; le foie l'est également ; l'abdomen est bouffi, rénittent, surtout aux hypocondres. (15 sangsues sont appliquées de suite à l'épigastre, limonade.) Dans la nuit toute la connaissance revient avec la parole ; mais les idées sont lentes et confuses, la langue est noire, mais humide ; il y a peu de soif ; les lombes sont profondément douloureuses, le pouls dur et accéléré, la face colorée.

Douzième jour, froid profond, qui dure depuis onze heures jusques à une heure après midi ; en même temps perte de connaissance, immobilité, face pâle, langue sèche, retirée ; respiration lente mais facile. A trois heures la sueur commence; à huit heures la connaissance revient ; soif extrême, sueur extraordinaire pendant toute la nuit.

Le 13, à quatre heures du matin, 4 grains de sulfate de quinine ; à huit heures, le malade gémit, se plaint de douleurs générales, des reins surtout ; les hypocondres sont très-sensibles à la pression ; la figure est peu colorée, le pouls presque naturel, et il y a propension à l'assoupissement. (6 grains de sulfate de quinine à neuf heures.) A onze heures froid général, sans frisson jusqu'à deux heures. Alors, perte de connaissance, yeux ouverts, immobiles et ternes ; langue sèche, retirée, noire ; dents encroûtées, pâleur cadavéreuse, chaleur modérée, prostration complète, sanglots bruyants de temps en temps, pouls fort et accéléré. (A trois heures, dix sangsues à l'épigastre et dix sur le trajet des jugulaires;) à cinq heures, sueur générale par grosses gouttes. (Sinapismes aux pieds;) à huit heures du soir, le sang coulant encore abondamment des piqûres du cou, je cautérise celles-ci avec la pierre infernale, sans que le malade témoigne qu'il s'en aperçoit. Le même état se prolonge jusqu'au lendemain à midi, avec accroissement du hoquet ou sanglot bruyant; enfin le râle commence, et la mort arrive trois heures après.

Nécroscopie. — Ouverture du cadavre quinze heures après la mort. Le ventre était encore chaud; l'estomac ne paraissait point altéré; sa tunique muqueuse était blanchâtre, sans être ramollie, et de grandes rides ou reliefs en coupaient la surface. Les intestins et le mésentère étaient dans l'état naturel, et la membrane muqueuse fortement colorée en jaune. Dans les gros intestins il y avait beaucoup de matières ressemblant, en quelque sorte, à de la terre grasse; la vessie était pleine d'urines.

Le foie était très-gros, d'une couleur brune, verdâtre, et moins consistant que dans l'état normal.

La rate avait un volume triple, une grande mollesse, et se réduisait sous les doigts en un putrilage couleur chocolat, dans lequel on apercevait quelques

gouttes d'un sang très-noir et quelques brides organiques.

Le péricarde, parfaitement intact, contenait beaucoup de sérosité limpide et peu colorée.

Le cerveau était mou, blanchâtre ; ses vaisseaux
sanguins étaient exsangues, et ses ventricules pleins
d'une sérosité aqueuse (1).

Obs. n°. 80.— Benoit Simonelli, âgé de trente ans,
d'une forte constitution, avait depuis quelque temps
la fièvre tierce ; il vint à l'hôpital le 2 juillet 1822, et
fut placé au n°. 76.

Le 3, il eut un léger accès de fièvre; après cet accès
de fièvre, il prit deux onces de quinquina.

Le 4, vers midi, il se promenait dans la salle, se
sentait très-bien et riait avec les autres malades. Tout-
à-coup, il fut pris d'un violent frisson, auquel succéda
une fièvre très-forte, pendant laquelle il y eut contraction et flexion des avant-bras sur les bras et coma profond; il mourut six heures après l'arrivée de cet accès.

Ouverture, le lendemain à deux heures. —
Injection extrêmement vive de toute l'arachnoïde,
couleur beaucoup plus foncée de la substance grise
du cerveau, qui tirait sur le gris rose obscur; un peu
d'eau dans les ventricules. Point de fausse membrane
sur l'arachnoïde. Forte inflammation de l'estomac,
surtout vers son grand cul-de-sac, qui était partout
d'un rouge foncé, et d'une manière continue. Beaucoup de vers dans les intestins grêles, qui présentaient

---

(1) Nepple, ouvrage cité, page 74.

aussi des portions enflammées, surtout là où se trouvaient des pelotons d'ascarides.(1).

Obs. n°. 81. — Pierre Donati, âgé de vingt-huit ans, d'une bonne constitution, fut apporté à l'hôpital du Saint-Esprit, le 2 août 1822, et placé au n°. 12.

Vers une heure et demie après midi, il fut pris d'un accès de fièvre, qui commença par un froid excessif suivi d'une vive chaleur, de stupeur. Il était couché sur le dos, avait les yeux à demi ouverts, se réveillait quand on lui parlait, et retombait de suite dans le coma. Le pouls était fréquent et fort, la peau brûlante. La nuit, il survint une sueur abondante qui se manifesta par grosses gouttes sur le cou, la tête et tout le corps. Les facultés intellectuelles revinrent, et le matin il fut en état de répondre sur sa santé. Il prit plusieurs onces de quinquina.

Le 3, la fièvre revint à midi et demi, débuta par un froid très-violent, suivi de chaleur, de stupeur plus profonde; mais cependant il se réveillait toujours, quand on l'appelait il ouvrait les yeux. Les avant-bras étaient fléchis sur les bras; on ne pouvait les étendre. La mâchoire inférieure était fortement serrée contre la supérieure, et empêcha de voir l'état de la langue. Peau d'une sensibilité obtuse, décubitus sur le dos; ventre indolent sous la pression. A deux heures et demie après midi, sueur générale, mais non aussi abondante que la première. Le soir retour du sentiment et de l'intel-

____

(1) Bailly, Traité anatomico-pathologique des fièvres intermittentes simples et pernicieuses, page 155.

ligence, cessation des contractions des bras, mais idées moins claires. Autres doses de quina.

Le 4, troisième jour de son arrivée, le matin à sept heures et demie, pouls fréquent, stupidité, air d'ivresse. A onze heures, retour du froid, qui fut moins intense et plus court; fièvre plus violente, et stupeur plus profonde; coma, retour de la rigidité des membres, soubresauts des tendons, toujours décubitus sur le dos, pouls plein et fort. A trois heures et demie après midi, sueur, mais moins copieuse. Après la sueur, impossibilité de répondre et de reconnaître son état, cessation des contractions.

Le 5 août, à neuf heures du matin, nouvel accès de fièvre, froid plus court, chaleur plus vive. Contraction des avant-bras, coma, respiration gênée, râle. Mort à dix heures du soir.

Ouverture, 12 heures après.—Vive inflammation de toute l'arachnoïde; sérosité entre les convulsions, engorgement des vaisseaux qui rampent sur elles; injections des vaisseaux de la lyre dans les ventricules. Le cerveau étant enlevé, il s'écoule de la cavité du crâne une demi-livre de sang; quelques points d'une couleur rosée dans l'estomac et les intestins; foie gorgé de sang; rate volumineuse et facile à déchirer; rien dans la poitrine (1).

OBS. n°. 82. — François Lauretti, cordonnier, âgé de soixante ans, d'une constitution maigre, tomba

____

(1) Bailly, Traité anatomico-pathologique des fièvres intermittentes simples et pernicieuses, page 157.

malade le **17** août **1822**. Il eut tous les jours la fièvre, qui débutait par des frissons et se terminait la nuit par des sueurs : il y avait en même temps constipation et douleur à l'épigastre. Il fut apporté à l'hôpital du Saint-Esprit le **25** août.

Soir, couleur jaune-citron foncé de tout le corps ; il dit que cette couleur est venue pendant le dernier accès ; peau des extrémités froide, sentiment de chaleur interne, langue rouge et sèche ; pouls **108**, comme un fil. Il avait tellement sa connaissance, qu'il nous sourit en nous voyant approcher, car nous lui avions déjà parlé lorsqu'on l'apporta à l'hôpital et qu'il n'était pas encore dans son lit. Il ne se plaignait de rien, paraissait fort tranquille, et répondait parfaitement à tout ce que nous lui demandâmes.

Le **25**, matin, coma, immobilité des membres quand on les pinçait ; mais quand on appuyait sur la région de l'estomac, tout son corps faisait un mouvement brusque : jaunisse persistante ; pouls insensible à l'avant-bras, à la crurale **122**. Il prit quelques cuillerées de quinquina pendant cet accès ; il le vomit : il mourut cette même matinée à dix heures.

Le cadavre était d'un jaune-citron. A l'ouverture du crâne, la dure-mère était teinte en jaune d'une manière aussi prononcée que la peau ; cette couleur s'en alla en partie au moyen de lotions répétées ; cependant lorsqu'on regardait le jour à travers cette membrane, la diminution de la couleur était à peine sensible. Injection de l'arachnoïde, couleur foncée de la substance corticale, sérosité jaunâtre entre les convulsions :

quand on coupait le cerveau par tranches il suintait une infinité de gouttelettes par l'ouverture des vaisseaux coupés; un peu d'eau dans les ventricules, cervelet naturel, poumons sains : les cavités du cœur parurent plus grandes qu'à l'ordinaire. Dans le ventricule droit était un caillot entièrement formé d'une albumine d'une couleur jaune aussi prononcée que celle de la peau et de la dure-mère. Le ventre, avant d'être ouvert, était concave et appliqué sur la colonne vertébrale. Estomac contracté sur lui-même; il était d'une couleur lie de vin dans toute son étendue : quoiqu'il fut bien lavé, il restait adhérent à la surface un mucus épais, analogue aux crachats cuits des malades atteints de catarrhe pulmonaire. La petite courbure et une portion de la grande présentèrent cette espèce d'éruption décrite au n°. 30; examinée à la loupe, elle n'offrait rien de plus remarquable qu'aux yeux nus; seulement au lieu de paraître consister dans de petites élévations parfaitement rondes et entièrement séparées des autres, elles communiquaient entr'elles par leurs bases, mais de manière cependant à former des chaînes montueuses, si l'on peut s'exprimer ainsi, qui serpentaient les unes à côté des autres; c'est-à-dire que la communication d'un tubercule par sa base n'avait pas lieu avec tous ceux qui l'entouraient; cette communication, en général, avait lieu par les deux extrémités d'un diamètre de cette base, et le résultat était des lignes onduleuses tuberculaires, qui se circonscrivaient mutuellement. Cependant il ne faut pas croire que ces lignes tuberculaires fussent indépendantes des autres latéralement, car il n'y avait rien de bien tranché ; seulement la disposition que je viens de décrire était assez générale.

La rougeur de l'estomac était moins vive sur le pylore, mais elle recommençait de suite dans le duodénum, où elle était aussi intense que possible, et se continuait sans interruption dans les intestins grêles et gros. La vésicule du fiel était verte au dehors et remplie d'une bile noire et épaisse ; en comprimant fortement cette vésicule, on pouvait à peine faire suinter quelques gouttes de bile dans le duodénum : l'ouverture du canal cholédoque ne pouvait être distinguée au milieu des replis rouges, sanguinolents et tuméfiés de la muqueuse du duodénum, que par ce moyen. Le canal cholédoque étant ouvert ne présenta rien de particulier, si ce n'est un rétrécissement de son embouchure dans le duodénum, produit par le gonflement du tissu enflammé de celui-ci ; le foie était d'une consistance ordinaire ; sa couleur était d'un jaune de poudre de quinquina. C'est la seule fois que je l'ai vu ainsi. La rate, dont le volume était ordinaire, était si liquide que lorsqu'on appuyait le scalpel dessus pour la couper, son tissu s'échappait en bouillie plutôt que de se laisser trancher (1).

Obs. n°. 83. — Joseph Soavini, âgé de vingt-trois ans, d'une forte constitution, vint le 6 juillet à l'hôpital du Saint-Esprit, et fut placé au n°. 10 : il était affecté d'un accès de fièvre pernicieuse qui dura toute

---

(1) Bailly, ouvrage cité, page 161.

la journée du 7. Le 8, intermission. Quand on lui demande la langue, il la laisse entre les dents. Il a l'air
étonné, stupide; ses yeux sont grandement ouverts.
Cet état dura jusqu'au lendemain soir 9, qu'un nouvel
accès revint; la peau était chaude et sèche; pouls plein,
fort, **120**. Un peu de roideur douloureuse dans les
bras quand on les étend, coma profond, yeux ouverts,
insensibilité, immobilité générale. Mort à 6 heures du
soir. Il a pris plusieurs onces de quinquina.

Ouverture. — Arachnitis intense et générale ; substance grise d'une couleur beaucoup plus foncée qu'à
l'ordinaire ; substance blanche, cérébrale, parsemée
dans toute son étendue de points rouges extrêmement
rapprochés. Engorgement des vaisseaux qui rampent
sur les circonvolutions, légère inflammation de l'estomac, intestin grêle contracté sur lui-même dans
toute sa longueur, gris à l'extérieur et peu coloré à
l'intérieur ; il présente cinq invaginations. Rate de six
à huit livres ; elle ne semble composée que d'un sang
noir, grisâtre, versé dans un réseau à filets très-
distants. Injections des vaisseaux mésentériques, foie
gorgé de sang qui s'échappe en abondance des vaisseaux coupés (1).

Obs. n°. 84. — François Pompeï, âgé de dix-neuf
ans, fut pris, le 1er. juillet 1822, d'un accès de
fièvre à la suite d'un refroidissement subit qu'il éprouva
en entrant tout en sueur dans une grotte fraîche. Il
fut amené le 2 juillet, le soir à six heures, à l'hôpital.

____

(1) Bailly, ouvrage cité, page 181.

Avant d'arriver à l'hôpital il éprouva une épistaxis considérable. Il fut placé au n°. 16.

Son état était le suivant : coma profond, yeux grandement ouverts, dirigés à droite, fixes, air hébété ; immobilité générale, décubitus sur le dos, insensibilité des membres quand on les pinçait ; ils étaient facilement flexibles ; il ne répondait point à ce qu'on lui demandait, la direction de ses yeux ne changeait point quand on s'approchait de lui ; manifestation de la douleur lorsqu'on lui comprimait l'estomac ; peau chaude, brûlante ; gonflement œdémateux et blanchâtre de la face, qui était plutôt pâle que rouge. Ses parents dirent que cette tuméfaction était venue depuis sa maladie, car auparavant il avait plutôt la figure maigre que bouffie. Cet accès dura jusqu'au mercredi 3 juillet. Il prit alors une once et demie de quinquina.

Le 4 juillet, jeudi matin, un nouvel accès revint ; au commencement de cet accès, il pouvait encore répondre un peu aux questions qu'on lui faisait ; mais le coma alla en augmentant, et avec lui, tous les symptômes ci-dessus décrits ; le pouls était fort, vibrant, plein, 84. Même direction des yeux à droite ; même immobilité de ces organes et des membres ; respiration courte, par l'impossibilité dans laquelle le diaphragme se trouve de s'abaisser. (Huit sangsues aux oreilles.) Mort à dix heures du soir.

Ouverture. — Il avait répandu plusieurs onces de sang par le nez dans la salle des morts ; en coupant la peau du crâne, il en répandit encore : le tout pouvait peser une livre. Engorgement général de tous les vaisseaux qui rampent sur les circonvolutions; le cerveau, encore recouvert par la dure-mère, présentait un mouvement de fluctuation qui aurait pu faire croire à la présence d'un liquide dans son intérieur. Cependant il ne se trouva qu'un peu de sérosité dans les ventricules. La substance du cerveau était de couleur naturelle. Tout le tube intestinal, sans aucune exception, présenta à l'ouverture du ventre un aspect rouge dû à l'injection générale de tous les vaisseaux jusque dans leurs plus petites ramifications. Il serait difficile d'injecter aussi parfaitement les vaisseaux, soit des intestins, soit du mésentère, comme ils l'étaient chez ce cadavre. Le tube intestinal, quoiqu'un peu transparent, était pénétré de cette congestion dans toute son épaisseur. Il y avait environ deux livres d'eau dans le ventre : tout indiquait la première période d'une vive inflammation, c'est-à-dire la congestion sanguine (1).

OBS. n°. 85. — Pietro Tartaglia, âgé de quarante-cinq ans, d'une bonne constitution, fut apporté à l'hôpital le 28 septembre 1822, et fut placé au n°. 86.

Matin. Peau brûlante, pouls fort, visage enflammé, ventre un peu douloureux, céphalalgie, langue humide. (Saignée d'une livre; kina, 3 gros.)

Soir. Exacerbation de la fièvre, visage rouge, yeux étincelants, pouls fort, vibrant, commençant à être humide de sueur. (Potion saline, décoction d'orge.)

Nuit. Sueur générale, épistaxis d'une livre, quel-

---

(1) Bailly, ouvrage cité, page 183.

ques selles. On lui vola de l'argent, ce qui le désespéra beaucoup.

29, matin. Pouls fréquent, peau presque naturelle, céphalalgie diminuée, ainsi que l'épigastralgie.

Soir. Retour de la fièvre avec frisson, augmentation de la céphalalgie et de l'épigastralgie, intelligence parfaite, constipation; il se lève très-bien sur son séant. (Lavement, potion saline ; kina, 2 gros.)

30, matin. Continuation de la fièvre, pouls fort, peau brûlante; langue rouge, humide; augmentation des douleurs de tête et d'estomac. (Une livre de sang; kina, **6** gros.)

Soir. Même état, douleur de tête plus forte. (Potion saline, tisane d'orge.) Il a vomi la plus grande partie du kina.

Nuit. Sueur générale.

1er. octobre. Commencement d'hébétude, décubitus sur le dos, réponses lentes. Mouvements vagues et incertains dans les muscles de la bouche quand on lui demande à voir la langue, pouls lent, ventre aplati, douleurs d'estomac. (Vésicatoires aux cuisses ; kina, **2** onces.)

Soir. Stupeur profonde, yeux à demi ouverts, pupilles retrécies, mâchoires serrées. Avant-bras fléchis sur les bras, à angles droits et contractés ; sensibilité partout, sueur abondante qui coulait de tout le corps à grosses gouttes. (Kina, **3** onces.)

A huit heures et demie, cessation de la contraction, mais stupidité ; on fut obligé de lui ouvrir la bouche pour lui faire avaler le kina.

2 octobre matin. Même état, point de contraction; il a pris le kina et ne l'a pas vomi. (2 onces de kina, lavement.)

A onze heures du matin, nouvel accès de fièvre, qui est venu peu à peu et s'est accompagné des symptômes suivants : avant-bras rigides, contractés et fléchis à angle aigu sur les bras ; mâchoires serrées; léthargie ; respiration lente et sonore, pouls dur, langue retirée au fond de la bouche ; ventre aplati ; il pousse un cri quand on lui presse le ventre. (On lui tire une livre de sang au pied.) Résolution des membres, qui cessent d'être contractés; épigastre toujours douloureux. (Vésicatoires aux bras et au col.) Râle ; mort à six heures un quart du soir.

Ouverture. — Vaisseaux de l'arachnoïde excessivement injectés, substance du cerveau offrant à la section une infinité de points rouges; substance corticale d'un rouge brun, point d'eau dans les ventricules; même altération du cervelet ; un peu d'eau à la base du crâne ; rien de malade dans la poitrine ; intestins contractés sur eux-mêmes : comprimés entre les doigts ils conservaient l'impression ; trois invaginations du jéjunum ; une d'elles était double ; leur couleur extérieure était rose; elle était plus foncée sur les parties invaginées. Estomac d'un rouge brun intérieurement; éruption à la petite courbure et vers le pylore. La plupart de ces tubercules avaient une tache de sang à leur centre. Œsophage naturel, intestins d'un rouge de muscle intérieurement ; l'inflammation allait en diminuant dans les gros intestins. Rate tendue, gonflée , pesante ; son tissu se laissait facilement pénétrer par les doigts et se réduisait en bouillie (1).

OBS. n°. 86. — Un militaire, âgé de vingt-quatre ans, souffrait depuis plusieurs années d'un engorgement dans l'hypocondre gauche , lorsqu'au commencement de l'été de 1822 , il fut atteint d'une fièvre tierce pour laquelle on l'envoya à l'hôpital d'Aix. Il en sortit sans être rétabli, et, voyageant par des chaleurs très-fortes sur une voiture d'équipages, il arriva le 30 août à Neuf-Brissac. Le 12 septembre, lors de son entrée à l'hôpital de la même ville, il présentait l'état suivant : peau brûlante, surtout au ventre ; pouls très-fréquent , langue jaunâtre ; soif vive ; douleur profonde de l'hypocondre gauche et de l'épigastre, avec toux sèche et oppression ; sommeil presque nul. La diète, l'eau de gomme acidulée, douze sangsues à l'épigastre , procurèrent quelque soulagement. Le 16 , épistaxis. Le 18 , nausées, renvois bilieux ; sur les instances du malade , on donne un vomitif qui exaspère les symptômes inflammatoires; l'application de vingt sangsues produit de nouveau un soulagement marqué. Dans la nuit du 27, récrudescence de l'inflammation : nouvelles saignées capillaires. Le 1er. octobre et jours suivants, douleurs atroces aux mollets , œdème des pieds, ventre toujours brûlant et météorisé, accès de fièvre revenant chaque fois par un violent frisson de deux à trois heures de durée. L'usage du sulfate de quinine, d'abord efficace, devint bientôt

______

(1). Bailly, ouvrage cité, page 201.

impuissant ; les accès, reprenant toute leur intensité, amenèrent des sueurs abondantes et fétides ; plus tard, les dents se couvrirent d'un enduit fuligineux , la langue restant pâle , l'haleine était extrêmement fétide ; la diarrhée se déclare , devient involontaire ; une ulcération gangréneuse s'établit au dessous des incisives inférieures (dans le cours de la maladie, les gencives avaient été saignantes) : le malade se plaignait d'une douleur vive au fond de la gorge. La toux devenant plus fréquente, il expectorait une salive sanguinolente. Néanmoins , le facies et les facultés morales n'avaient point encore éprouvé d'altération profonde quand il mourut dans la nuit du 14 au 15 octobre.

Autopsie. — Un litre de sérosité dans la poitrine, dont les organes étaient d'ailleurs sains ; dans l'abdomen, il y avait dans la région hypocondriaque gauche une vaste poche péritonéale circonscrite en dehors, en haut et postérieurement par le diaphragme, en dedans par l'estomac, en bas par une petite portion du colon et par le rein correspondant ; elle était remplie par deux litres d'une sanie semblable à de la lie de vin; la rate en occupait le fond. Cet organe n'avait point changé de volume ; mais sa surface était tuberculeuse, et la partie concave offrait près de la scissure plusieurs trous irréguliers, ulcérés, d'un demi-pouce à 2 pouces de diamètre , où l'on n'apercevait plus aucune trace des vaisseaux et des nerfs spléniques. Aucune portion de la muqueuse gastro-intestinale n'était enflammée (1).

____

(1) Bailly, ouvrage cité, page 224.

OBS. n°. 87. — Angelo Galetti, âgé de dix-huit ans, d'une bonne constitution, fut apporté à l'hôpital, le **29** juillet au soir. Les malades qui étaient auprès de lui ont dit que, dans la nuit, il s'était plaint continuellement de vives douleurs de ventre. Il prit une once de quinquina ; il était glacé partout le corps.

Le **30**, matin, à huit heures, jambes, cuisses, avant-bras, bras, joues d'un froid glacial ; le ventre, la poitrine, le front, sans être au degré de la chaleur naturelle, étaient un peu moins bas de température que les autres parties ; pouls insensible aux bras, aux carotides, aux tempes, au cœur ; je ne pus le sentir que très-faiblement aux artères crurales, il battait 100 ; agitation continuelle du malade, qui poussait des plaintes ; il se tenait plus souvent sur le côté gauche, les cuisses fléchies sur le ventre. Quand on l'interrogeait, il avait assez d'intelligence pour comprendre, mais pas assez pour répondre juste, car les questions qu'on lui faisait obtenaient toujours les réponses les plus faciles ; il n'entrait jamais dans aucun détail. Il mourut à neuf heures et demie.

Ouverture trois heures après. — Les intestins grêles, qui étaient légèrement distendus par des gaz, étaient d'un rouge violet à l'extérieur. La membrane interne avait la même couleur, de manière que l'injection violente dont ils étaient le siége avait eu lieu dans toute l'épaisseur de la substance de l'intestin. Cette injection était récente. Inflammation de la moitié supérieure du cœcum. Tout le gros intestin était blanc intérieurement : étant ouvert, il présenta une inflammation dont la violence était d'autant plus grande qu'on s'approchait davantage du rectum ; et là, la membrane muqueuse était si violemment enflammée, qu'elle avait laissé suinter du sang qui, en se mêlant au mucus, formait un endroit très-consistant qui adhérait à toute sa surface. La couleur de tout l'intérieur du colon, et surtout le rectum, était d'un rouge vif, intense ; en un mot, c'est le plus violent degré d'inflammation qui puisse exister sans désorganisation. L'estomac était pâle ; quand il fut lavé, il présenta sur la portion de la grande courbure qui avoisine le pylore, une infinité de petits enfoncements d'une demi-ligne à une ligne de diamètre, et dont quelques-unes contenaient au fond une petite tache de sang qui s'enlevait facilement. Les replis de la muqueuse étaient d'ailleurs plus rapprochés et plus nombreux qu'à l'ordinaire. La muqueuse elle-même était épaissie. Le foie était sain, la rate volumineuse et assez dure, mais d'un rouge lie de vin. Légères adhérences du poumon droit, légères adhérences faciles à détruire de toute la surface du cœur avec le péricarde. Injection de l'arachnoïde; engorgement des vaisseaux qui rampent sur les circonvolutions, et de ceux qui composent le plexus choroïde (1).

OBS. n°. 88. — Un enfant de douze ans, fortement constitué, berger dans une ferme, était, en août 1824, malade depuis douze jours, d'une fièvre rémittente bilieuse avec diarrhée, et privé de tout se-

---

(1) Bailly, ouvrage cité, page 231.

cours. A son entrée à l'hôpital il présentait les symptômes suivants : tous les soirs il survenait un frisson
léger, bientôt remplacé par une chaleur générale,
sèche et àcre, et par une céphalalgie frontale stupé-
fiante. La face était rouge avec teinte jaunàtre ; cette
couleur était surtout marquée sur la sclérotique, et se
laissait entrevoir sur toute la peau. La langue était
sèche, comme racornie, la soif inextinguible ; le
ventre plat, douloureux, surtout à la région supérieure ; le malade se perdait dans des paroles sans
suite ; les selles étaient fréquentes, très-liquides et
d'un jaune brun. Une rémission assez faible et sans
moiteur commençait dès le matin.

Le lendemain je fis appliquer huit sangsues sur l'é-
pigastre : le sang coule abondamment pendant douze
heures, la face devient très-pàle et altérée ; il survient
des défaillances et une accélération extraordinaire du
pouls, avec un caractère misérable. Il y a moins de
soif, mais les autres symptômes se soutiennent à-peu-
près au même degré. Le froid du paroxysme suivant
est plus prononcé et plus long. Dans le stade de chaleur,
délire tranquille, moiteur au déclin. La diarrhée est
toujours fréquente dans la rémission, pouls moins accéléré. (Limonade gommée.) Soif moindre, face d'un
jaune pàle. (6 grains de sulfate de quinine, et 10
gouttes de laudanum dans 2 onces d'eau gommée.)
Le soir à la même heure, frisson avec tremblement de
deux heures, puis chaleur modérée, délire, cris et
plaintes, pouls petit et très-fréquent ; ventre ballonné;
assoupissement profond; vers le matin l'enfant est en

supination , les bras étendus , les yeux ouverts , immobiles, ternes, la pupille dilatée, et respirant péniblement. Bientôt l'agonie se prononce, et la mort survient dans la nuit.

Nécroscopie. — Cerveau moins consistant qu'il
ne l'est ordinairement, mais sans aucune trace de lésion ; tous les vaisseaux sont vides de sang.

Estomac rouge et à rides très-prononcées sur toute
sa surface muqueuse , contenant de la bile verte ; surface muqueuse du duodénum d'un rouge pointillé ;
mésentère farci de glandes dures et blanches ; intestins pâles, contenant beaucoup de bile et des vers lombrics ; foie très-volumineux, gorgé de sang, moins
consistant que dans l'état normal , vésicule distendue
par une bile brune et épaisse.

Dans cet exemple de gastro-duodénite, et d'engorgement sanguin du foie, avec sécrétion abondante de
la bile et résorption de la matière jaune , l'évacuation
sanguine fut employée trop tard, et n'eut en conséquence pour résultat qu'une forte déplétion du système sanguin, excepté dans la partie phlogosée ; ce
qui produisit la perte des forces , sans diminuer la
gastro-entérite, et augmenta l'influence du système
nerveux, c'est-à-dire la force des concentrations intermittentes (1).

J'ai rapporté déjà deux observations de fièvre

---

(1) Nepple, ouvrage cité, page 118.

intermittente, avec autopsie, qui me sont propres (obs. n°. 32, page 85, et obs. n°. 39, page 102). En voici deux autres que j'ai eu occasion de recueillir dans ma pratique.

OBS. n°. 89. — Je fus appelé le 10 octobre 1831, pour voir un homme qui, disait-on, avait les fièvres depuis 18 mois. Cet individu, en effet, était atteint d'une affection fébrile qui datait à-peu-près de ce temps, et qui après avoir débuté par le type tierce, était devenue quotidienne, puis continue, puis de nouveau intermittente quotidienne, et avait persisté ainsi jusqu'au mois d'août dernier, époque où elle avait pris la forme rémittente quarte. Lorsque je le vis pour la première fois, je le trouvai maigre, décharné, réduit pour ainsi dire au dernier degré du marasme; il avait une petite diarrhée, qui s'accompagnait souvent de coliques et de ténesme; on sentait à travers les parois abdominales les glandes du mésentère endurcies ; les hypocondres étaient tous les deux très-gonflés, mais le droit offrait une tumeur très-dure, très-volumineuse, et qui avait la forme du foie. J'attribuai cet état, qui me parut du reste désespéré, à trois causes : la persistance de la fièvre, un régime peu approprié, et l'énorme quantité de quinquina et de sulfate de quinine qu'on avait donnée. En conséquence, je supprimai ces derniers médicaments ; je prescrivis pour toute boisson une eau de riz édulcorée avec le sirop de coing, et l'on ne permit en fait d'aliments qu'un peu de lait coupé. Ce traitement nouveau sembla améliorer un peu la position du malade, mais il était trop tard; le mieux ne fut pas de durée : la mort eut lieu malgré tous mes efforts, le 3 novembre.

A l'ouverture du cadavre, on trouva l'estomac rétréci, arborisé dans plusieurs points de son étendue, et présentant une épaisseur considérable dans les environs du pylore. L'intestin grêle, parsemé çà et là de plaques plus ou moins rouges, offrait dans le voisinage de la valvule iléo-cœcale plusieurs ulcérations. Le foie et la rate étaient d'un volume énorme; mais le premier dur, tuberculeux, et contenant dans quelques parties de son parenchyme une matière blanche, encéphaloïde, tandis que l'autre, distendu outre mesure par un sang noir et visqueux, ne présentait aucune altération de texture. Les glandes du mésentère, presque toutes engorgées, étaient les unes fort dures, les autres ramollies à divers degrés. Le reste des viscères abdominaux, ainsi que le cerveau et les organes thoraciques étaient sains.

Obs. n°. 90. — Un jeune homme de vingt ans, d'une constitution sèche et fort irritable, avait eu déjà cinq ou six accès d'une fièvre tierce bénigne, lorsqu'il en éprouva un extrêmement violent, caractérisé par des douleurs vives d'estomac, des vomissements bilieux très-abondants, une figure pâle, des yeux hagards, un pouls petit et fréquent, le refroidissement des extrémités, etc. Au bout de quinze ou seize heures ce nouvel accès cessa, mais l'apyrexie ne fut pas complète; la région épigastrique resta douloureuse, il y avait de la soif et une faiblesse extrême. (Douze grains de sulfate de quinine dans une potion gommeuse, à

prendre par cuillerées d'heure en heure.) Le lendemain un accès plus intense que le précédent ayant eu
lieu, et la fièvre cette fois n'ayant pas disparu avec les
vomissements, j'administrai le sulfate de quinine en
lavement. Malheureusement l'accès suivant ne fut pas
prévenu, et le malade mourut. A l'autopsie, on trouva
deux larges plaques rouges dans l'estomac. Les intestins
offraient dans plusieurs points de leur étendue des
plaques semblables ; il y avait quelques ulcérations
dans le voisinage de la valvule iléo-cœcale. Le foie
était plus volumineux que dans l'état normal, mais son
tissu ne présentait aucune altération morbide.

Il résulte des faits que j'ai consignés dans cet article,
et de plusieurs autres analogues qui se trouvent çà et
là dans mon ouvrage, qu'on rencontre presque toujours des désordres plus ou moins graves chez les individus morts de fièvres intermittentes : ce sont pour
l'ordinaire des congestions sanguines passives, des
phlegmasies locales, des dégénérescences diverses et
des épanchements de sérosité. Le premier de ces
genres de lésions est celui qu'on observe le plus fréquemment; vient ensuite le second, puis le troisième,
puis le quatrième, qui, sans être rare, est infiniment
moins commun que les précédents. Les congestions
sanguines passives se forment pour ainsi dire exclusivement dans la rate et dans le foie ; la rate surtout
en est si souvent le siége, qu'il n'y a pas en quelque
sorte de fièvre d'accès un peu ancienne où ce viscère
n'offre une augmentation plus ou moins grande de
volume. Les traces d'inflammation peuvent exister

dans une foule d'organes différents , mais le tube digestif est celui qui en présente le plus ordinairement. Les dégénérescences se rencontrent principalement dans l'appareil biliaire, le mésentère, les voies aériennes , le pancréas , etc. L'anasarque et l'ascite sont les hydropisies qui se développent le plus souvent pendant le cours des pyrexies qui nous occupent.

Les propositions que je viens d'établir me paraissent incontestables; elles reposent sur des faits. Ces faits, il est vrai, ne sont pas très-nombreux. mais les auteurs en rapportent beaucoup d'autres que je n'ai pas cités ici, pour ne pas donner à ce travail des dimensions trop considérables : et puis les affections fébriles périodiques ayant rarement une issue malheureuse lorsqu'on les traite d'une manière méthodique, il ne saurait en être de ces états morbides comme des fièvres continues, à l'occasion desquelles on a pratiqué des milliers d'autopsies. C'est déjà une circonstance bien remarquable que presque tous les sujets qui en sont morts et qu'on a ouverts, aient montré des altérations organiques non équivoques et en général importantes.

CHAPITRE V.

IDENTITÉ DES FIÈVRES CONTINUES ET DES FIÈVRES INTERMITTENTES.

Nous venons de voir qu'on trouve presque toujours chez les individus morts de fièvres intermittentes des lésions de texture plus ou moins considérables. Je ferai observer maintenant que ces lésions sont absolument les mêmes que celles que laissent à leur suite les fièvres continues. Cette circonstance est très-importante; elle suffit, selon moi, pour infirmer l'opinion de M. Bailly, qui nie, comme on sait, l'identité des fièvres intermittentes et des fièvres continues. Lorsqu'on jette au surplus un coup d'œil sur les causes de différence que cet écrivain prétend exister entre les deux ordres d'affections dont il s'agit ici, on ne tarde pas à acquérir la certitude qu'il n'en est aucune qui ne soit très-contestable ou qui puisse même soutenir un sérieux examen. Et d'abord voici ce qu'il dit pour prouver que les ouvertures de cadavres *ne montrent pas des lésions égales* à la suite des fièvres intermittentes et des fièvres continues :

« Pour toute réponse, je supposerai qu'une cause quelconque nous expose à des idées de honte d'une manière périodique et à la suite desquelles notre visage s'injectera fortement à chaque accès, et je demanderai si ces injections ressembleront à celles qui ont lieu dans l'érysipèle de la face ; quoique du reste , dans le moment même de l'injection pudique, il ne soit pas possible de voir physiquement une différence entre elles. Je demanderai si physiologiquement parlant , il serait permis de confondre ces deux phénomènes , et si l'on serait raisonnable de les assimiler l'un à l'autre, en disant : supprimez pour un moment la périodicité de l'injection pudique , en quoi différeront-elles ? Je demanderai si l'une étant susceptible d'être guérie par des moyens agissant sur le cerveau qui la détermine , et l'autre n'exigeant que des remèdes locaux ou généraux , mais antiphlogistiques, on devra les considérer comme identiques , surtout si les idées de honte étaient accidentellement éveillées par une irritation qui exigerait le même traitement que l'érysipèle » (1).

Toute cette argumentation repose , il est facile de le voir, sur la supposition qu'il n'y a aucune différence entre l'aspect de l'érysipèle de la face et celui de l'injection pudique. Mais avec la meilleure volonté du monde on ne saurait découvrir la moindre analogie entre la coloration qu'amène un sentiment de honte , et la teinte rouge plus ou moins vive , tirant un peu sur le jaune et quelquefois sur le livide de l'érysipèle. Dans ce cas d'ailleurs où serait la preuve que les altérations de texture qu'offrent les nécroscopies à la suite des fièvres intermittentes ne sont pas *égales* ou mieux

---

(1) Bailly, Traité anatomico-pathologique des fièvres intermittentes simples et pernicieuses, page 35.

semblables à celles qu'on trouve dans les fièvres continues ?

Le même médecin ajoute quelques lignes plus bas que le facies des fébricitants fournit des signes propres à différencier les fièvres continues des intermittentes. Si ces signes existaient réellement, M. Bailly nous apprendrait à les distinguer. Or, il ne nous parle que d'une sensation particulière qu'il ne décrit pas, qui ne peut se décrire, et qu'on éprouve, selon lui, à la vue de deux malades atteints, l'un d'une fièvre intermittente, l'une d'une fièvre continue.

Les fièvres continues, dit-il également, *ont toutes et sans exception*, leurs redoublements le soir, tandis que les fièvres intermittentes ont *toutes* leurs accès le matin de bonne heure, quand elles sont quotidiennes; de dix heures à midi, quand elles sont tierces; et, vers les trois, quatre ou cinq heures du soir, lorsqu'elles sont quartes. Cette nouvelle cause de différence n'a pas plus de valeur que les précédentes : il n'y a rien de fixe touchant l'époque, soit des paroxysmes dans les fièvres continues, soit des accès dans les fièvres intermittentes. On rencontre chaque jour des pyrexies continues dont les exacerbations ont lieu le matin, et pour ce qui concerne les intermittentes, personne n'ignore que quel que soit leur type, elles peuvent se manifester le matin, à diverses heures de la journée, et même dans la nuit.

Une quatrième cause de différence, d'après M. Bailly, se trouve dans la facilité avec laquelle on empêche quelquefois le retour de l'accès : « Il suffit souvent d'un mouvement de frayeur, de crainte, de plaisir, de surprise, d'une méthode de traitement insignifiante, et seulement active sur l'imagination du malade, d'une émotion quelconque, d'une course, d'une marche forcée, et de mille autres circonstances analogues, pour faire disparaître pour toujours cette maladie. Rien de tout cela n'a lieu dans les fièvres continues : celles-ci doivent avoir nécessairement leur début, leur état et leur déclin » (1). Les faits dont on argue ici ne sont que des exceptions, et encore n'ont-ils jamais lieu que lorsque la fièvre est légère. Toutes les fois qu'elle revêt la forme pernicieuse, ou seulement qu'elle s'élève à un assez haut degré d'intensité, elle ne se dissipe pas sous l'influence d'un sentiment de frayeur, de crainte, etc. D'un autre côté, on pourrait citer des cas de guérison de fièvres continues par une affection vive de l'ame, ou par l'un de ces moyens qui n'agissent que sur l'imagination des malades. Ce ne serait, il est vrai, que des exceptions, mais elles feraient le pendant des précédentes. Chacun sait, au surplus, qu'une fièvre intermittente peut devenir continue, et *vice versâ* : cette vérité répugne à M. Bailly, qui, ne pouvant la contester, et ne voulant pas cependant en accepter les conséquences, pose en principe *que la fièvre continue qui succède à une fièvre intermittente, peut appartenir à l'une ou à l'autre classe*, ce qui, en termes plus précis, signifie que la continuité des fièvres qui étaient d'abord

---

(1) Ouvrage cité, page 39.

14

intermittentes, n'est qu'une *continuité apparente.*
Mais une pareille assertion vraiment n'a pas besoin
d'être réfutée : quelque enclin qu'on soit à se laisser
aller aux suppositions et aux hypothèses, il est impossible qu'on admette jamais qu'il y a des fièvres continues qui ne le sont pas, c'est-à-dire qui sont intermittentes (1).

Une cinquième cause de différence enfin proposée
par M. Bailly consiste dans la liaison qui existe *entre
les altérations locales et les mouvements fébriles
généraux.* Si l'on en croit ce médecin, on peut toujours juger de l'activité de la lésion locale par l'énergie
des symptômes dans les fièvres continues, tandis que
ce rapport ne s'observe pas dans les affections fébriles
périodiques. Encore une proposition dont toutes les
parties sont susceptibles d'objections solides. Indépendamment, en effet, qu'il est hors de doute que les
irritations continues, notamment celles de la membrane
muqueuse digestive, peuvent exister et aller même
jusqu'à occasionner la désorganisation des tissus malades, sans être accompagnées de phénomènes généraux très-violents, il ne faut que jeter un coup d'œil
sur l'article précédent, pour acquérir la conviction
qu'il résulte des faits que j'y ai consignés, que les fièvres
intermittentes, soit régulières, soit pernicieuses, qui se
terminent par la mort, s'accompagnent généralement

______

(1) M. Bailly se sert de ces expressions : *Les fièvres réellement
continues, et les fièvres continues intermittentes,* p. 41, 42, etc.

d'altérations de texture qui donnent une raison suffisante de leurs symptômes.

Les causes de différence que **M. Bailly** et quelques autres écrivains de nos jours ont cherché à établir entre les fièvres intermittentes et les fièvres continues, ne sont donc nullement fondées. Tout vient, au contraire, à l'appui de la thèse opposée. Si l'on réfléchit, en effet, 1º. que les fièvres intermittentes et les fièvres continues laissent à leur suite des désordres organiques absolument semblables ; 2º. que les signes des unes et des autres offrent la plus grande analogie : cette analogie est si parfaite, qu'on peut défier un praticien, quelque expérimenté qu'il soit, de préciser le genre d'affection auquel il a affaire, s'il est appelé au moment de l'accès ou du paroxysme, et qu'il n'ait pris préalablement aucun renseignement sur la maladie du sujet ; 3º. que les exhalaisons marécageuses déterminent fréquemment dans le même temps et dans le même lieu des fièvres continues, des fièvres rémittentes et des fièvres intermittentes ; 4º. qu'une fièvre d'accès peut devenir continue, puis redevenir intermittente ; 5º. qu'une fièvre continue se change souvent en rémittente et devient quelquefois parfaitement intermittente ; si l'on réfléchit, dis-je, à ces diverses circonstances, on sera nécessairement obligé de m'accorder que les fièvres continues et les fièvres intermittentes sont identiques sous le rapport de leur nature, et ne diffèrent que par le type.

CHAPITRE VI.

DE LA NATURE ET DU SIÉGE DE LA FIÈVRE INTERMITTENTE.

SECTION PREMIÈRE.

Les médecins grecs et romains ne nous ont rien transmis qui puisse nous éclairer sur la nature et le siége de la fièvre intermittente.

Plus tard, et surtout dans le courant des 17me. et 18me. siècles, on s'occupa beaucoup de la solution de cette questiom importante; mais les théories qu'on imagina dans ce but ne méritent pas qu'on les tire de l'oubli où elles sont tombées : l'une, en effet, était fondée sur la supposition gratuite d'un combat que la nature livre à la matière morbifique (Sydenham); l'autre, sur l'excès ou le défaut du fluide nerveux (Willis); une troisième, sur la dégénérescence des esprits animaux (Morton); une quatrième, sur des états de colliquation et de coagulation (Torti); etc.

Trente ou quarante ans avant l'époque actuelle, quelques écrivains, reproduisant sous un nom différent le naturisme d'Hippocrate et l'animisme de Sthal, établirent que la fièvre d'accès dépendait d'une lésion des propriétés vitales; d'autres avancèrent qu'elle avait son siége dans le système nerveux, et qu'elle était de nature asthénique.

La première de ces opinions nouvelles n'est guère plus satisfaisante que celle dont je viens de parler :

d'abord, elle a cela de commun avec elles, que la
fièvre intermittente y est regardée comme une maladie
générale, *sui generis,* et n'attaquant aucunement le
tissu de nos organes, ce qui ne saurait être admis ;
car, outre qu'il n'y a pas de maladie sans altération de
texture, je ne connais pas un cas de lésion prétendue
générale dans lequel il ne soit facile de prouver que
la totalité de l'économie ne se trouve pas affectée.
D'un autre côté, je ferai observer que *les propriétés vitales n'étant pas des objets matériels, vi-
sibles, tangibles, susceptibles d'action, mais
bien des mots servant de formules pour exprimer
que l'être vivant peut sentir, que la fibre peut
se contracter, qu'un tissu peut s'épanouir* (1),
ne doivent être considérées que dans les organes; dès
le moment qu'on leur prête une existence indépen-
dante des organes, ou, si l'on veut, qu'on les person-
nifie, elles ne sont plus que des abstractions, et en
agissant ainsi, on ne fait qu'ériger en entité particulière le résultat pur et simple d'une opération de l'esprit. Remarquez, au surplus, que quand l'hypothèse
de la matérialité des propriétés vitales et de leur ap-
titude à devenir malades, réunirait plus de probabilités en sa faveur, on n'en serait pas moins toujours
forcé de reconnaître que nous ne sommes avertis de
leur état de souffrance que par des désordres organiques, et que nous ne pouvons correspondre avec elles
que par le moyen des organes, ce qui, en bonne lo-

---

(1) Broussais, Réfutation de l'ouvrage de M. Prus, page 73.

gique et en définitive, nous conduit à faire la médecine organique. Cette théorie tombe donc devant l'examen et doit être rejetée.

Les auteurs qui font consister la fièvre d'accès dans une *lésion asthénique* du système nerveux, allèguent à l'appui de leur manière de voir : 1º. que la fièvre intermittente est propre à l'espèce humaine, comme la plupart des affections nerveuses ; 2º. qu'elle a, comme ces dernières, une invasion subite, une marche périodique ; 3º. que l'imagination a une influence incontestable sur sa reproduction et sur sa terminaison ; 4º. qu'une émotion forte, un remède inerte, pris avec une entière confiance, la dissipent ; 5º. que des moyens thérapeutiques semblables agissent sur les fièvres intermittentes et les maladies nerveuses : le quinquina, par exemple, qui est le spécifique des premières, convient dans les secondes, et l'opium qui est le principal remède contre celles-ci, est en même temps un fébrifuge. Ces divers arguments sont loin d'être concluants : il y a une foule d'états morbides qui ne sont ni nerveux ni intermittents, et qui néanmoins sont propres à l'espèce humaine ; beaucoup d'autres ont une invasion subite ou se reproduisent périodiquement ; un très-grand nombre sont modifiés dans leur marche par une affection morale. Enfin, si l'opium est quelquefois utile dans les fièvres intermittentes, on peut avec raison douter des bons effets du quinquina dans les affections nerveuses. Nous voyons si souvent d'ailleurs un même remède réussir dans des cas différents, qu'on n'est vraiment pas fondé à juger

de la nature d'une maladie par les moyens employés
pour la combattre.

J'ajouterai que s'il y avait quelque analogie entre
ces deux ordres d'affections, il y en aurait entre
leurs symptômes, ce qui n'est pas. Le premier, en
effet, a pour traits caractéristiques un frisson suivi
de chaleur puis de sueur, un pouls fréquent, une soif
vive, une urine rouge et briquetée, etc.; les signes
du second, au contraire, sont un trouble plus au moins
grand de la sensibilité et de la contractilité, un
pouls naturel, quelquefois plus lent que dans l'état
normal, des urines aqueuses, etc.

La fièvre intermittente, assure-t-on, n'a pas seulement son siége dans le système nerveux; elle est
encore de nature *asthénique;* mais alors, pourquoi
ne s'accompagne-t-elle pas d'une faiblesse plus considérable que les fièvres continues, généralement aujour-
d'hui réputées irritatives? Remarquez d'ailleurs que
tous les signes que présentent ces fièvres sont des
signes d'excitation, et qu'on ne peut raisonnablement
supposer qu'ils proviennent d'un état asthénique de
l'économie.

La fièvre d'accès devrait-elle son origine à une altération primitive du sang, comme on semble l'insi-
nuer depuis quelque temps? Je ne le pense pas. Les
médecins de nos jours, qui prétendent que tout n'est
pas explicable par le solidisme, nous ont certainement ouvert une voie large d'améliorations et de progrès; mais s'il est vrai, et cela me paraît incontestable, qu'on ne doit mettre au nombre des affections

humorales que celles qui trouvent leur source dans une lésion primitive des liquides (1), on ne saurait s'empêcher de m'accorder que les faits qui se rattachent aux divers ordres de pyrexies ne prêtent rien moins qu'un solide appui à l'humorisme. Les uns, en effet, prouvent bien que le sang sert quelquefois de véhicule à une cause morbifique matérielle, mais cette cause ne produit un état pathologique qu'en agissant sur les solides, et ce qui me confirme dans cette opinion, c'est que les phénomènes fébriles qui se manifestent en pareille occurrence peuvent toujours être rattachés à un organe ou à un système d'organes; les autres nous montrent également une lésion du sang consécutive à une maladie des solides, car elles font voir, soit qu'une phlébite peut être le point de départ d'une fièvre adynamique, soit que dans les affections typhoïdes les vaisseaux deviennent le siége d'un tra-

---

(1) Je n'ignore pas que les humoristes modernes prétendent qu'il est pour le moins oiseux de s'attacher à savoir si les altérations des liquides sont primitives ou consécutives, et qu'envisager ainsi la grande question de l'humorisme, c'est la réduire à une simple affaire de *préséance*. (Dictionnaire de médecine et de chirurgie pratiques, tome X, page 78.) Mais il n'y a pourtant pas d'autre manière de l'envisager, et les personnes qui ont foi dans ces adages, *morbo cognito jamque curatur, sublata causa tollitur effectus,* seront de mon avis. Le traitement de tout état morbide, en effet, devant être fondé sur une connaissance approfondie de sa nature et de son siége, ou en d'autres termes, de sa cause prochaine, il est certain que la distinction qui nous occupe est seule capable de nous conduire à une thérapeutique rationnelle des maladies humorales. On ne saurait donc trop insister sur cette distinction, et quoi qu'on en dise, toute la question de l'humorisme est là.

vail d'irritation, qui amène à sa suite un changement dans la composition du sang. Il y a plus, les altérations de texture que, suivant MM. Louis et Bouillaud, présente l'appareil sanguin dans les fièvres *mali moris*, ne sont ni très-importantes ni très-communes. Non-seulement on ne les observe que dans un très-petit nombre de ces affections, mais M. Andral a mis hors de doute que celles qu'on rencontre alors le plus souvent (le ramollissement du cœur, et la rougeur des vaisseaux) ne sont que des résultats purement cadavériques. Cet écrivain a démontré aussi qu'il est fort rare de trouver le sang et les humeurs viciés dans les mêmes maladies. Sur cent dix-sept saignées pratiquées pour des cas de cette espèce, il n'y en eut que trois où le sang parut évidemment altéré. Dans toutes les autres, ce fluide était sain, ou si peu éloigné de l'état normal, que ses altérations ne portaient que sur la rareté de la couenne ou la petitesse du caillot.

Si les humoristes modernes, en expérimentant sur des individus atteints de fièvres continues de mauvais caractère, c'est-à-dire dans les circonstances qui paraissent les plus propres à fournir des données favorables à leur système, ne sont parvenus qu'à des résultats à-peu-près négatifs, ils n'ont pas été plus heureux lorsqu'ils ont tourné leur regard du côté des fièvres intermittentes. Rien n'autorise, en effet, à inférer de ce qu'ils ont publié sur ce point, que les pyrexies périodiques dépendent d'une altération primitive des humeurs. La décoloration et la fluidification du sang que M. Bretoneau met au nombre des lésions propres à ces maladies (1) , n'existent pas à leur début; on ne les rencontre même que lorsqu'elles sont anciennes, et qu'elles s'accompagnent d'anasarque , d'ascite , etc. M. Bretoneau conclut de la pàleur du visage à la décoloration du sang. Mais si le premier de ces phénomènes provient quelquefois d'un état anémique , il est le plus souvent occasionné par l'accumulation du sang à l'intérieur, la diminution ou la suspension momentanée des contractions du cœur (frayeur, syncope, etc.) On ne peut donc s'en servir pour spécifier la nature et le siége de la fièvre d'accès.

L'opinion que M. Roche a émise dernièrement (1), quoique plus spécieuse, ne prouve pas non plus que la cause prochaine des affections fébriles périodiques soit une lésion du sang. D'abord on n'est nullement fondé à avancer que ces affections sont toujours le résultat d'un empoisonnement miasmatique : une foule de médecins recommandables ont eu occasion de les observer dans des lieux secs, élevés, dépourvus de marais, d'eaux stagnantes, etc. Personne n'ignore également qu'on les a vues se développer à la suite d'excès de table , de la suppression des mois , d'un accès violent de colère , etc. Dans tous ces cas il n'y a pas infection miasmatique. M. Roche a beau nous dire *que la sévère et inflexible logique veut qu'on nie l'inter-*

---

(1) Journal des Connaissances médico-chirurgicales, quatrième livraison , page 102.

(1) Journal universel, hebdomadaire de médecine et de chirurgie pratiques, et des institutions médicales, tome XII, n°. 155, page 411.

vention des miasmes dans la production des fièvres des marais, ou qu'on l'admette pour les autres pyrexies périodiques, attendu que l'identité des effets suppose nécessairement celle des causes, les faits sont-là; on ne peut ni les détruire ni en refuser les conséquences. Et puis est-il bien certain que des causes différentes ne produisent jamais des effets identiques ? La pleurésie et la pneumonie ne se manifestent pas seulement sous l'influence du froid ; elles doivent quelquefois leur origine à la disparition subite d'une phlegmasie extérieure, à des chagrins vifs et prolongés, à la suppression d'une hémorragie, etc. La gastro-entérite reconnaît des causes plus nombreuses et plus variées. Pourquoi donc la fièvre intermittente ne serait-elle occasionnée que par les émanations marécageuses ? Dans cette hypothèse d'ailleurs il resterait à démontrer que le sang est altéré ; or, l'inspection de ce fluide ne permet de découvrir aucun changement notable dans sa composition, et tout porte à croire qu'il sert simplement de véhicule au principe délétère quand celui-ci a réellement été absorbé. Il en est des miasmes comme des médicaments qu'on administre par la méthode endermique : les uns et les autres circulent avec nos liquides sans les altérer, et ne révèlent leur présence dans l'économie que par des modifications de tissus.

La fièvre d'accès évidemment n'est pas une maladie humorale ; mais si l'on réfléchit aux symptômes qu'on lui assigne et aux caractères anatomiques qui lui sont propres, il ne répugnera nullement d'admettre qu'elle constitue une véritable *irritation morbide*. Il est des écrivains qui allèguent, je le sais, que la persistance d'action est l'un des traits distinctifs de la phlegmasie, et que par conséquent cette dernière ne peut affecter le type intermittent. Mais outre que l'irritation est susceptible de plusieurs formes différentes, et qu'en supposant que celle qu'on nomme inflammatoire ne présente jamais le phénomène de la périodicité, on ne serait pas en droit d'établir qu'il en est ainsi pour les autres, je ferai observer que nous possédons une foule de cas d'ophtalmies, de corizas, d'otites, de rhumatismes intermittents. J'ai moi-même vu une congestion sanguine des mamelles qui, de continue qu'elle était dans le principe, devint ensuite intermittente.

Obs. n°. 91. — L'épouse d'un cordonnier, demeurant rue Notre-Dame, aux Chartrons, fut atteinte, trois ou quatre jours après ses couches, de gerçures aux deux mamelons. Les topiques qu'on employa pour en obtenir la guérison ne produisirent aucun soulagement; le mal, au contraire, fit de nouveaux progrès, et la mamelle droite devint le siége d'une inflammation très-intense, qui fut combattue sur-le-champ par une saignée du bras, des cataplasmes émollients, une diète sévère et des boissons rafraîchissantes. Le lendemain, 29 mai 1825, la tuméfaction du sein étant toujours la même, vingt sangsues furent appliquées sur cette partie : les piqûres donnèrent jusqu'au soir. Le 30, la phlogose avait pour ainsi dire totalement disparu. Le 3 juin suivant, un engorgement semblable au premier se déclara dans la mamelle gauche. Quinze

sangsues suffirent pour en procurer la résolution. Le
12 du même mois, la phlegmasie du sein droit se
renouvela ; mais cette fois elle était accompagnée
d'envies de vomir, d'une soif inextinguible ; la langue
était rouge sur ses bords ; le pouls dur, fréquent et
serré : en un mot, tous les signes de la gastro-entérite
s'étaient joints à ceux de l'affection primitive. Persuadé
que l'irritation des voies digestives ne s'était développée
que sous l'influence de celle des mamelles, je crus que je
pouvais me borner à n'attaquer directement que cette
dernière. (Vingt sangsues sur le lieu enflammé ; laissez
couler le sang jusqu'à ce qu'il s'arrête de lui-même ;
diète, limonade.) Le 13, on remarquait à peine quelques traces de congestion ; les envies de vomir n'existaient plus, mais le pouls n'avait presque rien perdu
de sa fréquence : la soif surtout semblait aussi vive
qu'auparavant. (Même prescription que la veille, à
l'exception des sangsues.) Le 14, vers quatre heures
du soir, le sein gauche devint rouge, tendu, fort
douloureux ; la malade éprouva. en outre, un froid
considérable, auquel succéda une chaleur des plus
violentes. (Douze sangsues ; diète ; tisane d'orge ; un
lavement pour remédier à la constipation qui durait
depuis long-temps, et que le séjour du lit ne faisait
que rendre plus opiniâtre.) Le 15, le sein n'offrait
plus qu'une légère rougeur ; la fièvre avait presque
entièrement cessé. (Décoction d'orge, trois bouillons,
quelques pruneaux, un lavement.) Le 16, la mamelle
droite se gonfle ; un froid subit se déclare ; trois heures
après survient une chaleur brûlante ; vers minuit,

une sueur générale couvre tout le corps. (Diète sévère, même tisane.) Le 17, apyrexie complète. (Gelée
de riz, fruits cuits, etc.) Le 18, inflammation du sein
gauche, désordres absolument semblables à ceux des
jours précédents. La marche de cette maladie ne me
permettant pas de douter qu'elle n'eut pris le caractère intermittent, je crus que je n'avais rien de mieux
à faire que de la combattre par les fébrifuges. En
conséquence, lorsque le calme fut rétabli, et six heures
avant l'époque où devaient avoir lieu les phénomènes
pathologiques dont je voulais empêcher le retour, je
fis prendre en quatre ou cinq fois, et par doses décroissantes, une potion composée avec douze grains
de sulfate de quinine, trois onces d'eau distillée et une
once de sirop de cannelle. L'accès fut retardé de
quatre heures. Encouragé par cette apparence de
succès, j'administrai de nouveau, sous la même forme
et avec les mêmes précautions, dix grains de sulfate
de quinine : j'espérais que par cé moyen je réussirais
à prévenir l'accès du 22 ; mais, contre mon attente,
il reparut trois ou quatre heures plutôt, avec une
intensité qu'il n'avait pas eue jusqu'alors ; les douleurs
du sein droit étaient portées à un si haut degré, qu'elles
occasionnèrent une défaillance assez longue, qui
alarma beaucoup les assistants. Comme j'avais la certitude qu'on s'était parfaitement conformé à mes or-
donnances, je n'hésitai pas à attribuer cette recrudescence à la substance médicamenteuse que j'avais prescrite. J'y renonçai donc sur-le-champ, et je revins
aux antiphlogistiques. Cette dernière médication m'in-

spirait d'autant plus de confiance, que les résultats avantageux que j'en avais déjà obtenus et la nature du mal semblaient m'engager à y recourir. Deux applications de quinze sangsues chaque firent disparaître, en effet, et les symptômes de la gastrite et la phlegmasie locale qui jusque-là s'était constamment reproduite tous les deux jours, en passant alternativement de l'une à l'autre mamelle.

Voici un autre fait que je cite avec d'autant plus de plaisir, qu'il appartient à l'un des médecins les plus célèbres de notre époque, et que ce médecin en a tiré des conséquences diamétralement opposées à ma manière de voir.

Obs. n°. 92. — M. Delpech ayant pratiqué la résection d'un bourrelet hémorroïdal qui occupait tout le pourtour de l'anus, chez un homme revenant d'Amérique, employa pour prévenir une hémorragie consécutive, si à craindre en pareil cas, deux pessaires, dont l'un, garni d'un ruban de fil, fut introduit dans l'intestin, et ramené vers l'autre, qui, resté au dehors, fut fortement appliqué contre lui, et fixé dans cet état au moyen du lien dont j'ai parlé. Le troisième jour de l'opération, le pouls prit de la fréquence, la température devint plus élevée, de légères douleurs se firent sentir dans le bassin et la fosse iliaque gauche : on sentit l'urgente nécessité de supprimer l'appareil, et la chose put être faite sans la moindre violence. « Nous comptions, dit M. Delpech, sur le rétablissement du calme : des fomentations relâchantes sur l'abdomen, des cataplasmes émollients sur l'anus, une abondante boisson , un régime rigoureux , le repos , le silence, un bain général prolongé , y furent employés avec empressement. Cependant, le cinquième jour, à onze heures du matin , le malade fut pris d'un frisson violent qui dura deux heures , et pendant lequel il délira et vomit plusieurs fois. La réaction vasculaire qui suivit se prolongea pendant six heures ; la soif devint fort intense et la langue se sécha. Pendant la sueur qui suivit , la raison reparut , les urines devinrent très-rouges , coulèrent avec difficulté et déposèrent beaucoup d'acide urique.

» Le sixième jour, à cinq heures du matin, le malade était calme ; il avait dormi pendant trois heures ; la langue était humectée, blanche ; la soif était modérée; les urines avaient repris leur caractère naturel ; le ventre était souple, indolent, à cela près de la région iliaque gauche , où la pression excitait une légère douleur. La plaie de l'anus était relàchée et beaucoup moins enflammée que la veille ; le pouls était un peu fréquent.

» La saison où nous étions, et qui s'était déjà montrée favorable au développement d'un grand nombre de fièvres intermittentes , devait nous inspirer de l'inquiétude. Cependant, des motifs aussi plausibles d'inflammation intestinale avaient eu lieu, qu'il était bien vraisemblable que la fièvre en était le symptôme ; l'intensité qu'elle avait eue s'expliquait fort naturellement par le siége de l'affection principale : nous nous en tînmes donc aux soins de la veille. Néanmoins, à onze heures , un nouveau frisson survint : il fut bien plus grave que celui de la veille par son intensité et par sa durée ; le délire le suivit de près ; la langue devint rapeuse, rôtie ; tous les symptômes du jour précédent se renouvelèrent au point de nous donner les plus vives alarmes pour la nuit. Les sueurs survinrent : le malade eut des syncopes, et nous le crûmes perdu. Cependant, à trois heures du matin, le calme était rétabli au point de ne pas laisser le moindre doute sur le caractère de l'accident : il était bien manifeste qu'il s'agissait d'une fièvre intermittente pernicieuse. Le malade prit douze grains de sulfate de quinine en trois fois, de trois en trois heures.

» A une heure après midi, il survint un accès, mais le frisson fut léger : il ne dura que demi-heure, et ne fut accompagné ni de vomissement ni de délire. La chaleur fut douce et de peu de durée ; la langue ne devint ni rouge ni sèche. Dans la nuit, le sulfate de quinine fut réitéré à la dose de huit grains, pris de la même manière.

» Le septième jour, l'accès manqua totalement ; le ventre fut si souple et si indolent qu'auparavant ; la légère sensibilité de la fosse iliaque avait disparu ; la rougeur et la sécheresse de la langue ne s'est pas reproduite. La plaie est en bon état : la suppuration est établie partout. La section de la peau et celle de la membrane muqueuse intestinale s'inclinent l'une vers l'autre, et recouvrent la surface suppurante. (Le sulfate de quinine est continué aux mêmes heures, à quatre grains seulement.)

» Le huitième jour, la faiblesse est moins grande :

le malade est bien ; il demande des aliments : on lui accorde trois bouillons et un potage. (Sulfate de quinine coutinué.) Une mèche de charpie peut être introduite sans inconvénient dans.le rectum pour éviter la contracture de l'anus.

» Les neuvième, dixième et onzième jours, on augmente les aliments ; les selles se rétablissent. (Suppression du sulfate de quinine.)

» Les douzième et treizième jours, on reprend le sulfate de quinine à quatre grains, pris de la même manière, dans l'intention de prévenir la rechûte aux époques signalées par l'observation : il n'en résulte aucun symptôme d'irritation (1). »

Cette observation fait voir combien les préventions systématiques peuvent influer sur le jugement des hommes du plus haut talent et du meilleur esprit. On avoue que la membrane muqueuse intestinale était atteinte dans ce cas d'une inflammation violente, que ce ne fut qu'après le développement de cette inflammation que la fièvre intermittente se manifesta, et que lorsque celle-ci cessa, l'autre disparut également. Qui ne croirait qu'on va conclure de ces circonstances que le phénomène de la périodicité était produit par la phlogose du rectum, qui s'exaspérait régulièrement à jour passé, et irradiait alors vers le cerveau et les voies digestives ? Eh ! bien, au lieu d'une conclusion si naturelle, M. Delpech affirme qu'*il est convaincu d'a-*

____

(1) *Mémorial des hôpitaux du Midi,* n°. de juillet 1829, page 327.

voir guéri une fièvre intermittente essentielle, en ce sens qu'elle n'était nullement le symptôme de la phlegmasie intestinale, qui pourtant coexistait indubitablement. Que si vous désirez connaître les motifs de sa conviction , il vous répondra que *l'inflammation dont il s'agit n'a pas pu produire les phénomènes d'intermittence qui sont survenus pendant son cours, parce que le quinquina les a fait disparaître ;* ce qui est d'autant moins philosophique, qu'en spéculant de la sorte , on ne juge de la nature d'une maladie que d'après les effets nécessairement variables des médicaments , et qu'on suppose gratuitement que les stimulants ne peuvent jamais guérir une phlegmasie. Je ferai remarquer, en outre, que tant que l'intermittence n'a pas été évidente, M. Delpech a attribué les désordres fonctionnels à l'inflammation de l'intestin; aussitôt que la périodicité a pu être parfaitement constatée , il a établi que les phénomènes morbides étaient occasionnés par une fièvre intermittente essentielle. Si , comme cela pouvait arriver , la maladie était redevenue continue , qu'aurait-il dit ? sans doute , que les symptômes ne dépendaient plus de la fièvre intermittente, mais de la phlegmasie du rectum (1). Je n'insisterai pas plus long-

---

(1) Cette argumentation ne se trouve pas textuellemeut dans l'ob servation de M. Delpech, mais elle peut être rigoureusement déduite des réflexions qu'il y a jointes. Une preuve très-explicite, au reste , que le raisonnement que je prête au professeur de Montpellier est réellement celui qu'il tenait dans les circonstances analo-

temps sur ce point. Si je ne me trompe, on ne saurait s'empêcher de m'accorder que le fait que j'ai emprunté à M. Delpech, et tous ceux dont j'avais parlé auparavant, prouvent sans réplique que les phlegmasies externes présentent assez fréquemment le phénomène de la périodicité. Si l'inflammation peut être intermittente à l'extérieur, elle doit nécessairement pouvoir l'être à l'intérieur, car, dans ce cas comme dans l'autre, sa nature est la même. Les observations suivantes d'ailleurs ne permettent pas de douter qu'elle ne soit susceptible de prendre la marche périodique lorsqu'elle a son siége dans les viscères.

OBS. n°. 93. — Un berger, nommé Jauffret, âgé de quarante-six ans, d'une forte constitution, revenant de porter un fardeau de linge mouillé sur les bords du

---

gues à celle dont il s'agit ici, c'est qu'un de ses disciples s'exprime ainsi, à propos d'un cas de fièvre pernicieuse pleuro-pneumonique que je rapporterai tout à l'heure : « Le malade qui fait le sujet de cette observation fut traité par la méthode antiphlogistique, tant que nous pûmes croire à l'existence d'une lésion essentielle (l'auteur emploie ce mot comme synonyme d'inflammation) de la plèvre et du poumon. Nous avons exposé plus haut les motifs (le principal de ces motifs était la certitude qu'on avait acquise que les signes de pleuro-pneumonie cessaient et se reproduisaient à des époques fixes) qui nous portèrent ensuite à ne voir dans cette maladie qu'une fièvre intermittente pernicieuse. » N'est-ce pas, je le demande, comme si l'on disait : tant que les symptômes de pleuro-pneumonie furent continus, nous crûmes à l'existence d'une inflammation de la plèvre et des poumons ; aussitôt que ces symptômes devinrent intermittents, nous rejetâmes toute idée de phlegmasie des voies aériennes, et nous diagnostiquâmes une fièvre intermittente essentielle.

Rhône, à un quart de lieue de son habitation, fut pris, le 26 juillet 1827, d'un violent frisson qui dura près d'une heure , et à la suite duquel il commença à éprouver un point douloureux au-dessous du sein gauche, accompagné d'une toux sèche , très-fréquente , qui le fatiguait beaucoup. S'apercevant que cette douleur augmentait d'intensité, il se mit au lit. Je vis le malade à dix heures du matin, trois heures après l'invasion du frisson ; il présentait alors les symptômes suivants :

Rougeur vive des pommettes ; toux saccadée , avec expectoration purement catarrhale; dyspnée. La toux , la percussion et les mouvements inspiratoires augmentaient le point du côté. Pouls fréquent et plein ; peau brûlante et sèche; sonoréité des parois thoraciques dans toute leur étendue; bruit respiratoire moindre à gauche qu'à droite. (Quinze sangsues sur le point douloureux, tisane d'orge gommée , looch blanc.)

A deux heures de l'après-midi, la toux était devenue plus fréquente ; le malade expectorait des crachats rouillés, visqueux et adhérents entre eux, mais se détachant facilement des parois du vase. Il était survenu du râle crépitant à gauche , dans toute l'étendue du lobe inférieur de ce côté ; persistance du point douloureux; augmentation de la dyspnée. Je pratiquai sur-le-champ une large saignée , après laquelle le malade parut un peu plus tranquille; mais au bout d'une demi-heure tout empira : les facultés intellectuelles se troublèrent; le malade était près de suffoquer; les crachats expectorés depuis ne se détachaient plus du vase et avaient pris une teinte rouge plus prononcée.

Je ne revis le malade qu'à six heures du soir : la peau était déjà devenue moite, elle fut bientôt couverte d'une sueur abondante qui dura toute la nuit. Dès ce moment rémission de tous les symptômes : les crachats redevinrent purement muqueux ; ils se détachaient facilement du vase, quoique adhérents encore entr'eux ; le râle crépitant ne se faisait presque plus entendre. Le lendemain matin, la fièvre avait complètement disparu, et avec elle tous les symptômes de pleuro-pneumonie.

La cessation simultanée de la fièvre et des symptômes pleuro-pneumoniques, le peu de succès que nous avions retiré des évacuations sanguines, la rareté ou l'absence ordinaire des affections vraiment inflammatoires dans la saison où nous nous trouvions, enfin l'épidémie de fièvres intermittentes graves qui régnait alors, me portèrent à considérer cette maladie comme une véritable fièvre pleuro-pneumonique pernicieuse. Je me hâtai donc de prescrire une poudre composée avec quinze grains de sulfate de quinine et un gros de résine de quina, à prendre dans les vingt-quatre heures. Le malade se refusa obstinément à suivre mon ordonnance, prétextant que le remède serait au moins inutile, puisqu'il ne sentait plus aucun mal.

La journée du 27 se passa très-bien, et cet homme se félicitait déjà de s'être montré sourd à mes représentations ; mais le 28, à sept heures du matin, un frisson semblable à celui qu'il avait éprouvé le 26 à la même heure, vint ouvrir la scène du second accès, plus terrible encore que le premier. La marche des symptômes, quoique graduée, fut extrêmement rapide.

A midi, cinq heures après l'invasion de la fièvre, tout paraissait désespéré ; gêne extrême de la respiration ; voix haletante ; expectoration nulle; son mât de tout le côté gauche ; râle muqueux sur les clavicules ; face pâle, avec une légère nuance de lividité ; pouls très-accéléré, mais facilement déprimable; peau plutôt froide que chaude ; langue humide, couverte d'un enduit brunâtre; prostration considérable. (Deux sinapismes aux jambes; décoction de deux onces de quina dans huit onces d'eau, édulcorée avec deux onces de sirop de quinine.)

A trois heures, retour de la chaleur ; pouls plus plein, moins facile à déprimer, face plus coloriée ; expectoration de quelques crachats rouillés extrêmement tenaces. Les autres symptômes persistent.

Vers les cinq heures, la peau se couvre d'une légère moiteur; bientôt une sueur des plus abondantes s'établit ; tous les symptômes diminuent et disparaissent entièrement dans le courant de la nuit.

Le 29 au matin, le malade était sans fièvre; seulement le son était encore mât à la partie postérieure et inférieure gauche de la poitrine, et le bruit respiratoire ne se faisait pas nettement entendre dans le lobe inférieur de ce côté. La poudre fébrifuge, que le malade avait refusé de prendre le 27, lui fut administrée dans la journée, de deux en deux heures et par doses successivement décroissantes. La fièvre ne revint plus ; la toux, accompagnée d'une expectoration purement muqueuse, mais très-abondante, persista encore trois ou quatre jours, au bout desquels cet homme se

trouva assez bien pour reprendre ses occupations ordinaires (1).

OBS. n°. 94. — On vint me chercher, le 16 novembre 1831, pour une petite fille, âgée de neuf ans,
malade depuis la veille, et qui, au moment où je la
vis, se plaignait d'une douleur au-dessous du sein
droit, toussait beaucoup et respirait avec peine; elle
avait en outre le pouls fréquent, la peau chaude, et
une soif assez vive. (Infusion de fleur de guimauve
édulcorée avec le sirop de gomme pour boisson, cataplasmes émollients sur le côté affecté, pédiluves sinapisés.)

Le 17, tous les accidents avaient disparu, il ne restait plus qu'un peu de faiblesse et une légère difficulté
de respirer. (Mêmes moyens que la veille, moins les
pédiluves.)

Le 18, à huit ou neuf heures, la douleur du sein
droit et tous les symptômes qui étaient survenus le 16
se reproduisirent. (Prescription *ut suprà*, de plus
sinapismes autour des malléoles et julep béchique.)

Le 19, apyrexie complète.

Le 20, dans la matinée, les phénomènes morbides
se manifestèrent de nouveau, mais cette fois ils étaient
plus prononcés; le point de côté surtout était très-
aigu et rendait la respiration presque impossible.
(Application de 12 sangsues sur le lieu même de la

----

(1) Cette observation est de M. Grégoire, médecin à Nîmes, et a
été extraite du numéro du *Mémorial des hôpitaux du Midi,* que
j'ai déjà cité.

douleur, laissez couler le sang pendant six heures ; pour le reste, continuation des remèdes déjà mis en usage.)

Le 21, je vis la malade : elle était sans fièvre, dans un état de calme parfait, et demandait à manger. Mon intention fut d'abord de profiter de l'intermission pour administrer quelques grains de sulfate de quinine ; cependant comme la mère témoignait une grande répugnance pour ce médicament, et que du reste j'avais lieu d'espérer que la saignée locale qu'on avait pratiquée aurait pour résultat de rendre l'accès suivant moins fort, je me décidai à remettre à un autre jour l'emploi des fébrifuges. Mais, contre mon attente, je n'eus pas besoin d'y recourir, la fièvre n'étant pas revenue, et la petite fille qui nous occupe ayant été toujours de mieux en mieux depuis cette époque.

Obs. n°. 95. — Je fus appelé, le 8 décembre 1831, pour voir la femme du sieur B...., âgée de quarante-cinq ans, d'un tempérament sanguin, et qui, disait-on, souffrait beaucoup depuis deux jours par suite d'une imprudence qu'elle avait commise en s'exposant toute suante à un courant d'air. Elle présentait à mon arrivée les symptômes suivants : toux presque continuelle et accompagnée d'une expectoration abondante de mucosités, poitrine douloureuse dans la plus grande partie de son étendue, mais principalement à la région sternale, céphalalgie atroce, figure rouge, yeux injectés, pouls plein et dur, peau brûlante, soif vive, bien que la langue fut humide et blanche, constipation et coliques légères. Je pratiquai sur-le-champ une saignée du bras ; je fis couvrir le thorax d'un cataplasme de farine de graines de lin ; je prescrivis pour le reste de la journée un julep béchique, des sinapismes autour des malléoles, un lavement émollient, et une infusiòn de fleurs de mauve, édulcorée avec le sirop de gomme pour boisson.

Sous l'influence de ces moyens et probablement aussi par la nature même du mal, les accidents diminuèrent à vue d'œil et se dissipèrent dans la soirée.

La nuit fut excellente, mais le lendemain, vers les sept ou huit heures du matin, les désordres observés la veille se reproduisirent, avec cette différence pourtant que la douleur de tête était peu prononcée et que celle de la poitrine avait considérablement augmenté. Les circonstances étant à-peu-près semblables, je tins la même conduite, et comme le jour précédent, le calme ne tarda pas à se rétablir dans l'économie.

Cette alternative de cessation et de reproduction des phénomènes morbides ne me permettant pas de douter que je n'eusse affaire à une affection intermittente, je me hâtai de recourir au sulfate de quinine : 12 grains furent administrés dans une potion gommeuse, et l'accès qu'on attendait le 10 manqua.

La guérison, selon toutes les apparences, eut été dès-lors complète et prompte, mais la femme du sieur B...., effrayée de la cherté du remède que je lui avais prescrit, n'ayant plus voulu en faire usage, une rechûte eut lieu le 13.

Le retour des accidents, mieux que mes avis, détermina la malade à revenir au sulfate de quinine : elle en prit de nouveau **12 grains**, et cette dose suffit encore pour supprimer la fièvre.

Il n'y eut pas cette fois de récidive, parce qu'on eut la sage précaution de continuer l'emploi des fébrifuges pendant quelque temps (1).

OBS. n°. 96. — Dominique Taloni, âgé de vingt-deux ans, d'une bonne constitution, fut affecté de fièvre intermittente en 1821, et par suite d'engorgement de la rate. Le 29 août 1822, il fut atteint, à la suite d'un refroidissement subit, d'une fièvre qui commença par un froid intense suivi de chaleur, de douleurs lancinantes au côté droit de la poitrine, sous la mamelle; toux, respiration laborieuse. (Une saignée de huit onces, boissons tièdes, fomentations.)

Soir. Augmentation de tous les symptômes. (Autre saignée.) Dans la nuit sueur générale. (Quelques doses de quinquina.)

30, matin. Sans fièvre, mais douleur de poitrine persistante, toux et crachats sanguinolents.

A huit heures, retour de la fièvre avec de forts frissons, augmentation de la douleur, toux, crachats sanguins. (Autre saignée, sang couenneux comme dans les précédentes saignées.)

Dans la nuit, sueur générale; la douleur a persisté, mais il y avait diminution de la toux et de la dyspnée.

---

(1) Cette observation et la précédente m'appartiennent; je crois devoir rappeler qu'il en est de même de toutes celles qui dans cet ouvrage sont sans nom d'auteur.

31, matin. Sans fièvre. A huit heures, retour de la fièvre et des symptômes précédents.

Soir. Continuation de la fièvre , augmentation des symptômes pleurétiques. (Autre saignée, sang couenneux.) Sueur générale. (Quinquina pour le lendemain matin.)

1er. septembre. Sans fièvre : continuation des symptômes pleurétiques. Retour de la fièvre à huit heures.

Soir. Exacerbation de tous les symptômes fébriles et pleurétiques. (Autre saignée; sang couenneux.) Vers neuf heures, sueur générale; douleur de côté persistante ; décubitus facile sur les deux côtés ; crachats sanguins ; toux; pouls 75 ; intermission parfaite dans la nuit.

2 septembre, matin. Douleur de côté qui se réveille par les efforts de la toux ; expectoration sanguine; dyspnée; chaleur brûlante à la peau ; langue humide et naturelle; soif; ventre sans douleur sous la pression; pouls 97.

A onze heures , nouvel accès de fièvre qui débute par un froid qui dure une heure; augmentation de la douleur, dyspnée, toux, douleur dans la région de la rate. (Saignée de huit onces , boissons nitrées.)

A neuf heures du soir, sueur générale; pouls 72; douleur de poitrine, toux, douleur de la rate cessée. (Tisane.)

3 septembre. La sueur a duré jusqu'au jour; la nuit a été sans sommeil. Le matin , pouls 106 ; langue humide , blanche , décubitus facile sur tous les côtés; la douleur du côté droit s'est portée vers le sternum.

Vers neuf heures, retour de l'accès; mais le froid est moins intense; retour de la douleur, de la toux; pouls fort, dur. (Saignée, sang non couenneux, mais dense.)

Soir, vers neuf heures. Douleur de poitrine presque nulle; mais la toux persiste ; pouls 73.

4 septembre, matin. Retour de la fièvre; pouls filiforme; douleur moindre ; toux persistante ; crachats muqueux.

Soir. Augmentation de tous les symptômes par l'accroissement du paroxysme fébrile. (Saignée, sang couenneux.) Sueur générale ; symptômes pleurétiques persistants.

5 septembre, matin. Retour de la fièvre; vers huit heures, augmentation des symptômes.

Soir. Toujours fièvre; dyspnée, douleur derrière le sternum ; crachats faciles, muqueux et cuits ; langue naturelle ; ventre ouvert. (Looch.)

6, matin. Pouls 74, douleur évanouie; quelques excitations de toux. (Demi-once de quinquina.) Il continue le quinquina, et part guéri le 7 septembre 1822 (1).

OBS. n°. 97. — Antoine Ercolani, âgé de soixante-trois ans, tomba malade le 6 septembre 1822. D'après le rapport de son fils, il eut chaque jour la fièvre précédée de frissons, accompagnée de chaleur, douleur d'estomac, céphalalgie, vomissements, et se terminant chaque nuit par des sueurs : chaque jour elle reve-

____

(1) Bailly, Traité anatomico-pathologique des fièvres intermittentes simples et pernicieuses, page 253.

naît à midi. Il prit quelques onces de quinquina qu'il a toujours vomi. Il entra à l'hôpital du Saint-Esprit le 9 septembre, et fut placé au n°. 83.

Le soir, il présenta les symptômes suivants : fièvre, stupidité, douleur de tête, impossibilité de parler, langue sèche et comme revêtue d'un parchemin qui en crispait la surface; ventre excessivement douloureux sous la pression. (Lavement de quinquina.)

10, matin. Fièvre presque nulle à la suite de sueurs qui ont eu lieu la nuit; langue humide, mais recouverte d'un enduit noirâtre, probablement coloré en partie par le quinquina; douleur de ventre persistant avec la même intensité. (Autres doses de quinquina, qu'en partie il vomit, en partie il retint.)

A trois heures après midi, retour de la fièvre, coma, décubitus sur le dos, respiration lente, grande et comme par secousses; langue aride, portée au fond de la bouche, rouge dans toute son étendue; yeux ternes; aspect d'agonisant; bouche s'ouvrant à chaque inspiration; facultés intellectuelles pas entièrement absorbées par le coma; en le réveillant on aperçoit un reste de pouvoir d'attention.

A cinq heures et demie, respiration plus lente, coma profond. Le malade ne se réveille, ni quand on l'appelle, ni quand on le pince; mais si on lui presse le ventre, il manifeste de la douleur par un cri et ouvre les yeux : langue sèche, ridée; pouls fort, lent; chaleur brûlante à la peau. Dans la nuit, sueur générale.

11, matin. Rémission de la fièvre; mais cependant il reste de la stupidité; quand on l'appelle il se retourne, mais regarde sans rien dire; ses yeux restent immobiles; la langue est aride, le ventre douloureux.

Vers midi, retour de la fièvre : respiration grande, bouche fermée, coma profond, paralysie des aîles du nez qui s'affaissent à chaque inspiration : les muscles de la face sont aplatis sur les os et y paraissent collés ; coma profond ; râle. Mort à deux heures après midi.

Ouverture. — Arachnoïde rouge, épaissie comme par du sang qui s'est infiltré dans son tissu. Quand le cerveau a été extrait, il est resté huit à dix onces de sérosité dans la base du crâne. Adhérences anciennes et récentes de l'arachnoïde avec la dure-mère, surtout au sommet, où il y a de la sérosité coagulée et d'une consistance gélatiniforme; substance corticale du cerveau d'un brun rougeâtre très-intense. Il y avait entre le cerveau et le crâne un vide de près d'un pouce dans toute sa circonférence, et résultant de l'affaissement de cet organe, dont la consistance était presque naturelle, quoiqu'un peu molle. Poumon droit naturel; poumon gauche adhérent, mais par une fausse membrane ancienne. Œsophage à son quart inférieur présentant des granulations, et à sa communication avec l'estomac offrant une fausse membrane brunâtre, probablement colorée par le quinquina ; la couleur du ventricule est d'un rouge intense tirant sur le noir, et couvert dans toute son étendue de mucosités épaisses qui ne s'enlevèrent même pas par des lavages répétés. Éruption très-confluente vers le pylore; intestins grêles et gros enflammés dans toute leur étendue et d'un rouge vif; rate de volume ordinaire, mais en bouillie comme de la lie de vin; foie sain; épiploon et surface extérieure des intestins d'une couleur rosée (1).

Obs. n°. 98. — T. Battista Vaselli, âgé de dix-sept ans, menuisier à Santa-Maria-Monteroni, prit un bain dans le Tibre le 28 juillet. Il fut aussitôt pris d'une fièvre précédée de frissons, et qui se termina par des sueurs abondantes. Au milieu de l'accès il y eut douleur de tête, soif, constipation, bouche amère, vomissement.

Cette fièvre revint le 29. Il entra à l'hôpital le 30 juillet au soir, et fut placé au n°. 1, dans la salle de clinique. Il avait une fièvre violente avec angoisses, soif, douleurs de ventrè, anxiétés. (Huit grains de sulfate de quinine, en quatre pilules, émulsion.) A peine le froid de ce troisième accès commençait-il à disparaître, qu'il parut sur tout le corps une éruption de larges boutons saillants et prurigineux : il vomit des matières jaunâtres.

Le 31, matin, sans fièvre, aucun sentiment de douleur ou d'incommodité. (Quinquina en poudre, une once.)

Vomissement de matières jaunâtres à deux heures après midi, commencement d'un nouvel accès, puis fièvre; soif, douleur de tête, sentiment de resserrement dans la gorge, difficile articulation des paroles, agitation, anxiétés, délire loquace. Il veut se lever; pouls très-fréquent. (Potion saline, quinquina.) 1er. août matin, continuation du délire, qui a duré toute

---

(1) Bailly, ouvrage cité, page 208.

la nuit; fièvre violente, langue rouge, angoisses, sueurs partielles au front, à la poitrine; vers deux heures après midi, le délire augmente; à trois heures, pouls 132. Il a pris quatre paquets de quinquina et en a vomi deux. (Huile de ricin, une once ; sirop d'altæa, une once.) Point de selle, potion saline.

Soir, fièvre, délire ; son langage est presque celui d'un homme ivre ; langue toujours rouge, front très-chaud; ventre brûlant, mais non douloureux à la pression; sueur au front, agitation continuelle, anxiété. Il demande qu'on le détache; extrémités sensibles, pupilles dilatées. Il a pris en tout deux onces deux gros de quinquina. A quatre heures, dans la nuit, froid glacial des extrémités seulement. Mort à sept heures du matin.

Ouverture. — Arachnoïde injectée, mais non avec autant d'intensité que dans les comateux ; engorgement des vaisseaux qui rampent sur les circonvolutions. Quand on coupe le cerveau par tranches, on voit dans plusieurs parties les orifices coupés qui laissent échapper des gouttelettes qui reparaissent quand on les essuie. Deux onces de sérum à la base du crâne. Tout est sain dans la poitrine. Dans le ventre, violente inflammation du grand cul-de-sac de l'estomac; sa couleur est d'un rouge foncé. La rate, de grosseur naturelle, est composée d'un sang noir et liquide. La première moitié de l'intestin grêle est presqu'à l'état ordinaire; mais toute la seconde portion jusqu'au cœcum est vivement enflammée. La couleur de la muqueuse est d'un rouge cerise ; les veines mésentériques sont trèsinjectées : rien de particulier dans les gros intestins. L'intestin grêle était garni dans presque toute sa longueur d'une couche de matière noire, luisante, analogue à de la pulpe de casse, sans aucun mélange de matière qui aurait troublé l'homogénéité de cette bouillie. Plus tard, j'ai vu dans plusieurs vésicules, de la bile qui avait la consistance et la couleur de cette matière, et qui ne me laisse aucun doute sur sa nature. Foie sain, mais gorgé de sang (1).

Obs. n°. 99. — Vincent Coroselli, âgé de cinquante-cinq ans, d'une faible constitution, entra à l'hôpital le 30 juin, et fut placé au n°. 93. Voici ce qu'on me raconta sur son état, car je ne le vis que le jeudi 4 juillet. Le jour de son arrivée, il présenta un accès de fièvre, qui était le premier; il avait quelques douleurs dans la région de la parotide gauche : son air était stupide; cependant il répondait aux questions qu'on lui faisait. Constipation. Cet accès dura toute la journée du 1er. juillet.

Le 2 juillet, mardi, il fut sans fièvre ; il prit 2 onces de quinquina.

Le 3 juillet, mercredi, la fièvre revint le soir. Le 4 juillet, gonflement très-douloureux de la parotide gauche ; pouls intermittent, petit, extrêmement irrégulier ; il est tellement tumultueux, qu'il est presque impossible de distinguer des pulsations bien marquées. Le malade peut montrer la langue, mais elle tremble sur les lèvres; elle n'a rien que de naturel ; les yeux

____

(1) Bailly, ouvrage cité, page 203.

sont ouverts. Le malade cherche à prendre quelque chose avec les doigts. Soubresauts des tendons, délire tranquille. Quand on lui demande comment il se trouve, il répond qu'il est assez bien. Tendance au sommeil, plus tard coma. Mort dans la nuit.

Ouverture. — Fausses membranes entre les feuillets de l'arachnoïde, qui est opaque ; engorgement des veines superficielles du cerveau, intestins pâles ; excréments très-durs dans les gros intestins. Parotide enflammée, mais non à l'état de suppuration ; sérosité dans le crâne (1).

OBS. n°. 100. — A la suite d'un coup reçu à la tête qui fractura le pariétal, et après quatre jours d'une santé parfaite en apparence, un homme éprouve le soir un violent accès de fièvre avec céphalalgie, frisson, délire, alternant avec l'assoupissement ; coloration de la face, et douleur très-vive dans le cou. Ces symptômes disparaissent le lendemain matin, et pendant toute la journée le malade raisonne bien, et mange de bon appétit. Huit accès semblables se succèdent, séparés par une apyrexie complète ; mais après le neuvième, les accidents persistent, le malade meurt dans le coma.

A l'ouverture du cadavre, on trouve les meninges enflammées, recouvertes d'une exsudation puriforme ; la substancé du cerveau correspondant à la plaie, brune et liquéfiée, et la troisième vertèbre dorsale

____

(1) Bailly, ouvrage cité, page 207.

fracturée, avec la membrane de la moëlle épinière légèrement phlogosée dans cet endroit (1).

OBS. n°. 101. — Un adulte, fort et bien constitué,
éprouve quatre accès d'une fièvre quotidienne, dont
les principaux symptômes sont d'abord, et avant l'invasion de la fièvre, une céphalalgie intolérable, et
pendant l'accès, délire, rougeur très-vive de la face,
agitation, pouls dur, petit et fréquent, occlusion des
yeux, rétrécissement de la pupille, soubresaut des
tendons, haleine très-fétide. Dans l'après-midi, disparition de tous ces symptômes, à l'exception d'un
léger mal de tête. Bien-être jusqu'au lendemain matin.
Le quatrième accès emporte le malade.

A l'ouverture du crâne, on trouve l'arachnoïde
très-rouge, épaissie, adhérente au cerveau, et la membrane muqueuse du colon et des intestins grêles vivement colorée en rouge (2).

OBS. n°. 102. — M. P...., âgé de trente-six ans,
d'un tempérament sanguin, d'une forte constitution,
travaillant dans un comptoir, ayant eu un abcès à
l'une des fesses, était depuis un mois indisposé; il
éprouvait des maux de tête; le 16 mars, ce malaise
augmente; le 17, un frisson vif et prolongé annonce
l'invasion d'un accès de fièvre. Le 18, un accès pareil a lieu; durant l'un et l'autre la céphalalgie est
très-intense, mais il n'y a ni délire ni autre symp-

---

(1) Itard, *Journal universel des sciences médicales,* n°. de décembre, page 352, année 1823.

(2) Itard, même ouvrage, même numéro et même page.

tôme grave. L'apyrexie succède à ces accès. Le 19 , vers midi, la fièvre revient comme les jours précédents, mais elle est accompagnée d'agitation nerveuse et de délire. Une consultation est provoquée. M. Gintrac et un autre médecin sont appelés; ils se réunissent à neuf heures du soir. Le malade reconnaît les personnes placées près de lui. Il parle , mais avec une sorte d'embarras. Il fixe difficilement les objets, se lève souvent sur son séant, et cherche à sortir du lit. Les pupilles sont un peu resserrées ; les paupières supérieures sont comme appesanties. Une douleur très-vive occupe le devant de la tête, l'occiput et la nuque. Le pouls est très-concentré et fréquent, la face pâle ; un peu de sueur couvre le front ainsi que diverses autres parties du cercle supérieur ; il y a peu de chaleur. La langue est dans l'état normal, l'épigastre peu sensible à la pression ; les autres fonctions n'offrent rien de remarquable.

Dans la consultation, M. Gintrac, vu l'irritation cérébrale évidente , et son type intermittent, propose : 1º. une saignée du pied à faire immédiatement; 2º. l'application d'un nombre de sangsues relatif à l'état du pouls après la saignée, soit à l'épigastre, soit au cou ; 3º. des vésicatoires aux jambes ; 4º. des lavements avec le quinquina ; 5º. le sulfate de quinine, dès la diminution de l'accès. Les deux autres consultants n'admettent que les vésicatoires et l'emploi du quinquina. En conséquence, une once de ce médicament est donnée dans la nuit; l'accès décline et l'état du malade devient satisfaisant.

Le **20**, à dix heures du matin, un nouveau frisson signale l'invasion d'un accès des plus intenses ; délire, agitation excessive; paroles entrecoupées, inintelligibles; pouls concentré, dur, fréquent; face pâle, yeux à demi-fermés, etc. Les consultants se réunissent à midi; ceux qui la veille avaient rejeté les émissions sanguines insistent sur leur emploi ; une saignée est faite au pied, plus tard des sangsues sont appliquées ; mais à six heures du soir le malade expire.

L'examen cadavérique est fait le **22**, à sept heures du matin.

Toute la surface du corps est couverte de larges ecchymoses.

La dure-mère est en plusieurs points très-adhérente aux os du crâne. Le feuillet séreux qui la tapisse est sain. Vers les fosses temporales et occipitales, entre la dure-mère et les os, on voit de larges infiltrations sanguines.

La lame arachnoïdienne qui recouvre la partie supérieure et la face interne des hémisphères cérébraux, est intimement unie et confondue avec la pie-mère. Ces deux membranes ayant une et deux lignes d'épaisseur, ont une teinte jaunâtre, due à l'infiltration et à la concrétion dans leur propre tissu d'une couche de matière purulente. L'arachnoïde de la face inférieure du cerveau est épaisse et opaque.

La substance cérébrale est saine, mais un peu injectée.

Les ventricules contiennent un peu de sérosité purulente.

Les poumons sont engorgés, mais sans autre altération.

Le cœur présente dans ses parois une teinte rougeâtre uniforme, principalement du côté droit.

L'estomac est sain. Les intestins offrent, ainsi que
la plupart des viscères abdominaux, une teinte d'un
rouge brunâtre, assez uniformément répandue. Du
reste, ils sont dans l'état normal (1).

Ces observations, que j'aurais pu me dispenser de
citer, car j'en ai consigné déjà dans ce travail une
foule d'analogues, sont incontestablement des exemples
d'inflammations viscérales périodiques, et fussent-elles
les seules qu'on eut eu occasion de recueillir jusqu'ici,
qu'on serait en droit d'en déduire *à priori* la possibilité de l'intermittence pour les phlegmasies internes.
Vainement prétendra-t-on que dans les cas tels que
ceux que je viens de rapporter, il y a seulement si-
mulacre d'inflammation et non inflammation réelle :
là où j'aperçois les signes d'une pleurésie, d'une fluxion de poitrine, d'une gastrite, etc., je dois nécessairement penser que ces états morbides existent.
Toutefois il est juste de convenir que la phlegmasie
n'est franchement intermittente que lorsqu'elle est légère ; au fur et à mesure qu'elle fait des progrès, elle

---

(1) Cette observation est de M. Gintrac, qui la communiqua en
1824 à la Société royale de médecine de Bordeaux. Je la cite avec
d'autant plus de plaisir, que le médecin qui l'a recueillie est connu
par la sagesse de ses opinions, de nombreux succès scientifiques, et
une indépendance complète en matière de systèmes et de théories.

se rapproche de l'état de continuité ; quand elle est parvenue à son dernier degré, elle est constamment rémittente ou continue. C'est ainsi que les choses se passent dans la pneumonie périodique : tant que l'apy-rexie est complète, il y a simplement engouement in-flammatoire des poumons; plus la congestion sanguine augmente, plus les accès se prolongent et tendent à se confondre; aussitôt que la suppuration ou l'hépatisation commence à se former, la maladie devient rémittente ou continue.

Les médecins qui prétendent que la phlegmasie n'est jamais intermittente arguent pareillement de l'efficacité du quinquina dans les fièvres d'accès, pour contester leur nature sthénique. Mais si, comme je ne tarderai pas à le démontrer, la fièvre intermittente peut avoir son siége ailleurs que dans les voies digestives, il est facile, dans les cas de cette espèce, de donner une ex-plication plausible des succès du quinquina. D'autre part, quand la fièvre qui nous occupe dépend d'une gastro-entérite, et qu'elle est réellement intermittente, tout rentre dans l'état normal immédiatement après la terminaison de l'accès, et si l'écorce du Pérou, ad-ministrée pendant l'apyrexie, réussit, c'est qu'on la dépose sur une surface exempte d'irritation (1). L'in-gestion de ce médicament a été, dit-on, suivie, dans

---

(1) Dans le cas, par exemple, que M. Delpech a publié, le quin-quina a réussi, selon moi, parce qu'on l'a donné pendant l'apyrexie, et qu'à cette époque, non-seulement l'irritation sympathique de l'es-tomac disparaissait tout-à-fait, mais celle du rectum perdait beau-coup de son intensité.

quelques circonstances, de la guérison de la fièvre rémittente. Eh bien ! que faut-il conclure de là ? que
les affections fébriles périodiques ne sont pas de nature
sthénique ? non , certes : indépendamment , en effet ,
qu'il est fort rare qu'une fièvre rémittente cède au quinquina donné par la voie de l'estomac, le plus souvent ,
lorsque ce fait a lieu, la fièvre est entretenue par une
phlegmasie autre que celle du ventricule. J'accorde-
rais, au surplus, que l'estomac est le siége du mal dans
tous les cas de ce genre, qu'on ne serait pas fondé à
établir qu'il n'est pas alors enflammé. Nous voyons
chaque jour l'ophtalmie guérir par des pommades et
des collyres stimulants , l'uréthrite par le sulfate de
zinc , l'érysipèle par le vésicatoire. Cela prouve sans
réplique que les phlegmasies sont susceptibles d'être
modifiées avantageusement par l'application directe
d'une substance excitante sur la partie phlogosée.

On a avancé encore que les fièvres intermittentes
ne laissent ordinairement à leur suite aucune trace de
lésion, et que, lorsqu'on en trouve, les désordres organiques dépendent d'une phlegmasie qui complique
la fièvre ou en est le produit. Ces deux objections
nouvelles n'ont pas plus de valeur que les précédentes :
la première, en effet, est entièrement contraire à l'observation qui atteste que, dans la grande majorité des
cas, on découvre des traces de phlogose chez les individus atteints de fièvres intermittentes (1). Quant à

---

(1) Voyez à cet égard l'article de cet ouvrage qui est intitulé :
Caractères anatomiques.

la seconde, on se borne à affirmer que l'inflammation qui détermine les altérations de texture que montrent les autopsies, est le résultat ou simplement une complication de la fièvre, et il y a loin d'une assertion gratuite à une démonstration.

Et puis, je ferai remarquer que ce qu'on soutient pour les fièvres intermittentes, on le soutenait naguères pour les continues, et qu'il est généralement reconnu aujourd'hui, même parmi les principaux antagonistes de la doctrine physiologique, que celles-ci sont des phlegmasies viscérales qui laissent pour traces sur le cadavre les lésions organiques qu'on observe ordinairement en pareil cas (1). Cette circonstance est très-

(1) La question des fièvres continues est, je ne crains pas de l'avancer, sinon définitivement jugée, du moins en grande voie de solution. Nous savons désormais à quoi nous en tenir sur ces maladies *totius substantiæ, sui generis,* qui n'attaquent aucunement le tissu de nos organes. Pressés par les faits, et une puissance rare de dialectique et de talent, les adversaires de M. Broussais lui firent d'abord cette concession, que s'il fallait entendre par fièvres essentielles des lésions purement vitales, ils n'y croyaient pas. Plus tard, ils essayèrent de transformer en affections générales certains états fébriles, où, suivant eux, l'un des systèmes sanguin, nerveux ou lymphatique se trouve seul atteint. Aujourd'hui, ils se retranchent derrière ces entités morbides, que M. Bretoneau nomme *Dothinenteries,* et dont M. Louis s'est particulièrement occupé. Mais outre que rien n'autorise le premier de ces médecins à avancer que les maladies de ce genre sont de nature spécifique, se communiquent par le contact et n'attaquent qu'une fois dans la vie (1), le se-

(1) On est si peu fondé à établir que la dothinenterie est de nature spécifique, que M. Scoutteten est parvenu à la produire en quelque

importante; car, comme la plus grande analogie existe

---

cond vraiment poussé par trop loin l'abus du raisonnement et des hypothèses, lorsqu'il établit que les altérations des glandes de Brunner et de Payer, qu'on trouve à la suite des fièvres typhoïdes, peuvent en être indifféremment la cause ou le produit; qu'elles dépendent tantôt d'un travail inflammatoire, tantôt d'une effervescence, d'une despumation humorale qui s'opère dans la substance des follicules; qu'elles ont le privilége exclusif de constituer le caractère anatomique du typhus, bien qu'il convienne, lui-même, qu'on en rencontre souvent d'analogues chez des individus qui n'ont présenté ni fièvre, ni *sudamina*, ni phénomènes nerveux, et que d'autres sujets, chez qui ces symptômes s'étaient développés, n'en ont montré aucune trace. On ne saurait lui acccorder non plus qu'il y a des typhus simulés, et des typhus sous forme latente; que la prostration, la somnolence, le délire, les mouvements convulsifs, sont occasionnés par les plaques morbides dont il s'agit ici, quoique d'après lui encore des plaques identiques puissent être observées dans une foule d'affections qui n'offrent pas ces signes; que le météorisme est susceptible de provenir d'une entérite sans plaques, mais que néanmoins il atteste positivement que ces plaques existent. De telles propositions, on a beau dire, doivent être rejetées par tout esprit sévère et dégagé de prévention. Ce n'est pas avec des pétitions de principes, des contradictions évidentes, des faits mal appréciés, qu'on fonde ou qu'on renverse une doctrine. Sous ce rapport, M. Louis me semble avoir complètement failli à la tâche qu'il s'était imposée. Une objection très-forte, et que M. Broussais n'a pu détruire, est que les fièvres essentielles n'ont pas toujours leur siége dans le tube digestif. Mais pour ce qui concerne leur nature et leur localisation, ce qu'il a publié sur ces deux points a généralement prévalu dans le monde médical.

---

sorte à volonté sur des chiens, en leur donnant des viandes gâtées, des eaux corrompues, et en les forçant à rester dans des lieux sombres, humides et saturés de miasmes délétères. Rien n'autorise non plus à dire qu'elle est contagieuse, et qu'elle n'attaque qu'une fois dans la vie, car une foule de faits bien observés prouvent le contraire.

entre les fièvres continues et les intermittentes (1), on est autorisé à en conclure que ce qui est vrai pour les unes doit l'être pour les autres.

En supposant d'ailleurs que les fièvres continues ne fussent ni des phlegmasies locales ni de même nature que les fièvres intermittentes, ainsi que je le prétends, on ne saurait me refuser que l'inflammation du parenchyme pulmonaire est l'unique cause du groupe de symptômes qui caractérise la fluxion de poitrine. Une chose qu'on ne contestera pas non plus, c'est que cette phlegmasie ne diffère que par le type de la fièvre que les auteurs ont nommée intermittente peripneumonique, et que toute différence cesse entre ces deux individualités morbides, lorsque celle qui est intermittente devient continue (2). Or, si d'une part, la pneumonie détermine les accidents fébriles qui se développent pendant son cours, et que de l'autre elle présente l'identité la plus parfaite avec la fièvre intermittente péripneumonique, il faudra nécessairement qu'on admette que dans cette dernière l'inflammation des poumons, loin d'être l'effet ou simplement une complication de la fièvre, en est, au contraire, la cause prochaine. Cette proposition une fois établie, la conséquence qui en

____

(1) Cela a été mis hors de doute dans l'article précédent, p. 206, 207 et suivantes.

(2) Il ne faut, pour se convaincre de la vérité de cette assertion, que lire attentivement l'histoire de la maladie de ma mère (voyez *Traitement des fièvres pernicieuses*), et l'observation de fièvre pneumonique pernicieuse que j'ai rapportée, page 228.

découle naturellement est que les phlegmasies internes sont susceptibles d'affecter le type intermittent. D'un autre côté, comme la variété pathologique qui nous occupe a toujours été mise par les pyrétologistes au nombre des fièvres essentielles, le raisonnement et l'analogie doivent nous porter à penser que l'essentialité des autres affections fébriles périodiques n'est pas mieux démontrée que celle de la fièvre intermittente pneumonique. On peut donc, sans aller plus loin, poser en principe que dans les fièvres d'accès, les phénomènes qui se manifestent pendant la vie et les lésions de texture qu'on trouve après la mort proviennent d'une même cause, et que cette cause est une *irritation morbide*.

SECTION II.

Maintenant que nous sommes fixés sur la nature de la fièvre d'accès, essayons d'en préciser le siége; et pour cela, commençons par faire observer qu'elle ne saurait consister dans une irritation cérébro-spinale, comme le prétend M. Rayer. Ce médecin, en effet, reproduit à l'appui de son opinion les divers arguments qu'on alléguait autrefois pour démontrer que les pyrexies périodiques étaient des affections nerveuses asthéniques : or, nous avons vu plus haut ce qu'il faut penser de ces arguments. Il établit également, et c'est là sa preuve capitale, que les symptômes du 1er. stade (*froid ou frisson, malaise général, lassitude quelquefois engourdissement des fonctions in-*

tellectuelles, douleurs ou élancements dans le dos et les membres, céphalalgie qui commence avec le frisson et dure pendant l'accès, tremblement plus ou moins marqué, contractions quelquefois convulsives des membres, bâillements, pandiculations, peau froide, etc.), ne sont autre chose que des désordres fonctionnels du cerveau et de la moëlle épinière (1). Mais cette proposition est pour le moins fort contestable : si les phénomènes dont il s'agit ici dépendent d'une irritation des centres nerveux principaux, pourquoi se montrent-ils généralement presque tous au début des phlegmasies des organes abdominaux ou thoraciques, tandis qu'on n'en remarque aucun, pour l'ordinaire, pendant le cours de plusieurs états pathologiques, dans lesquels il existe évidemment une surexcitation morbide de l'axe cérébro-spinal (l'épilepsie, l'hystérie, l'hypocondrie, la chorée, etc.)?Dira-t-on que les maladies nerveuses que je viens de nommer font exception, parce qu'elles sont apyrétiques et le plus souvent d'une longue durée? Mais la myélite aiguë n'est guère mieux privilégiée sous ce rapport, car elle ne s'annonce pas dans la grande majorité des cas par des frissons, un malaise général, des lassitudes, des pandiculations, etc. Quand il n'en serait pas ainsi d'ailleurs, on aurait encore à se rendre compte de l'apparition des signes du premier stade au commencement des inflammations viscérales, et cela ne serait possible dans l'hypothèse de M. Rayer,

---

(1) Dictionnaire en dix-huit volumes, tome XII, page 387.

qu'en admettant que la phlegmasie qui constitue la gastro-entérite, la pneumonie, etc., est cause ou effet d'une irritation du cordon rachidien (1).

J'ajouterai que les phénomènes qui nous occupent ne sont pas les seuls qui se manifestent dans les accès fébriles, et je ne vois pas pourquoi ils seraient, à l'exclusion de la chaleur et de la sueur, *l'expression nécessaire de la lésion qui constitue la fièvre intermittente* (2). Tout annonce., répondra-t-on, que *le second et le troisième stades sont sous la dépendance du premier.* Mais sur quoi se fonde-t-on pour émettre cette assertion ? *Sur l'ordre dans lequel les trois stades se succèdent ordinairement?* Personne n'ignore que cet ordre est quelquefois interverti. Sur ce que *Shenck, Wolf, Morgagni,* etc., *ont observé des fièvres dont les accès n'étaient marqués que par un froid plus ou moins intense* (3). Les mêmes écrivains en ont rencontré , et en beaucoup plus grand nombre , qui ne présentaient que les périodes de la chaleur et de la sueur. Aucune de ces raisons, quoi qu'on en dise , ne permet d'a-

______

(1) C'est là une conséquence rigoureuse de la théorie que je combats : si vous établissez, en effet, que les signes du premier stade sont le résultat d'une lésion cérébro-spinale , il faut nécessairement que vous admettiez, lorsque ces signes marquent le début d'une gastrite , d'une pneumonie , etc., que l'affection qui les détermine alors est cause ou produit de la phlegmasie des tissus digestifs, pulmonaires , etc.

(2) Dict. de méd. en dix-huit vol., tome XII, page 387.

(3) *Idem.*

vancer que les phénomènes du premier stade sont les
seuls caractères distinctifs de la fièvre intermittente ;
elles ne servent qu'à faire ressortir le peu de solidité
de l'opinion de M. Rayer.

Notre confrère serait-il plus en droit d'invoquer en
sa faveur les cas de fièvre pernicieuse tétanique publiés
par quelques pyrétologistes ? Nullement, selon moi.
Tout porte à présumer que les faits de ce genre n'ont
pas été bien appréciés. La maladie alors ou n'était pas
intermittente ou n'avait pas son siége dans le cerveau et
dans la moëlle épinière. Au reste, les symptômes qu'on
assigne à la fièvre tétanique n'ont aucune ressemblance
avec ceux des pyrexies périodiques ordinaires, et en
supposant que l'existence de cette individualité morbide ne pût être contestée, rien n'autoriserait à en
conclure que la fièvre intermittente régulière, qui est
celle dont il s'agit maintenant, dépend d'une lésion
cérébro-spinale (1).

Il est des médecins qui considèrent également la

---

(1) M. Guerin de Mamers a cherché dernièrement à démontrer
que le cerveau et la moëlle épinière jouent un rôle, le premier rôle
même dans la production des phénomènes des fièvres intermittentes : selon lui on ne doit voir dans ces affections que des excitations anormales des centres nerveux cérébro-spinaux, provoquant
ou compliquant des transports, des accumulations de sang sur
d'autres organes, des congestions, des irritations sur d'autres points
de l'économie. Comme cette opinion offre la plus grande analogie
avec celle de M. Rayer, qu'elle lui est de beaucoup postérieure, et
que les mêmes objections peuvent lui être faites, je n'ai pas cru
devoir m'en occuper ici. Ce que je dis d'ailleurs dans le paragraphe
suivant lui est en grande partie applicable.

fièvre d'accès comme une lésion *névrosthénique*, mais qui, au lieu d'en restreindre le siége au cerveau et à la moëlle épinière, prétendent qu'elle occupe la totalité du système nerveux. Cette manière de voir ne me paraît pas non plus admissible ; elle repose sur les mêmes arguments que la précédente, et ce que j'ai dit au sujet de cette dernière lui est entièrement applicable. Que si l'on m'objecte qu'on n'a eu l'intention dans cette hypothèse que de placer la cause prochaine des fièvres périodiques dans l'appareil sensitif, je répliquerai qu'il est impossible de contester sans doute que l'excitation du cœur qui a lieu en pareille occurrence ne soit immédiatement produite par un excès d'innervation ; mais que si c'était là un motif suffisant pour faire une névrose de la fièvre intermittente, il faudrait à ce compte ranger dans la même catégorie les inflammations qui se développent à la suite d'une affection morale ou de l'impression du froid (1), attendu que ces inflammations reconnaissent aussi pour cause prochaine une modification du système nerveux, qui met en jeu le système sanguin et préside à leur formation. Ce que je dis ici pour les phlegmasies qui proviennent d'une affection morale

---

(1) La pneumonie, l'encéphalite, la gastrite, se développent souvent à la suite de chagrins vifs et prolongés : il n'est pas rare de voir des érysipèles, des hémorragies se déclarer après un violent accès de colère. Quant au froid, personne n'ignore que c'est le plus souvent sous son influence que se manifestent la pleurésie, la fluxion de poitrine, le rhumatisme, etc.

ou de l'impression du froid, pourrait à la rigueur s'appliquer à toutes les autres espèces d'inflammations; car, en y regardant de plus près, on ne tarde pas à se convaincre qu'elles ont aussi leur cause prochaine dans l'action des nerfs sur les vaisseaux. Une chose incontestable, en effet, c'est que, quelle que soit la partie de notre corps qu'on soumette à l'action d'un stimulant, il n'y a à proprement parler, dans cette partie, que les nerfs qui, dans le principe, contractent l'irritation : cette dernière commence par être simplement nerveuse; ce n'est qu'après que l'impression produite par le stimulant a été transmise à la moëlle épinière, à l'encéphale et aux ganglions, et réfléchie par eux dans tout l'organisme, que l'état inflammatoire peut se développer. Ainsi donc, en pressant un peu cette théorie, on voit qu'elle donne pour conséquence que les phlegmasies, quelles que soient leurs causes, doivent être classées parmi les névroses; or, personne, je ne crains pas de l'avancer, ne sera tenté de soutenir une semblable proposition.

M. Broussais pense que les fièvres intermittentes sont des gastro-entérites périodiques, et il étaye cette assertion des propositions suivantes :

1°. M. Pinel regarde les *fièvres intermittentes ordinaires* comme de même nature que les fièvres essentielles, et, par ce judicieux rapprochement, il a préparé la découverte de leur siége.

2°. La plupart des auteurs se sont accordés à placer le siége des fièvres intermittentes dans les voies digestives et leurs annexes.

3°. On voit souvent des fièvres intermittentes devenir des *fièvres bilieuses, adynamiques* et *continues,* et réciproquement des *fièvres bilieuses* et *muqueuses* se transformer en fièvres périodiques.

4°. La plupart des causes assignées par les auteurs aux fièvres intermittentes agissent sur l'estomac directement ou sympathiquement.

5°. Un accès de fièvre intermittente présente tous les phénomènes d'une fièvre continue.

6°. L'anorexie, le dégoût, les envies de vomir, la sensibilité, et quelquefois la douleur de l'épigastre, sont les prodromes de l'accès. Ces mêmes symptômes, et de plus la soif, la rougeur de la langue, l'aversion pour les boissons stimulantes, l'appétence des boissons froides et aqueuses, et quelquefois les vomissements, se font remarquer pendant la période de la chaleur. Or, nous savons que tous ces symptômes appartiennent à la gastro-entérite.

7°. Les praticiens ont reconnu la nécessité des antiphlogistiques et le danger des stimulants pendant les accès.

8°. Ils ont observé aussi que le quinquina, administré avant d'avoir astreint le malade à la diète et de l'avoir soumis pendant quelque temps à un traitement antiphlogistique, quand la gastro-entérite n'est pas parfaitement intermittente, que le malade conserve entre les accès quelques signes de l'irritation gastrique, lors même qu'il y a apyrexie complète, exaspérait très-souvent la maladie, rendait la fièvre continue, et la faisait quelquefois passer à l'état adynamique ou ataxique. M. Broussais a fréquemment observé ces accidents en Espagne , à une époque où il attaquait les fièvres intermittentes, dès leur début, par l'émétique et le quinquina (1). On sait aussi qu'un grand nombre de fièvres intermittentes , traitées par les stimulants, laissent à leur suite , surtout dans les cas où l'on n'a pas usé préalablement des précautions que nous venons d'indiquer, des dyspepsies, des hypocondries, et d'autres phénomènes morbides que nous savons appartenir à la gastrite chronique, et des hépatites chroniques qui sont toujours liées aussi à cette dernière.

9º. Un grand nombre de fièvres intermittentes , la moitié, suivant M. Broussais (2), cèdent aux saignées à l'épigastre, à la diète et aux boissons adoucissantes.

10º. L'intermittence de l'irritation et l'identité parfaite des fièvres continues et des fièvres intermittentes étant démontrées, il en résulte nécessairement que les fièvres essentielles ordinaires sont des gastro-entérites intermittentes.

Je ne dirai pas avec M. Rayer qu'il y a dans ces propositions autant de contradictions que d'erreurs; mais il me semble qu'elles ne sont pas très-concluantes , et qu'elles ne prouvent pas surtout que les fièvres intermittentes sont, sans exception , des gastro-entérites périodiques. Je ferai remarquer, en effet, au sujet de la première, que les fièvres continues ne dépendant

---

(1) *Annales de la médecine phys.*, tome III, pages 332 et 336.
(2) Même ouvrage, page 334.

pas toujours d'une gastro-entérite, on n'est pas en droit d'inférer de leur identité avec les affections fébriles périodiques, que celles-ci ont exclusivement leur siége dans le tube digestif. — La seconde n'a pas plus de valeur : il faudrait n'être pas très-difficile en fait de raisonnement pour accepter les conséquences qu'on a voulu tirer des opinions vagues et hypothétiques que nos devanciers ont émises sur le point de doctrine qui nous occupe. — La troisième a, comme la première, cela de vicieux, qu'on y suppose démontrés les principes de M. Broussais sur les fièvres continues essentielles. — Si la plupart des causes assignées aux fièvres intermittentes agissent directement ou sympathiquement sur l'estomac (4me. proposition), elles agissent aussi, et quelquefois même d'une manière plus évidente, sur d'autres organes : le froid, par exemple, que le professeur du Val-de-Grâce regarde comme la cause la plus commune des fièvres d'accès, a une action beaucoup plus marquée sur les poumons que sur la membrane muqueuse gastro-intestinale, et personne n'ignore que c'est pour l'ordinaire sous son influence que la pneumonie et la pleurésie se développent. — La fièvre intermittente n'étant, selon moi, qu'une irritation morbide , et les fièvres continues n'étant pareillement que des affections irritatives, rien ne s'oppose à ce que les unes et les autres offrent des phénomènes semblables (5me. proposition). Mais comme les fièvres continues n'ont pas toujours leur siége dans les organes de la digestion , on n'est pas fondé à conclure de l'identité qui existe entre leurs

signes et ceux des pyrexies périodiques, que ces dernières dépendent constamment d'une gastro-entérite.
— L'anorexie, le dégoût (6me. proposition) , les envies de vomir, la sensibilité, la douleur de l'épigastre,
la soif, la rougeur de la langue , l'aversion pour les
boissons stimulantes, l'appétence des boissons froides et
aqueuses , les vomissements, sont des symptômes qui
indiquent positivement l'existence d'une inflammation
de la membrane muqueuse alimentaire. Mais il est des
affections fébriles périodiques dans lesquelles on ne les
observe pas , et d'autres qui , après les avoir offerts
pendant un certain temps, en viennent à un point de
simplicité tel , que leurs accès ne sont marqués que
par un frisson suivi de chaleur puis de sueur. — La
nécessité des antiphlogistiques et le danger des stimulants (7me. proposition) , le passage à l'état adynamique ou ataxique, par suite de l'administration du
quinquina quand l'apyrexie n'est pas complète (8me.
proposition) , l'efficacité des saignées à l'épigastre
dans la fièvre intermittente (9me. proposition), rien de
tout. cela ne prouve que cette fièvre est dans tous les
cas une gastro-entérite. On peut d'ailleurs répondre
à M. Broussais : 1º. que le danger des stimulants a
été exagéré, et que M. Vaidy a plusieurs fois administré l'émétique pendant l'accès, et en a retiré de bons
effets ; 2º. que beaucoup de fièvres intermittentes,
traitées dès leur début par le tartrate de potasse antimonié et le quinquina , guérissent parfaitement;
3º. que les cures de fièvres d'accès par les applications
de sangsues à l'épigastre ne sont pas aussi nombreu-

ses qu'on le prétend, et que la plupart des praticiens n'ont recours à cette médication que pour rendre l'action du quinquina plus prompte et plus efficace; 4°. qu'on n'est pas fondé à juger de la nature et du siége d'une maladie par les moyens thérapeutiques employés pour la combattre, parce que nous voyons chaque jour des substances de propriétés très-différentes réussir dans des cas analogues, et que souvent un médicament est avantageux ou inutile dans la même affection, suivant l'idiosyncrasie des individus et les conditions hygiéniques dans lesquelles ils se trouvent placés. — L'intermittence de l'irritation et l'identité des maladies dont il s'agit ici n'autorisent ni l'une ni l'autre à établir que les fièvres d'accès sont des gastro-entérites périodiques (10me. proposition) : la première, parce que l'irritation peut être intermittente dans une foule de tissus différents ; la seconde, parce que les fièvres continues ne dépendant pas toujours d'une inflammation du tube digestif, on ne saurait inférer de leur identité avec les fièvres intermittentes que celles-ci sont constamment des gastro-entérites.

Ces diverses propositions, comme on voit, sont toutes susceptibles d'objections solides, et il n'en résulte pas que les affections fébriles périodiques ne peuvent avoir leur siége que dans les voies digestives. Accordez, si vous le voulez, à M. Broussais, que la gastro-entérite étant la plus fréquente des phlegmasies, doit affecter, plus souvent que les autres inflammations, le type intermittent. Mais ne dites pas avec lui que la fièvre d'accès dépend toujours de l'irritation du tube gastro-intestinal, car dans beaucoup de cas il n'en est pas ainsi (1).

-----

(1) L'article que je consacre dans cet ouvrage à l'étude de la nature et du siége de la fièvre intermittente, ayant été publié au commencement de l'année 1830, dans le journal de médecine-pratique de la Société royale de médecine de Bordeaux, l'un de MM. les rédacteurs des *Annales* crut devoir me faire observer, à cette époque, que j'avais tort de prétendre que M. Broussais considère toutes les fièvres d'accès comme des gastro-entérites : « Ce praticien célèbre, dit-il, n'a jamais professé un tel principe dans ses cours ou dans ses écrits, et M. Bonnet, en avançant que l'irritation qui constitue la fièvre intermittente peut se développer dans une foule de tissus autres que celui des voies digestives, n'a fait que répéter, sans s'en douter, un passage des commentaires sur les propositions de pathologie : *l'irritation morbide peut être intermittente dans presque tous les appareils et systèmes organiques où l'inflammation aiguë peut se développer.* »

Si le confrère qui m'adressait alors le double reproche de parler de la doctrine physiologique sans la connaître, et d'attribuer à son auteur une opinion qui n'est pas la sienne, avait lu mon mémoire avec attention, il aurait été plus juste à mon égard ; il aurait vu surtout que les commentaires des propositions de pathologie, auxquels il me renvoie, ne me sont pas inconnus. D'un autre côté, si M. Broussais dit que *l'irritation morbide peut être intermittente dans tous les appareils,* etc., il n'entend pas certainement exprimer par là que l'irritation qui occasionne les phénomènes qui caractérisent un accès de fièvre intermittente régulière, peut avoir son siége ailleurs que dans le tube alimentaire, car il établit quelques pages plus bas que les *fièvres intermittentes sont des gastro-entérites périodiques.* (Voyez page 638, proposition 222e.) Voulez-vous une preuve nouvelle que la manière de voir que je prête au professeur du Val-de-Grâce lui appartient réellement, lisez la proposition 223e. : *chaque accès régulier de fièvre intermittente est le signal d'une gastro-entérite, dont l'irritation est transportée sur les exhalants cutanés, ce qui produit la crise : si l'irritation ne se déplace pas complètement, la fièvre est rémit-*

Réfléchissez aux symptômes qu'on observe dans le premier stade, et vous verrez que, s'ils caractérisent

---

tente ; si elle cesse de se déplacer, la fièvre devient continue. Mais, répliquera-t-on, cette proposition ne doit pas être séparée des commentaires qui l'accompagnent. Eh bien ! transcrivons ces commentaires : « La proposition 222ᵉ. établissait que primitivement la congestion sanguine active des accès de fièvre se fait dans l'appareil digestif, et surtout dans l'estomac, le duodénum et leurs dépendances, en un mot, dans le groupe d'organes situés au dessous du diaphragme ; que de là part l'irritation qui, répétée sympathiquement dans d'autres organes, peut y devenir prédominante, c'est-à-dire plus intense que celle du foyer primitif. Mais alors les accès n'appartiennent plus à la forme régulière : ils ne sont plus selon le type primitif de la fièvre intermittente, c'est-à-dire caractérisés par la prédominance de l'irritation gastrique sur toutes les autres. C'est pour cela que la proposition actuelle (223ᵉ.) se sert de l'épithète *régulier*, pour qualifier l'accès à symptômes gastriques qu'elle donne pour type. » (Commentaires, etc., page 645.) N'est-ce pas clair ? n'est-ce pas positif ? Méditez, interprétez ce passage, tournez-le dans tous les sens, et vous verrez qu'il en résulte : 1°. que la fièvre intermittente régulière dépend constamment d'une gastro-entérite ; 2°. que les pyrexies périodiques irrégulières, c'est-à-dire celles dont les accès ne sont pas à symptômes gastriques, proviennent d'une irritation qui ayant débuté par la membrane muqueuse gastro-intestinale s'est répétée sympathiquement dans d'autres organes et y est devenue prédominante. Ainsi donc, quoique M. Broussais ait avancé que *l'irritation peut être intermittente dans tous les tissus où l'inflammation aiguë peut se développer,* il n'en demeure pas moins démontré que les fièvres intermittentes ne sont à ses yeux que des gastro-entérites. La seule différence qu'il y ait entr'elles, d'après lui, c'est que les unes restent jusqu'à la fin des gastro-entérites, et que les autres ne sont telles que dans le principe, attendu que l'irritation qui les constitue se déplace promptement, et va se fixer sur une partie voisine ou éloignée du foyer primitif.

le début de la gastro-entérite, ils marquent aussi l'invasion des autres phlegmasies viscérales. Les prodromes de la pleurésie, de la pneumonie, etc., sont des frissons, des tremblements, du malaise, des anxiétés, des bâillements, des pandiculations, etc. Quand ces états pathologiques prennent la marche intermittente, ils offrent, comme la gastro-entérite périodique, tous les phénomènes des fièvres d'accès. Et qu'on ne dise pas que la parité n'est pas exacte; elle est aussi exacte que possible. *Les signes qui indiquent la diminution de la calorification naturelle de la périphérie ont lieu, assure-t-on, au début de la gastro-entérite intermittente, parce que le cœur, se trouvant alors dans un état de spasme très-prononcé, ne chasse plus le sang dans les artères avec autant de force que de coutume, et le laisse stagner dans l'appareil veineux, ce qui amène l'accumulation de ce fluide dans les viscères, et par suite la diminution de sa quantité dans les systèmes locomoteur et dermoïde* (1). Pourquoi, je le demande, les choses ne se passeraient-elles pas de la sorte dans les autres congestions morbides? est-ce que les poumons, les membranes séreuses, le foie, etc., ne sont pas liés par des sympathies intimes avec le cœur? est-ce que l'irritation de ce dernier organe ne produirait l'accumulation des fluides à l'intérienr que lorsqu'elle provient d'une gastro-entérite? cela n'est ni probable

------

(1) Broussais, comment. des prop. de path., page 666.

ni possible. La nature est une dans sa marche ; elle a soumis tous nos tissus aux mêmes lois. Il y a plus : je ne balance pas à poser en principe que la fièvre d'accès peut consister uniquement dans une irritation idiopathique du cœur. On alléguera peut-être, contradictoirement à cette assertion, que *le début de la cardite ne ressemble pas exactement à celui des pyrexies intermittentes* (1). Mais les symptômes de cette maladie sont-ils bien connus ? Est-on sûr qu'elle ne s'accompagne pas, dans certaines circonstances, des phénomènes du premier stade ? La cardite telle que les auteurs la décrivent n'est qu'une période avancée de l'irritation du cœur ; nul doute que cette irritation ne soit susceptible d'exister à des degrés infiniment moindres. Or, quand il serait vrai que dans le premier de ces deux cas elle ne revêt jamais les caractères de la périodicité, on n'aurait pas le droit d'établir qu'il en est ainsi dans le second.

Rien ne s'oppose en théorie à ce qu'on admette que la fièvre intermittente ne consiste quelquefois que dans une irritation du cœur ; mais comme les raisonnements ont très-peu de valeur sans les faits, que les faits seuls sont la base des sciences et les constituent, en voici trois qui achèveront, j'espère, de confirmer mon opinion.

OBS. n°. 103. — M. G..,., maire de la commune de Baron (département de la Gironde), âgé de soixante-trois ans, d'une constitution sèche et irritable, éprouva,

---

(1) Broussais, même ouvrage, page 647, lignes 26, 27 et suiv.

le **2** janvier **1828**, du malaise, des anxiétés et un froid léger dans toute l'habitude du corps. Au bout d'une heure et demie ou de deux heures, une chaleur assez vive se développa, la tête devint lourde, la figure colorée, le pouls plein, dur et fréquent. Ces désordres fonctionnels furent les seuls que j'observai. Une chose surtout qu'il importe de noter, c'est qu'il n'y avait ni douleur à l'épigastre, ni soif, ni rougeur de la langue, ni appétence pour les boissons froides. Cet état dura jusqu'au **4**, c'est-à-dire quarante-huit heures environ, après quoi une sueur générale survint : les urines déposèrent un sédiment briqueté, et le calme se rétablit. Le **5**, dans la matinée, des frissons et des tremblements se manifestèrent, et furent bientôt remplacés par une forte chaleur, une céphalalgie assez intense, un pouls dur et fréquent ; du reste, on ne remarquait, comme la première fois, ni douleur au creux de l'estomac, ni soif, ni désir des boissons froides ; et, bien que le malade dit qu'il ressentait un peu de sécheresse à la base de la langue, cet organe n'en était pas moins humide et large dans toute son étendue. Le lendemain, vers quatre ou cinq heures du matin, une sueur abondante succéda à la chaleur, et la fièvre ne tarda pas à cesser. Le **7**, un accès semblable au précédent s'étant déclaré, je pratiquai une saignée du bras pendant le second stade, et, aussitôt que l'apyrexie eut commencé, je prescrivis dix grains de sulfate de quinine dans une potion gommeuse. Le **9**, la fièvre reparut. (Douze grains de sulfate de quinine dans une potion gommeuse, à prendre pendant l'intermission. Le 11, un nouvel accès eut lieu ; mais il fut beaucoup plus court. (Prescription *ut suprà*.) Le 13, le malade n'éprouva pas le moindre mouvement fébrile, et la convalescence commença.

OBS. n°. 104. — La fille d'un vigneron, âgée de dix-huit ans, d'un tempérament sanguin, était réglée depuis l'âge de treize ans; elle n'avait eu que les maladies propres à l'enfance, comme la rougeole, la variole ; elle habitait depuis peu une maison située au bord de l'eau.

Le 12 octobre 1811, les règles avaient paru le matin; la jeune malade alla vendanger, et fut exposée durant le jour à l'ardeur d'un soleil très-chaud; le soir, elle eut l'imprudence d'aller se laver les pieds au bord de la rivière : suppression des menstrues deux heures après, frisson, lassitude générale, pesanteur de tête, tremblement suivi de chaleur et d'une sueur abondante, qui termina l'accès. La nuit suivante, insomnie.

Le lendemain, la malade retourne à son occupation ordinaire, mange et boit bien; mais sur les trois heures frissons et accès complet de fièvre intermittente qui dure cinq à six heures.

Le médecin vit la malade au milieu du cinquième accès, et, d'après le compte qu'on lui rendit, la fièvre avait débuté par des frissons de longue durée; les yeux étaient brillants; langue humide, pouls fort, peau halitueuse, urines rouges. (Huit sangsues à la vulve.) Les sangsues tirèrent beaucoup de sang et ramenèrent les règles. Le lendemain, plus de symptômes de pléthore sanguine, un peu de faiblesse, continuation de l'écoulement menstruel jusqu'au soir.

Les jours suivants, convalescence, état naturel des fonctions, guérison complète (1).

Obs. n°. 105. — Un peintre, âgé de vingt-six ans, d'une constitution assez forte, ayant le visage plein et coloré, les cheveux bruns, doué de beaucoup de gaîté et de santé, travaillait depuis plusieurs mois dans un lieu où les fièvres intermittentes étaient épidémiques, lorsqu'il en fut attaqué dans les premiers jours de fructidor, après avoir éprouvé la nuit, pendant un mois, des sueurs abondantes, mais qui n'avaient point altéré sa santé.

A six heures du matin, tout-à-coup mal de reins, frissons entre les épaules, et de suite tremblement pendant une heure sans froid des pieds et sans aucun autre symptôme ni muqueux ni gastrique ; point de chaleur sensible, mais seulement un sentiment de contusion générale qui n'empêcha pas le malade de partir aussitôt à pied pour se rendre à Paris : il fut bien le reste du jour et sua la nuit.

Le lendemain, à une heure après midi, accès semblable au premier, sauf la douleur de reins qui n'eut plus lieu.

Pendant un mois les accès sont constamment revenus à la même heure et avec les mêmes symptômes. Le malade ne quittait son ouvrage que pour venir se

____

(1) Arlin, thèse soutenue en 1813.

chauffer pendant le tremblement. Immédiatement
après, il rendait abondamment et sans douleur des
urines rouges, et retournait au travail sans éprouver
de chaleur sensible : la sueur n'avait lieu que la nuit ;
dans l'intervalle, il ne se plaignait que d'un peu d'a-
norexie.

Durant le deuxième mois, les accès, toujours les
mêmes, revinrent à dix heures du soir ; les sueurs
avaient lieu immédiatement après, pendant le sommeil.
Dans l'intervalle le malade était un peu faible, mais
sans aucune douleur nulle part, et sans perte absolue
d'appétit.

Au commencement du troisième mois, il entra à la
Charité sur la fin de vendémiaire. Un point de côté qui,
deux jours avant, l'avait pris subitement au milieu de
son travail, mais sans toux ni crachement de sang, et
qui dura huit jours, suspendit pendant le même temps
les accès qui revinrent aussitôt après sa cessation. Ils
n'offrirent de différence avec les précédents que dans
l'heure de leur retour, qui varia de onze heures du
matin à quatre heures de l'après-midi : ils cessèrent le
19 brumaire, avec cette particularité que les trois derniers furent plus forts que les autres. On donna au
malade, pendant son séjour à l'hôpital, des tisanes
amères et les eaux de Vichy : il sortit plein d'appétit,
et ayant déjà recouvré une partie de ses forces (1).

La fièvre intermittente dont M. G..... fut atteint

---

(1) Fizeau, ouvrage cité, page 35.

n'avait pas bien certainement son siége dans le bas-
ventre, puisque les viscères que renferme cette cavité
ne donnaient aucun signe de souffrance. Elle ne con-
stituait pas non plus une lésion des poumons ou de la
plèvre : le malade respirait libremeut, ne toussait pas
et n'éprouvait pas de douleur de côté. Il répugnerait
également d'en faire une irritation du cerveau et de la
moëlle épinière, car on n'aurait pour justifier ce diagnostic que la céphalalgie, qui encore était peu intense
et ne survenait que dans la période de la chaleur (deux
ou trois heures après que la fièvre avait commencé).
L'état pathologique qui nous occupe n'appartenait évidemment ni à l'abdomen, ni aux voies aériennes, ni à
l'encéphale; mais si l'on considère que les phénomènes
morbides qui en caractérisaient les accès n'ont lieu que
tout autant que le cœur se trouve surexcité, on n'hési-
tera pas à m'accorder que ce viscère lui-même en était
le véritable et unique siége. Ce que je dis pour ce cas
est applicable en tout à ceux qui le suivent. Les symptômes que présentèrent le sujet de la troisième observation, et la jeune fille dont parle M. Arlin , n'expri-
maient pareillement qu'une superstimulation de l'organe central de la circulation. Il y a donc des affections fébriles périodiques qui ne consistent que
dans une irritation du cœur. Ce sont là les fièvres intermittentes que les anciens appelaient *simples,* et
dont Pinel niait l'existence. Ce sont ces fièvres qu'on
a regardées jusqu'à présent comme essentielles par
excellence, et que M. Broussais a vainement cherché à
rattacher à la gastro-entérite. Quoique je n'en cite dans

cet ouvrage que treize exemples (1), elles ne laissent pas d'être assez fréquentes. Les médecins du siècle dernier les disaient très-communes : si, au commencement de celui-ci, on a douté de leur possibilité, c'est qu'on les comprenait avec d'autres affections, sous le titre d'angéioténiques intermittentes.

Ces sortes de lésions ne sont pas toujours aussi bénignes que celles dont je viens de tracer l'histoire : il n'est pas rare d'en rencontrer qui offrent plus d'intensité. Dans ce cas, on n'observe encore que des symptômes qui indiquent un trouble plus ou moins grand de l'appareil circulatoire : la maladie n'a pas changé ; seulement elle occupe peut-être alors plus d'étendue. Ce n'est pas que l'irritation du cœur ne suffise pour produire les phénomènes morbides dont il s'agit ici ; mais tout me porte à croire que cette irritation, quand elle est considérable, se propage aux gros vaisseaux qui en partent.

J'en resterais là, que j'aurais prouvé que l'irritation morbide qui constitue la fièvre intermittente peut se développer dans une foule de tissus autres que celui des voies digestives; mais cette proposition est trop importante pour que je ne cherche pas à lui donner le plus haut degré d'évidence, et c'est dans ce but que je vais me livrer à des considérations de détails sur le siége respectif de chacune des affections fébriles périodiques admises par les auteurs.

______

(1) Savoir : trois ici, cinq à l'article *Traitement de la fièvre intermittente*, et cinq, pages 22, 23, etc.

SECTION III.

Et d'abord, je ferai remarquer qu'il résulte claire-ment de ce que j'ai dit à l'égard des fièvres intermit-tentes simples , qu'elles consistent tantôt dans une irritation qui n'occupe que le cœur, tantôt dans une irritation simultanée de ce viscère et de ses dépen-dances (1).

Pour ce qui concerne les fièvres intermittentes in-flammatoires , lorsqu'on jette un coup-d'œil sur les observations qui en ont été publiées , on ne tarde pas à s'apercevoir que les maladies qu'on a comprises sous cette dénomination sont, les unes des fièvres intermit-tentes simples (2), les autres des phlegmasies pério-diques de l'estomac (3), du cerveau (4) , des bron-

---

(1) Comme M. Bouillaud a émis dernièrement une opinion à-peu-près semblable dans le dictionnaire de médecine et de chirurgie pratiques, je crois devoir répéter que l'article que je consacre ici à l'étude de la nature et du siége des fièvres intermittentes fut inséré en 1830 dans le recueil des travaux de la Société de médecine de Bordeaux. J'en avais fait l'objet d'une conférence à la même Société deux ans auparavant.

(2) La fièvre intermittente simple dont j'ai rapporté l'histoire, page 269, obs. n°. 104, a été citée par M. Arlin et par Pinel, comme un exemple de fièvre d'accès inflammatoire : il serait facile de prou-ver qu'un grand nombre de fièvres dites angéioténiques intermit-tentes sont dans le même cas.

(3) Exemple : obs. n°. 8, page 31.

(4) Exemple : obs. n°. 6, page 29.

ches (1), etc. On doit ranger également dans cette catégorie les fièvres d'accès qui surviennent par suite du séjour d'une sonde dans le canal de l'urèthre, de l'application d'un vésicatoire, etc. Les médecins qui prétendent que les fièvres inflammatoires ont constamment leur siége dans les voies digestives, s'étayent principalement de ce que ces individualités morbides présentent chez quelques sujets, pendant le premier stade, des envies de vomir et même des vomissements. Mais, outre que ce phénomène s'explique naturellement dans plusieurs cas, puisque nous venons de voir que la fièvre dont il s'agit dépend parfois d'une gastro-entérite, personne n'ignore qu'une congestion voisine ou éloignée du ventricule peut provoquer sympathiquement des contractions antipéristaltiques dans cet organe, sans en déterminer pour cela l'inflammation; les vomissements sont alors purement nerveux.

La fièvre intermittente bilieuse est toujours occasionnée par une inflammation plus ou moins forte de la membrane muqueuse gastro-intestinale. Cette proposition n'a pas besoin d'être démontrée; toutes les fois qu'on trouve réunis les symptômes suivants : anorexie, dégoût, envies de vomir, sensibilité, douleur à l'épigastre, soif, rougeur de la langue, aversion pour les boissons stimulantes, appétence des boissons froides et aqueuses, vomissements, etc; toutes les fois, dis-je, que ces symptômes caractérisent une affection fébrile périodique, ce serait se refuser à l'évidence que de ne

____

(1) Exemple : obs. n°. 9, page 32.

pas convenir que cette affection reconnaît exclusivement pour cause une gastro-entérite.

Les fièvres intermittentes muqueuses ont également pour siége le tube digestif. Mais l'irritation, dans ce cas, prédomine dans les follicules qui tapissent la membrane muqueuse de ce viscère; ce qui n'a pas lieu dans les fièvres bilieuses, où les villosités et les capillaires sanguins de la même membrane sont principalement affectés (1).

Tout porte à croire que la fièvre putride n'existe jamais sous la forme intermittente. Je sais bien qu'il arrive assez souvent qu'une fièvre d'accès s'aggrave, devient continue et passe à l'état adynamique; mais ce qui me paraît extrêmement douteux, c'est qu'une affection fébrile puisse présenter à la fois les signes de l'adynamie et le phénomène de la périodicité. La fièvre putride intermittente n'étant qu'un être de raison, ou, pour le moins, qu'une entité morbide fort problématique, il ne serait ni utile ni philosophique que j'insistasse plus long-temps sur ce point : je passerai sur-le-champ, par conséquent, aux fièvres pernicieuses.

On regarde généralement aujourd'hui la fièvre cholérique comme une lésion des voies digestives. Quelques personnes contestent peut-être encore qu'elle soit de nature sthénique; mais, d'après ce qui a été dit dans le cours de cet article, on ne saurait avoir aucun doute

---

(1) L'irritation des voies digestives coexiste souvent dans les fièvres intermittentes muqueuses, avec celles des bronches, du tissu pulmonaire ou du cerveau.

à cet égard. La fièvre cholérique est évidemment une irritation violente de l'estomac et des intestins. J'ajouterai que, dans beaucoup de cas, cette irritation affecte la forme inflammatoire, et que, dans plusieurs autres, au contraire, elle prédomine dans les nerfs qui se distribuent au canal alimentaire, en sorte qu'elle tient plus alors de la névrose que de la phlegmasie.

La fièvre dysentérique a une grande analogie avec la précédente; elle offre néanmoins cela de particulier, que l'irritation qui la détermine constitue toujours une inflammation, et qu'elle est bornée, pour ainsi dire, à la membrane muqueuse du colon.

La fièvre cardialgique consiste tantôt dans une gastro-entérite très-intense, tantôt dans un état nerveux de l'estomac. Dans cette dernière circonstance, si l'on veut, les vaisseaux capillaires sanguins et lymphatiques participent à l'irritation des nerfs ; mais celle-ci est la principale.

Les anciens pensaient que le sang qui sort par les vomissements ou par les selles dans la fièvre hépatique, était fourni par le foie ; mais cette opinion est entièrement dénuée de vraisemblance. D'abord, tous les symptômes qu'on observe en pareille occurrence indiquent une lésion du conduit gastro-intestinal ; en second lieu, les cas d'hémorragies du foie, où le sang se fraye une route dans les canaux excréteurs de la bile, sont extrêmement rares, tandis qu'il s'opère souvent à la surface de la membrane muqueuse digestive des exhalations sanguines plus ou moins abondantes. Il est donc on ne peut plus probable que la fièvre dite hépatique n'est autre chose qu'une irritation intermittente hémorragique du tube alimentaire.

L'examen le plus superficiel des phénomènes morbides qui caractérisent les fièvres péripneumonique et pleurétique, suffit pour procurer la conviction que ces deux variétés pathologiques sont des phlegmasies périodiques qui ont pour siége, l'une les poumons, l'autre la plèvre.

Les signes de l'apoplexie cérébrale ne sont pas toujours occasionnés par une hémorragie ; ils dépendent quelquefois, ainsi que le prouvent les autopsies, d'une congestion sanguine de l'encéphale sans rupture des vaisseaux de ce viscère. Ce sont les congestions de ce genre qui ont le privilége de cesser et de se reproduire à des époques fixes, et qui constituent la fièvre pernicieuse apoplectique. Tant que cette fièvre est intermittente, il n'y a pendant les accès qu'un état de réplétion plus ou moins considérable des vaisseaux qui se distribuent au cerveau et à ses membranes. Quand elle devient continue, il se forme le plus souvent un épanchement de sang, soit dans l'intérieur de la substance cérébrale, soit à la surface des hémisphères.

On ne saurait douter qu'il n'y ait constamment dans la fièvre délirante pernicieuse une irritation violente du cerveau et de ses membranes; cette irritation peut être idiopathique, et l'obs. n°. 35 (1) en est un exemple. Elle peut être aussi le résultat d'une gastro-entérite ; les cas de ce genre sont les plus fréquents.

_____

(1) Voyez page 93.

Il n'est guère possible de bien juger du siége de la fièvre intermittente hydrophobique, parce qu'on ne l'a observée qu'une fois. Je ferai remarquer cependant que M. Boisseau a émis, au sujet de cette variété, une opinion extrêmement probable, et que, selon toutes les apparences, l'estomac et l'arachnoïde étaient enflammés chez le sujet dont parle Dumas.

Le frisson et le froid excessif qui caractérisent la fièvre algide sont et ne peuvent être que le résultat d'une violente congestion à l'intérieur. Le plus ordinairement, dans ce cas, l'estomac et l'encéphale se trouvent atteints d'une phlegmasie très-intense.

Quoique la fièvre diaphorétique soit, pour ainsi dire, l'opposé de la fièvre algide, je n'en pense pas moins qu'elle est occasionnée par une irritation interne, qui réagit puissamment sur la peau et produit la diaphorèse abondante qu'on observe en pareille occurrence. Lisez l'histoire de la maladie de *Torti*, vous verrez que ce célèbre médecin éprouvait pendant les accès une douleur atroce dans les cuisses : il se manifestait en même temps des anxiétés, des tremblements, un malaise inexplicable, et surtout une ardeur brûlante à la région précordiale. Ces symptômes prouvent, selon moi, que le tube digestif était enflammé, et que le cerveau participait à son état de souffrance, malgré l'intégrité des facultés intellectuelles.

La fièvre que M. Coutanceau a décrite sous le titre de carditique avait pour signes distinctifs des palpitations violentes, une douleur insupportable vers la région du cœur, des défaillances suivies de véritables syncopes, une faiblesse extrême du pouls et de la respiration, c'est-à-dire qu'elle présentait la plupart des symptômes de la cardite. On ne peut donc s'empêcher de la regarder comme une phlegmasie périodique de l'organe principal de la circulation.

L'observation que j'ai rapportée page 118 n'est pas seulement un exemple fort remarquable de fièvre syncopale, elle nous fournit encore les moyens d'arriver à la connaissance de la nature et du siége de cette individualité morbide. D'une part, en effet, il suffit de jeter un coup-d'œil sur les symptômes que Mme. G... présentait, pour acquérir la certitude qu'ils dépendaient d'une lésion sthénique ; de l'autre, l'état de spasme et de constriction du cœur, la sensation du froid, qui de la région précordiale se répandait dans diverses parties du corps, les syncopes pour ainsi dire continuelles qui avaient lieu pendant le premier stade, tout concourt à démontrer que l'organe central de la circulation était ici le point de départ des désordres qui caractérisaient les accès. La fièvre pernicieuse syncopale des auteurs n'est donc qu'une irritation intermittente du cœur. Cette irritation probablement ne dépend pas toujours d'une inflammation; car, pour mon compte, je pense que dans le cas qui nous occupe elle tenait plus de la névrose que de la phlegmasie, mais le plus ordinairement elle ne diffère en rien de celle qui constitue la fièvre carditique.

On n'aura pas manqué de remarquer, sans doute, que bien que j'aie déclaré inadmissibles les opinions des *nervosistes* tant anciens que modernes sur la nature de la fièvre intermittente, je pose en principe que plusieurs fièvres pernicieuses dépendent parfois d'une irritation, qui, si elle n'est pas purement nerveuse, réunit du moins la plupart des traits distinctifs de la névrose. Il n'y a là rien de contradictoire; quelques mots suffiront pour le prouver : La fièvre d'accès régulière (1), ou, en d'autres termes, celle qui doit être envisagée comme le type primitif des pyrexies intermittentes, n'est jamais le produit, selon moi, *ni d'une lésion asthénique du système nerveux, ni d'une névrose cérébro-spinale, ni d'une super-excitation morbide de la totalité de l'appareil sensitif*. Mais ce n'est pas à dire, pour cela, que l'irritation ne puisse prédominer dans les nerfs de certains viscères, et se monter sur un mode tel, qu'il en résulte l'apparition du phénomène de la périodicité. Les faits de ce genre ne prêtent aucun appui aux hypothèses émises par les nervosistes ; ce sont des cas rares, véritablement exceptionnels, et qui ne prouvent pas même que les variétés pathologiques qu'ils représentent soient toujours l'effet d'une névrose, car nous avons vu déjà que ces variétés reconnaissent souvent pour cause une inflammation (2).

____

(1) La fièvre d'accès régulière n'est autre chose que la fièvre intermittente bénigne. Ces deux expressions sont synonymes.

(2) Exemple : les fièvres cholérique, cardialgique et syncopale, qui, ainsi que je l'ai dit plus haut, dépendent, tantôt d'une inflammation, tantôt d'une névrose. Je cite plus bas (voyez *Traitement des fièvres pernicieuses*) des observations qui me paraissent très-

Je ferai observer de plus qu'on ne peut pas établir en thèse générale que *les fièvres pernicieuses ne diffèrent des autres que par la violence et le danger des congestions* (1). Cette proposition n'est vraie, rigoureusement parlant, que pour les fièvres pernicieuses qui sont occasionnées par une phlegmasie. Celle de ces affections qui dépendent d'une irritation hémorragique ou d'une névrose, diffèrent des fièvres d'accès ordinaires non-seulement par le danger dont elles s'accompagnent, mais par la forme de l'irritation qui les détermine.

Les considérations auxquelles je viens de me livrer sur le siége respectif des diverses espèces de fièvres intermittentes, confirment pleinement ce que j'avais déjà avancé à leur égard, savoir : qu'elles sont de nature sthénique, et que l'irritation qui les constitue n'occupe pas toujours le tube gastro-intestinal : le cerveau, les poumons, le cœur et les vaisseaux artériels, tous les viscères abdominaux, les membranes séreuses, muqueuses et fibreuses, la peau, quelquefois même le tissu cellulaire sous-cutané (2), peuvent, chacun en particulier, devenir le siége des fièvres d'accès. Une conséquence qui découle encore de ces considérations, c'est que l'intermittence fébrile ne dépend pas constamment d'une inflammation, et qu'on

---

propres à apprendre à distinguer les cas où l'un ou l'autre de ces faits a lieu.

(1) Broussais, proposition 225e.

(2) L'obs. n°. 91, page 220, en est un exemple.

la voit s'établir quelquefois à la suite d'une irritation
nerveuse, ou d'un travail hémorragique. Ainsi, par
exemple, les fièvres apoplectique et hépatique proviennent d'une irritation hémorragique, les fièvres cholérique, cardialgique et syncopale ne sont souvent que
des névroses.

Il demeure donc démontré : 1°. que la fièvre intermittente régulière et la fièvre intermittente pernicieuse reconnaissent pour cause prochaine une irritation morbide qui peut avoir pour siége une foule de
tissus autres que celui des voies digestives ; 2°. que
dans le premier cas cette irritation constitue toujours
une phlegmasie, tantôt fort légère, tantôt assez intense, et que dans le second seulement, elle est susceptible de plusieurs formes différentes.

SECTION IV.

DE LA NATURE ET DU SIÉGE DE LA FIÈVRE RÉMITTENTE.

La fièvre rémittente n'étant qu'une pyrexie continue avec des exacerbations précédées de frissons, les
détails dans lesquels je suis entré relativement aux
diverses causes de différence qu'on a cherché à établir
entre la fièvre intermittente et la fièvre continue proprement dite, lui sont entièrement applicables. Il ne
saurait y avoir par conséquent aucune incertitude sur
la nature de cette fièvre : elle est nécessairement la
même que celle de la fièvre d'accès. Boerhaave et
Stoll croyaient que l'affection morbide dont il s'agit

ici était composée d'une fièvre continue et d'une fièvre intermittente. Cette opinion, que partageait Voulonne, n'est étayée d'aucun argument plausible, et **M.** Nepple lui-même, qui vient de la reproduire, ne paraît l'avoir émise que parce que la phlegmasie, selon lui, ne prend jamais la marche intermittente, ce qui est contraire aux faits que j'ai consignés dans cet ouvrage, et à une foule d'autres qui ont été recueillis par des observateurs éclairés et consciencieux. Rien n'autorise donc à regarder la fièvre rémittente comme composée de deux maladies distinctes et indépendantes l'une de l'autre. Ce n'est là qu'une hypothèse dénuée de vraisemblance, et qu'on doit rejeter.

SECTION V.

DE LA NATURE ET DU SIÉGE DES FIÈVRES ANOMALES.

Les anomalies que présentent certaines affections fébriles périodiques, soit sous le rapport de la longueur des accès, soit sous celui du nombre des stades, de l'ordre dans lequel ils se développent, de la partie à laquelle ils sont quelquefois bornés, ne donnent pas le droit d'avancer que ces affections diffèrent essentiellement des fièvres d'accès ordinaires : les unes et les autres évidemment sont identiques, et partant de même nature.

Ce que je viens de dire pour les fièvres anomales des quatre premières séries est applicable en tout aux fièvres larvées. Je ferai remarquer seulement à l'égard de ces dernières, que le système nerveux est très-souvent alors le siége unique du mal. Il en était ainsi dans les observations nos. 51, 52, 53 et 55 (voyez pages 134, 135, etc.) Le fait suivant est également un exemple de fièvre larvée, reconnaissant pour cause prochaine une lésion nerveuse locale. Je le cite avec d'autant plus de plaisir, que la fièvre larvée succéda ici à une fièvre d'accès ordinaire, et que cette circonstance est une raison de plus de penser que les pyrexies périodiques anomales sont, comme les pyrexies intermittentes régulières, de nature sthénique, ou, en d'autres termes consistent dans une irritation morbide.

OBS. no. 106. — Mme. X..., vingt-cinq ans, tempérament nerveux, s'adonnant largement à une vie luxurieuse, fut prise, dans les derniers jours de décembre 1834, à la suite de quelques légers symptômes d'embarras gastrique, d'un accès de fièvre nettement caractérisé par les trois périodes bien distinctes de frisson, chaleur et sueur.

La malade fut mise au régime, à la diète et aux boissons délayantes (petit-lait).

Les accidents furent à peine marqués le lendemain, mais se présentèrent plus intenses le troisième jour. Comme au milieu de ce trouble morbide, les symptômes prédominants étaient encore ceux de l'embarras gastrique, qu'il s'y joignait une constipation opiniâtre, j'insistai sur les mêmes moyens, en y ajoutant des lavements laxatifs et une once et demie de phosphate de soude dissous dans le petit-lait.

Après l'administration du sel répétée deux fois, la maladie parut s'amender ; l'amertume de la bouche, les nausées disparurent, l'appétit revint, les horripilations cessèrent. Cependant il restait toujours un sentiment de malaise. Cet état mixte entre la santé et la maladie se prolongeait depuis une huitaine de jours, quand tout-à-coup Mme. X... est saisie, à la région de la fosse iliaque droite, par une douleur horriblement vive qui s'irradie aux lombes, à la hanche, au pubis, à la partie antérieure et interne de la cuisse du même côté. Cette douleur, qui revient périodiquement, à jours passés, à la même heure, n'a jamais cessé d'être comparée par la malade à un sentiment de déchirure ; il lui semblait, disait-elle, que des chiens la rongeaient. Quatre accès eurent lieu avec les mêmes caractères, en dépit du sirop de morphine, de l'eau de laurier-cerise, donnés à haute dose, aussi bien que des cataplasmes de lin largement arrosés de laudanum, ou du laudanum versé à flots et frictionné sur les parties douloureuses.

Conduit alors par l'observation à rapprocher cette sorte de névralgie intermittente de l'état pyrétique qui avait précédé, je songeai à la combattre par les fébrifuges. La malade prit, à dose décroissante, depuis douze jusqu'à deux, des pilules composées avec

> Sulfate de quinine. . . . . . . 12 grains.
> Extrait mou de kina. . . . . 1 scrupule.

Dès ce moment, les douleurs ont été palliées comme par enchantement, ne se sont montrées que deux ou trois fois aux jours correspondants à l'accès, sous la forme nouvelle d'un sentiment de reptation, pour disparaître sans retour (1).

---

(1) Je dois cette observation à la bienveillance de M. le docteur Chandru, l'un de mes collègues à la Société royale de médecine de Bordeaux.

CHAPITRE VII.

ÉTIOLOGIE DE LA FIÈVRE INTERMITTENTE.

SECTION PREMIÈRE.

La fièvre intermittente se manifeste de préférence dans les pays bas, humides et marécageux, sur les bords de la mer, dans le voisinage des lacs, des étangs, des mares et des rivières, dont les eaux coulent avec lenteur et contiennent beaucoup de vase. Ce n'est même que dans ces lieux qu'elle attaque un grand nombre de personnes à la fois, qu'elle règne d'un bout de l'année à l'autre, ou qu'elle se reproduit chaque année à des époques fixes. Lorsqu'il se forme dans un endroit des marais accidentels, soit à la suite de pluies abondantes, soit par la filtration des eaux ou par les inondations, les fièvres d'accès ne tardent pas à s'y montrer ; elles cessent si l'on dessèche les marais, et reparaissent infailliblement si les eaux viennent à s'accumuler de nouveau. Les villes dont la disposition est telle, qu'une partie repose sur un terrain sec et élevé, tandis que l'autre est sur un sol bas et humide, présentent cette particularité, que les fièvres intermittentes sont pour ainsi dire confinées dans la ville basse, et que les habitants de la ville haute en sont presqu'entièrement exempts. Quand ces maladies

prennent le caractère épidémique, il est d'observation
que le nombre des fébricitants est d'autant plus considérable et l'intensité des symptômes d'autant plus
grande, qu'on s'approche plus des marais, et *vice
versâ*. Ces diverses circonstances ne permettent pas de
douter que les vapeurs qui se dégagent des eaux stagnantes n'aient une influence très-marquée sur le développement des affections fébriles périodiques, mais elles
n'en sont pas l'unique cause, comme le pensait Cullen,
et comme le prétend aujourd'hui M. Roche. Ce médecin
a beau nous objecter, je le répète (1), que la sévère
et inflexible logique veut qu'on nie l'intervention des
miasmes dans la production des fièvres des marais, ou
qu'on l'admette pour les fièvres sporadiques, attendu
que des effets identiques ne sauraient reconnaître des
causes différentes, une foule d'observations recueillies
avec soin prouvent jusqu'à l'évidence que la maladie
qui nous occupe peut être occasionnée par des agents
morbifiques autres que les miasmes. Toutefois, s'il est
incontestable que ces derniers ne la déterminent pas
constamment, ils en sont à coup sûr la cause la plus
commune et la plus efficace, et l'on a vraiment lieu de
s'étonner que M. Broussais ait avancé qu'ils ne la produisent jamais. Ce praticien célèbre fait observer, je
le sais : « 1º. que partout où l'homme est soumis aux
alternatives de la chaleur et du froid, on peut rencontrer des fièvres intermittentes ou rémittentes; 2º. qu'on

---

(1) Je ne m'étends pas ici sur l'opinion de M. Roche, parce que je
m'en suis occupé déjà. Voyez page 218.

peut contracter des fièvres intermittentes dans des terrains qui ne sont nullement marécageux ; 3°. qu'il les
a vues régner durant des années pluvieuses, dans des
sites élevés et stériles; 4°. que chaque jour on en rencontre dans des villes très-bien pavées et qui n'ont
rien de marécageux , ainsi que dans les hôpitaux les
mieux tenus, et cela, par la seule raison qu'il tombe
souvent autour de ces édifices des eaux qui refroidissent l'atmosphère en s'évaporant; 5°. que la fièvre
d'accès se déclare quelquefois chez de jeunes personnes, pour avoir été mouillées par une averse dans
un lieu fort sain, ou pour avoir gardé quelque temps
des vêtements mouillés après être tombées dans une
eau très-vive et très-pure » (1). Mais de pareils arguments sont très-peu concluants, et l'on n'est vraiment
pas fondé à en tirer la conséquence que *les alternatives du froid et du chaud atmosphériques sont
les causes extérieures les plus ordinaires des
fièvres intermittentes* (2). Que si l'on m'objecte
qu'il résulte de ces arguments que l'intermittence fébrile peut être occasionnée *par la seule influence
du froid, et que par conséquent les émanations
miasmatiques ne sont pas nécessaires à sa production* (3), je répliquerai que de ce que les effluves
des marais ne sont pas nécessaires à la production de
la fièvre d'accès, il ne suit pas qu'ils ne la déterminent

---

(1) Broussais, Commentaires des prop. de path., page 671.

(2) Examen des doctrines médicales, 3me. édition, prop. 227e.

(3) Commentaires des propositions de path., page 672.

jamais. L'impression du froid humide sur l'économie n'est pas d'ailleurs plus nécessaire que les vapeurs marécageuses au développement de l'intermittence fébrile : nous verrons plus bas que cette dernière peut être le résultat d'excès de table, d'une vive frayeur, etc. Si les alternatives du froid et de la chaleur étaient les causes les plus fréquentes des pyrexies périodiques, ces sortes d'affections prendraient quelquefois la forme épidémique dans les endroits secs et élevés, dans les villes bien pavées et bien aérées, en un mot, dans les lieux qui ne sont ni bas, ni humides, ni marécageux. Or, nous avons vu déjà que les épidémies de fièvres intermittentes ne se déclarent que dans la proximité des marais, des lacs, des étangs, des rivières très-vaseuses et peu rapides, etc. Mais, dira-t-on, sans l'humidité qui leur sert de véhicule, les miasmes délétères ne produiraient pas la maladie qui nous occupe. Pourquoi donc ne la produiraient-ils pas ? Ce serait une erreur de croire que le voisinage des marais n'est redoutable qu'à l'époque où les pluies viennent humecter la terre et tempérer les chaleurs de l'été. Les fièvres s'y manifestent aussi par les temps très-chauds et très-secs; dans ce cas sans doute le nombre en est beaucoup moins considérable, mais elles ne reconnaissent pas d'autres causes que celle que je leur assigne. Ce serait également une erreur de penser que les gaz méphitiques qui s'élèvent des eaux stagnantes ne sont dangereux que le soir, après le coucher du soleil : leur influence est loin d'être nulle pendant le jour, et l'on aurait tort de s'y exposer. Je ferai observer, en outre, que l'humidité ne communique pas de nouvelles propriétés aux miasmes. Si quand elle leur sert de véhicule, ils agissent avec plus d'énergie, c'est tout simplement parce qu'ils sont alors rassemblés sous un plus petit volume, et qu'il s'en dépose une plus grande quantité sur nos surfaces de rapports (la peau, les voies aériennes, et le tube digestif). Quoi qu'en dise M. Broussais, les alternatives du froid et de la chaleur ne sont pas les causes les plus ordinaires de l'intermittence fébrile (1). La vérité est que

---

(1) M. Broussais ne s'est pas borné à poser en principe, dans ses Commentaires des propositions de pathologie, que *les causes extérieures les plus ordinaires des fièvres intermittentes sont les alternatives du froid et du chaud atmosphériques,* il a dit aussi quelques pages plus bas : « L'opinion la plus répandue de nos jours est que les fièvres intermittentes sont occasionnées par l'air des marais, et qu'elles dépendent des miasmes d'origine animale ou végétale qui s'en échappent. Il y a déjà long-temps que je combats cette croyance. L'air des marais n'a pas la vertu spécifique de produire les fièvres d'accès; ce sont les alternatives de la chaleur et du froid humide qui les produisent »............................ « Si l'intermittence fébrile peut être occasionnée par la seule influence du froid, les miasmes marécageux ne sont pas nécessaires à sa production : ce ne sont point eux qui occasionnent les fièvres qu'on voit régner dans les marais, et l'on peut les absorber impunément si l'on se garantit du froid humide »(pages 670 et 672). Ce n'est pas tout; si l'on se donne la peine de jeter un coup-d'œil sur le reste de l'article qui a été consacré au développement de la proposition 227e., on y acquerra la certitude que M. Broussais pense que *les miasmes sont étrangers à la forme intermittente des fièvres qui règnent dans les plaines à marécages.* Les miasmes ont pour propriété, selon lui, d'imprimer aux accès fébriles un caractère plus grave, mais ils ne les déterminent pas.

ces vicissitudes suffisent souvent pour occasionner la fièvre d'accès, mais elles n'ont dans aucun cas assez d'activité pour faire qu'elle attaque un grand nombre de personnes en même temps : toutes les fois que ce dernier fait a lieu, ce sont les exhalaisons marécageuses qui la déterminent.

Ces exhalaisons doivent donc être considérées comme la cause la plus commune et la plus efficace des affections fébriles périodiques.

L'état de sommeil, la saison de l'été et celle de l'automne favorisent particulièrement leur action sur l'économie. On a remarqué aussi que leur activité est infiniment moindre tant que le soleil réchauffe la terre de ses rayons, que le soir ou pendant la nuit. La raison de ce fait est facile à donner : les miasmes se dégagent principalement aux heures de la plus forte chaleur du jour, mais il ne peut s'en déposer qu'une petite quantité sur une surface et dans un temps donnés, parce qu'ils se trouvent alors très-raréfiés et entraînés à une certaine hauteur dans l'atmosphère (1).

J'ai cru devoir ajouter ici ces détails, parce qu'on m'a reproché dans les *Annales* de prêter sur ce point à M. Broussais une opinion qui n'est pas la sienne, et que je serais très-fâché qu'on pût penser que je me crée des difficultés, pour me procurer ensuite le plaisir facile de les combattre.

(1) Pour se convaincre de la vérité de cette assertion, il suffit de réfléchir à la manière dont les émanations miasmatiques se répandent dans l'air. Ces émanations, en effet, ne se dégagent de la surface des marais, que parce que l'eau qui leur sert de véhicule s'évapore, et que réduite en vapeur elle se mêle à la couche d'air la plus

Le soir, au contraire, quand le soleil a quitté l'horizon, la température s'abaisse, l'air se condense, les miasmes qu'ils contiennent se rapprochent et tombent avec le serein. On conçoit aisément d'après cela pourquoi leur activité est plus grande dans le dernier de ces cas que dans l'autre. Ce qui surtout contribue à augmenter leur énergie, c'est la mise en contact avec l'air atmosphérique des substances animales et végétales en putréfaction qui se trouvent dans les marais. Lorsque, par exemple, une longue sécheresse vient à mettre à sec la vase d'un étang, ou que les immondices d'un égout, à force d'être accumulées, atteignent la surface de l'eau, les fièvres intermittentes attaquent des populations presque entières et font les plus grands ravages. Senac parle d'une ville, située près d'un étang vaste et profond, dans lequel venaient se déposer depuis quarante ans toutes les immondices des maisons et des rues. Tant que ces immondices ne furent pas en contact avec l'air atmosphérique, il n'en résulta rien de fâcheux ; mais aussitôt que par suite de leur accumulation successive, elles se furent élevées

---

voisine. Cette couche d'air s'échauffe, se raréfie, devient plus légère que celles qui sont au-dessus d'elle ; force lui est par conséquent de s'élever, et de faire place à une autre. Celle-ci à son tour se sature de la vapeur délétère, se dilate, s'élève, est remplacée par une troisième, et ainsi de suite, jusqu'au moment où le soleil disparaît de l'horizon. Les miasmes se trouvent donc pendant le jour très-raréfiés et entraînés à une certaine hauteur dans l'atmosphère ; il n'est donc nullement étonnant qu'il ne puisse s'en déposer alors qu'une petite quantité sur une surface et dans un temps donnés.

jusqu'à la superficie de l'eau, une fièvre terrible se développa dans la ville et ses environs, et s'étendit ensuite beaucoup plus loin. Son intensité fut telle, que là où il ne périssait ordinairement que quatre cents personnes par année, il en mourut deux milles en très-peu de temps (1).

Les marais placés dans des lieux élevés, exposés au nord et balayés par les vents, n'exercent qu'une influence très-légère sur le développement des fièvres qui nous occupent. Ceux, au contraire, qui se trouvent dans des vallées, des enfoncements, deviennent extrêmement nuisibles à la santé de l'homme, et les vents secondent puissamment dans quelques cas l'action des exhalaisons qu'ils fournissent. Lancisi assure que trente personnes de la première distinction de Rome, ayant été se promener vers l'embouchure du Tibre, vingt-neuf d'entr'elles furent atteintes de la fièvre tierce, parce que pendant qu'elles étaient au bord du fleuve, le vent avait soufflé, tout-à-coup, du midi sur des marais infects.

Plus les pays sont chauds, plus les émanations des terrains marécageux sont délétères. L'expérience a appris depuis long-temps que la chaleur, accélérant la décomposition des végétaux et de toutes les matières putrescibles, accroît considérablement la quantité et l'énergie des miasmes. Elle a appris aussi que dans les contrées méridionales, les foyers miasmatiques sont principalement funestes lorsqu'on travaille au dessé-

---

(1) Senac, *de nat. febr. recond.*, lib. I, caput VII, fol. 34 et 35.

chement des marais, et qu'on creuse dans ce but des fossés, ou qu'on ouvre pour la première fois la terre avec la charrue ou la houe. Leurs ravages, dit-on, sont alors aussi terribles et aussi prompts que ceux de la peste. M. Cassan, ancien médecin en chef des hôpitaux militaires de Sainte-Lucie, rapporte que vingt-huit soldats de la garnison du Morne-fortuné, ayant entrepris de défricher pour deux colons des terrains dans un endroit très-humide et très-marécageux, ces vingt-huit soldats furent tous portés à l'hôpital en moins d'une semaine. Trois moururent du choléra-morbus ; cinq d'une dysenterie très-violente ; quatre d'une fièvre adynamique, dans laquelle le corps, devenu jaune, exhalait une odeur si infecte, qu'on ne pouvait en approcher sans avoir la respiration étouffée. Les autres, enfin, firent des fièvres pernicieuses plus ou moins graves, et se rétablirent avec beaucoup de peine.

L'eau qui tombe par un temps très-chaud et après une longue sécheresse, ramollit la terre et en dégage des vapeurs qui répandent une odeur fort désagréable. Ces vapeurs, on ne saurait en douter, peuvent occasionner la fièvre d'accès, et l'on doit autant que possible se soustraire à leur action.

Les pluies qui surviennent pour l'ordinaire dans le mois de septembre influent d'une manière beaucoup plus évidente sur le développement de la maladie qui nous occupe. Personne n'ignore que les épidémies de fièvres intermittentes se déclarent le plus souvent à la fin de l'été et au commencement de l'automne. Cela tient à ce que tout concourt alors à rendre l'action des causes morbifiques plus intense : d'une part, en effet, le soleil commençant à rester plus long-temps sous l'horizon, la force de la chaleur diminue ; de l'autre, l'atmosphère se chargeant d'humidité, il résulte de cette circonstance et de la précédente, que les mias-mes se rapprochent, se concentrent, et se déposent en plus grande quantité sur nos surfaces de rapports.

Les chaleurs qui se manifestent au printemps alter-nent généralement avec des pluies fréquentes, et en-tretiennent sur les marais une évaporation miasmatique continuelle. Mais comme ces chaleurs sont pour l'or-dinaire peu prononcées, l'évaporation qu'elles déter-minent n'est pas aussi considérable que celle qui s'opère dans le courant de l'été ; les miasmes surtout n'ont pas la même énergie qu'à cette dernière époque de l'année. Ceci nous explique pourquoi les fièvres intermittentes vernales sont presque toujours moins graves que les automnales, et prennent plus rarement la marche épidémique.

L'habitude peut affaiblir jusqu'à un certain point les effets pernicieux des exhalaisons marécageuses sur l'économie. Une chose qu'il n'est pas non plus inutile de consigner ici, c'est que la présence des végétaux vivants dans le voisinage des marais, diminue leur ap-titude à produire les fièvres d'accès. Cette assertion se trouve confirmée par l'observation de tous les temps : les anciens Perses cultivaient des arbres et spéciale-ment des platanes aux environs et au milieu de leurs villes, afin d'y rétablir ou d'y entretenir la salubrité de l'atmosphère (1). Lancisi a beaucoup insisté sur l'utilité des plantations de forêts dans les pays malsains, et les naturalistes de nos jours pensent généralement que ce moyen de purifier l'air ne doit pas être négligé.

Les recherches auxquelles on s'est livré dans le siècle dernier et au commencement de celui-ci, sur le point qui nous occupe actuellement, tendent toutes à démontrer que ce sont les matières susceptibles d'éprouver une décomposition plus ou moins putride qui impriment une qualité délétère aux eaux stagnantes ; plus ces eaux contiennent de substances animales et végétales putréfiées, plus les vapeurs qui s'en dégagent sont actives et malfaisantes.

On a également essayé de jeter quelque lumière sur les propriétés physiques de l'air des marais ; mais l'imperfection des instruments eudiométriques que nous possédons, n'a pas permis d'atteindre le principe matériel qui influe d'une manière si puissante sur la production des fièvres intermittentes. Non-seulement les expériences qu'on a faites dans cette vue n'ont jeté aucune lumière sur la composition des exhalaisons miasmatiques, mais ce qui est vraiment digne de remarque, c'est que l'air des lieux bas, humides et marécageux a paru quelquefois contenir une ou deux parties d'oxigène de plus que celui des lieux bien exposés. On ne sait donc rien de positif sur la nature des effluves des marais. Ce n'est pas à dire pour cela qu'on puisse douter de leur réalité : il en est de ces

____

(1) Cette coutume s'est conservée en Asie.

effluves comme du calorique et de la lumière ; nous jugeons de leur existence par leurs effets.

La composition des miasmes étant entièrement inconnue, on ne peut ni affirmer, avec M. Devèze, que ces miasmes sont d'une nature identique, quelles que soient les conditions sous l'influence desquelles ils se développent, ni établir, comme le fait M. Rochoux, qu'ils présentent des différences autres que celle de l'intensité, suivant le climat, la température, l'humidité de l'air, l'espèce des matériaux qui forment la masse putréfiable d'où ils se dégagent. L'une et l'autre de ces opinions pêchent par leur base, c'est-à-dire qu'aucune d'elles n'est fondée sur une connaissance exacte des propriétés physiques des exhalaisons marécageuses. Toutefois, on ne saurait s'empêcher de convenir que la manière de voir de M. Rochoux est beaucoup plus vraisemblable que celle de M. Devèze. Ce qui me paraît surtout militer en sa faveur, c'est qu'il n'est guère possible de douter que les effluves des marais ne soient susceptibles d'acquérir sous certaines conditions météorologiques, indépendamment de la faculté de produire des fièvres intermittentes, celle d'exercer leur action morbide sur tel système d'organes plutôt que sur tel autre. Examinez les épidémies qui règnent dans les pays marécageux ; chaque année, elles présentent une physionomie particulière : tantôt ce sont les somptômes d'une fièvre cérébrale qui caractérisent la maladie, tantôt le phénomène prédominant consiste dans une douleur pleurétique, une grande gêne de la respiration, une toux extraordinaire. D'autres fois, ce sont des vomissements, des coliques, des déjections alvines fréquentes qui marquent les accès. N'est-il pas naturel, je le demande, de conclure de ces faits, qu'une foule de circonstances peuvent rendre la composition des miasmes différente?

Une autre question dont on s'est occupé, c'est de déterminer le temps qui peut se passer entre l'époque de l'absorption des effluves des marais, et celle du développement de la maladie qu'ils déterminent. Mais on n'a avancé à ce sujet que des conjectures, et le problème est encore à résoudre.

Quant à la manière dont les miasmes agissent sur nos tissus, je me bornerai à faire remarquer que puisque la fièvre intermittente consiste dans une *irritation morbide*, les causes qui la produisent ne peuvent qu'être de nature irritative. C'est en excitant les surfaces de rapport avec lesquelles ils sont mis en contact, et en transmettant de là l'irritation au cerveau et à tout l'appareil nerveux, que les émanations marécageuses occasionnent les affections fébriles périodiques.

Ces émanations ne doivent pas être considérées comme les seuls agents capables de produire la fièvre intermittente; elles n'en sont, ainsi que je l'ai dit déjà, que la cause la plus commune et la plus efficace. Après elles se rangent naturellement les alternatives de la chaleur et du froid. Viennent ensuite d'autres ordres de causalité qui, pour être beaucoup plus rares, n'en sont pas moins réels. Il est certain, par exemple, que la maladie dont il s'agit ici peut être occasionnée par des excès de table répétés, des veilles forcées, le dérangement des fonctions utérines , la suppression d'un écoulement périodique, les grandes plaies, les vapeurs qui s'élèvent du corps de l'homme, quand elles sont depuis long-temps renfermées dans le même lieu. La frayeur, qui, lorsqu'elle est portée à un très-haut degré, s'accompagne de tremblement et d'oppression, signes de spasme et de concentration des fluides à l'intérieur; les purgatifs, qui, en stimulant la membrane muqueuse intestinale, appellent le sang dans les viscères, et refroidissent la périphérie , sont très-propres à déterminer cet état pathologique (1). La saignée des gros vaisseaux paraît être aussi susceptible d'y donner lieu : M. Broussais parle d'un de ses amis qui s'est trouvé pendant plusieurs années dans une disposition telle, que toutes les fois qu'il voulait se faire saigner, ou seulement emporter une céphalalgie ou une bronchite par quelques sangsues, il voyait revenir plusieurs accès de fièvre qui ne cédaient qu'à la sévérité du régime. Ce médecin pense que les évacuations sanguines abondantes attirent le sang vers les grands viscères, aux dépens des parties extérieures, et que c'est là le mécanisme par lequel la fièvre se développe en pareille occurrence (2). M. le docteur Faure, qui, en qualité de médecin militaire, a eu occasion d'exercer l'art de guérir dans diverses parties de l'Europe , et notamment en Espagne et en Morée , vient de publier un ouvrage dans lequel il établit que *la cause la plus*

---

(1) Broussais, Commentaires des prop. de path., page 681.
(2) Broussais, Commentaires des prop. de path., page 681.

*générale des pyrexies intermittentes est la cha-
leur*. Je me serais occupé plutôt et avec détails d'une
manière de voir, qui, outre qu'elle est toute nouvelle,
appartient à un homme dont j'apprécie le mérite et le
talent, mais rien ne milite en sa faveur; son auteur lui-
même ne fournit pas un motif plausible de l'adopter :
ce qu'il y a de très-sûr du moins, c'est que les faits et
les raisonnements dont il cherche à l'étayer , tendent
tous sans exception à démontrer que ce sont les alternatives du froid et de la chaleur atmosphériques, et
non cette dernière seule, qui produisent ordinairement
les fièvres d'accès (1). Les affections fébriles périodiques ont été attribuées encore à la mauvaise qualité des
eaux qui servent de boisson : selon Raymond, les épidémies qui ravagent si souvent l'île de Valcheren ne
reconnaissent pas d'autre cause. Linné prétendait que
là où les eaux contenaient une grande quantité d'argile,
les fièvres intermittentes étaient très-communes. Mais
cette opinion est entièrement dénuée de fondement, et
je ne sache pas qu'aucun praticien l'ait adoptée. Je ferai
remarquer , au reste, que le célébre Linné ne l'avait
émise, que parce que l'argile est très-abondante dans
l'*Uplande,* dans les plaines de la *Scanie,* dans la
Sudermanie, dans la *Gothie,* et que la fièvre d'accès
est presque endémique dans ces contrées. Si ce fait est
vrai, comme je n'en doute pas, les auteurs qui assurent
que la fièvre qui nous occupe est pour ainsi dire incon-

---

(1) Raymond Faure, des fièvres intermittentes et continues,
pages 43, 44 et suivantes.

nue dans le Nord, ont avancé une assertion qui n'est pas exacte. Cette maladie n'est pas non plus aussi rare qu'on l'a dit sous les tropiques, et je ne crois pas qu'on soit en droit d'établir qu'elle est propre aux climats tempérés.

J'ai parlé, si je ne me trompe, de toutes les causes que les auteurs ont assignées à la fièvre d'accès. J'ajouterai, relativement à celles de ces causes qui m'ont paru devoir être admises, qu'il n'en est pas une, même parmi les moins actives, qui ne puisse dans certaines circonstances produire la fièvre intermittente pernicieuse. On croyait assez généralement autrefois que les affections fébriles de cette dernière espèce n'étaient occasionnées que par les exhalaisons marécageuses, mais il n'est pas très-rare de les voir se développer sous l'influence d'agents morbifiques entièrement différents : la fièvre pneumonique pernicieuse dont ma mère fut atteinte (voyez *Traitement des fièvres pernicieuses*) reconnaissait évidemment pour cause l'impression du froid. Ce cas et plusieurs autres analogues qu'il me serait facile de citer, prouvent sans réplique que les fièvres pernicieuses ne doivent pas toujours leur origine aux effluves des marais. Cet ordre de causalité est certainement celui qui les détermine le plus souvent, mais on ne peut disconvenir que le froid, l'humidité, un accès de colère, etc., ne soient aussi susceptibles d'y donner lieu.

Lorsque la fièvre intermittente règne dans un pays, les personnes affaiblies par des causes morbifiques antérieures sont plus exposées que les autres à la contracter. On a remarqué que les individus porteurs d'une phlegmasie chronique des voies digestives, des poumons ou de quelque autre viscère important, sont ceux que cette maladie attaque de préférence; ce sont également ceux chez qui elle fait le plus de victimes. Les miasmes marécageux jouent sans contredit un très-grand rôle dans la production des pyrexies périodiques; nul doute que les différences que ces miasmes présentent, soit sous le rapport de leur activité, soit sous celui de leur composition, ne doivent souvent être considérées comme l'unique cause de la différence des accidents que les malades éprouvent, mais il faut tenir compte aussi de certaines circonstances qui favorisent leur action et leur donnent plus d'énergie. Ce n'est que de cette manière qu'on peut se rendre raison de plusieurs faits qui ont paru extraordinaires, et dont on ne saurait fournir une explication plausible en les attribuant exclusivement à un principe délétère. L'expérience et l'observation, par exemple, ont appris depuis long-temps, que dans toutes les épidémies de fièvres intermittentes, la mortalité est plus considérable au commencement qu'à la fin. Eh! bien, si ce fait est dû quelquefois à la nature et à l'intensité des causes morbifiques extérieures, il dépend très-fréquemment de ce que la maladie ne sévit, à son début, que sur des sujets débilités par une lésion préexistante, et que plus tard ceux qu'elle affecte possédaient auparavant une bonne santé (1). Personne n'ignore qu'il n'est pas rare

____

(1) Je sais qu'on pense généralement que la diminution de la

de voir des individus soumis à l'action des mêmes émanations miasmatiques contracter, les uns une fièvre pernicieuse, les autres une fièvre intermittente bénigne; cela tient à ce que les premiers présentaient pour la plupart, au moment de l'infection, des conditions pathologiques particulières qui ne se rencontraient pas chez les seconds. J'ai dit dans le paragraphe précédent que les fièvres pernicieuses peuvent survenir à la suite de l'impression du froid, d'une vive frayeur, etc. Dans presque tous les cas de ce genre la fièvre a pris un caractère plus grave qu'à l'ordinaire, parce qu'il existait déjà un ou plusieurs points souffrants dans l'économie.

Les pyrexies intermittentes exercent dans quelques cas des ravages si prompts et si étendus, que plusieurs médecins n'ont pas hésité à avancer qu'elles sont contagieuses, c'est-à-dire qu'elles peuvent se transmettre

---

mortalité dans les épidémies tient à ce que les miasmes perdent de leur énergie, soit par l'abaissement de la température, soit par une autre cause qu'on ne connaît pas. Mais d'abord on ne saurait me refuser que si l'abaissement de la température paraît quelquefois entrer pour beaucoup dans l'extinction des épidémies, ces dernières cessent souvent à des époques où la chaleur est encore très-forte. D'un autre côté, je ferai observer que là où les malades sont nombreux et peu éloignés les uns des autres, les vapeurs qui se dégagent du corps de l'homme doivent ajouter fréquemment aux qualités malfaisantes de l'air, et que par conséqnent il y a lieu de présumer que dans une foule d'occasions l'activité des miasmes est en raison de la durée des états morbides qu'ils produisent. Ainsi donc, sans nier l'influence que l'abaissement de la température peut avoir sur les maladies populaires, il est évident que dans beaucoup de cas, la différence de la mortalité qu'on observe au commencement et à la fin des épidémies tient aux circonstances que j'ai signalées.

20

d'un individu malade à un individu sain, hors du théâtre de l'épidémie. Cette opinion est en opposition avec l'expérience journalière qui prouve que les personnes qui soignent les malades, et qui ont avec eux le commerce le plus intime, n'en sont pas atteintes, si elles n'en ont pas été puiser le germe au sein même de l'infection. Convenons cependant qu'il serait difficile de contester que la fièvre d'accès a la faculté de se communiquer par le contact, si tous les faits qu'on a allégués à l'appui de cette assertion étaient analogues au suivant : « Une dame, dit M. Bailly, arrive à Paris avec une fièvre intermittente qu'elle avait contractée à la campagne dans un site marécageux : cette fièvre était accompagnée de vomissements violents et d'autres symptômes graves qui se prononçaient à chaque accès, et qui me forcèrent à donner le quinquina. Elle fut à peine guérie, que son mari, *qui n'avait pas quitté Paris,* mais qui avait eu l'imprudence de ne point se séparer d'elle pendant sa maladie, fut frappé des mêmes symptômes, et d'une manière tout-à-fait semblable. »

SECTION II.

DÉPENDANCE DES ACCÈS ENTRE EUX.

Un grand nombre d'auteurs pensent que les accès qui surviennent pendant le cours d'une fièvre intermittente sont liés entre eux et ne constituent qu'une seule et même maladie. D'autres disent, au contraire, que l'accès qui suit est indépendant de celui qui l'a précédé. Les premiers prétendent que la fièvre une fois développée, se reproduit presque toujours, soit qu'on reste sur les lieux infectés, soit qu'on s'en éloigne ; ils avancent également que lorsqu'elle a été supprimée par une médication quelconque et qu'elle reparaît, ce fait a lieu en général à l'une des époques où il se serait manifesté un accès, si la fièvre n'avait pas été coupée. Les seconds répliquent à cela que la dépendance dont il s'agit suppose un nombre d'accès déterminé ; qu'il n'est pas vraisemblable qu'il y ait une liaison réciproque entre des attaques qui se reproduisent tous les dix jours, tous les quinze jours ou tous les mois; que chaque accès a ses causes, ses conditions d'existence, qu'il aurait pu ne pas se déclarer (que l'art fut ou non intervenu) (1). Ces deux opinions assurément sont précaires, et aucune d'elles ne résout la question en litige. Toutefois on ne saurait s'empêcher de convenir que la première est plus satisfaisante que la seconde. Ce qui, à mes yeux, lui donne un certain poids, c'est le renouvellement des accès hors du foyer de l'épidémie où la fièvre a été contractée. M. Roche, il est vrai, rend raison de cette circonstance en l'attribuant à l'habitude, qui souvent, selon lui, est déjà établie, lorsque le premier accès se déclare. Mais, quelque spécieuse que soit cette explication, je n'y vois pas un motif suffisant pour trancher la question, et la résoudre dans le sens de ceux qui soutiennent *que tout accès de fièvre intermittente est une véritable irritation con-*

---

(1) Mongellaz, Essai sur les irritations intermittentes, page 6.

tinue qui a ses différents périodes comme toute autre affection continue, mais dont la marche est toujours très-rapide, la durée courte et passagère (1).

DE L'INTERMITTENCE.

Un point également sur lequel l'imagination des médecins s'est beaucoup exercée, est le phénomèue de l'intermittence. Darwin l'attribue au mouvement continuel de composition et de décomposition du corps, et aux retours périodiques de la veille et du sommeil. Reil le rattache à l'intermittence des fonctions et à celle des phénomènes de la nature. Mead le fait résulter des alternatives d'action du jour et de la nuit, de la nouvelle et de la pleine lune, des équinoxes et des soltices, de la direction des vents, etc. Werlhof a cherché à s'en rendre compte par le mouvement périodique du globe. D'autres, par l'entremise d'un fluide nerveux, qui, tel que le fluide électrique, se porte rapidement sur un point irrité, s'y concentre d'une manière extraordinaire, produit momentanément une congestion sanguine, qui, à son tour provoque tous les phénomènes locaux et généraux de l'inflammation, s'épuise bientôt, se répare peu à peu pour faire une nouvelle irruption, tant que la partie conserve l'irritation première et l'impression secondaire des accès ou plutôt de la congestion (Guérin de Mammers, Nepple). Celui-ci par une certaine aptitude à répéter les mêmes actes, semblable à celle de

---

(1) Mongellaz, Essai sur les irritations intermittentes, page 9.

notre esprit lorsqu'il retrace les objets absents (docteur Pariset); celui-là par l'influence des attitudes variées du corps pendant le sommeil et la veille (Bailly).

Toutes ces théories sont vagues, hypothétiques et méritent peu de fixer notre attention. Mais il en est une autre qui a été émise par M. Roche, et qui est si ingénieuse et si séduisante, que je ne puis me dispenser de l'exposer ici. Avant cependant de me livrer à son examen, je dirai quelque chose de celle de M. Bailly. Ce médecin, certes, n'a nullement avancé la solution du problème de l'intermittence, mais l'opinion qu'il professe sur cette matière compte un assez grand nombre de partisans, et sous ce rapport il me paraît utile de la réfuter.

M. Bailly explique, ainsi qu'on vient de le voir, le développement de la périodicité par l'influence des attitudes variées du corps pendant le sommeil et la veille. Chaque matin, selon lui, à notre lever le sang aborde en plus grande quantité dans les viscères du bas-ventre, et le système nerveux abdominal, stimulé par l'accumulation de ce fluide, réagit sur les organes gastriques, augmente leur vitalité, et rend leurs fonctions plus énergiques. Le soir, au contraire, lorsqu'on est couché, le sang se dirige de préférence vers le cerveau, et celui-ci devient à son tour le centre des mouvements vitaux. Ces changements, qui s'opèrent chez l'homme suivant qu'il est dans une position horizontale ou verticale, sont la source, la cause prochaine de l'intermittence. Ce qui le prouve, c'est que lorsque la fièvre a son siége dans les voies digestives, les accès ont lieu le matin (c'est-à-dire au moment de l'excitation matutinale du système nerveux abdominal). Ce qui le prouve encore et même le confirme, c'est que les animaux qui gardent constamment la position horizontale et chez qui par conséquent on n'observe pas l'excitation matutinale du système nerveux abdominal, ne sont pas sujets à la fièvre d'accès.

« Une fièvre intermittente est donc l'exagération de cet ensemble d'actes organiques qui composent un nycthéméron, et qui ont lieu de la manière suivante : 1°. congestion matutinale de l'estomac et des intestins; 2°. augmentation des différentes influences nerveuses qui s'exercent sur toute l'économie, et qui, suivant la disposition particulière de l'individu et suivant les causes ci-dessus indiquées, donnent lieu à tel symptôme nerveux plutôt qu'à tel autre; 3°. cessation de la congestion par la position horizontale. »

Telle est en peu de mots la théorie de M. Bailly; elle ne roule que sur deux points (le retour des accès à des époques fixes, et l'influence des attitudes variées du corps pendant le sommeil et la veille), qui encore sont loin d'avoir l'importance qu'on leur prête ici. Le premier, en effet, outre qu'il est assez insignifiant par lui-même, n'est pas constant : personne n'ignore que rien n'est plus variable que l'heure de l'invasion des accès fébriles; le second n'a non plus pour ainsi dire aucune valeur, car si le changement de position du corps influe sur la circulation et par suite sur l'appareil sensitif, ce n'est que d'une manière toute physique, par conséquent trop faible pour altérer l'ordre des

mouvements vitaux. Les modifications de cette dernière
espèce tiennent à un genre de causes plus relevé : il
faut nécessairement en attribuer l'origine à la force qui
régit l'organisme, qui entretient le jeu et l'harmonie
des fonctions, en un mot, à la vie elle-même. On ne
saurait contester sans doute qu'il n'y ait chaque jour
excitation alternative ou simultanée des deux systèmes
nerveux, mais cette excitation ne peut pas s'expliquer
par la situation du corps : on en trouve la raison et la
cause véritable dans les réactions qu'entraînent naturellement dans l'économie, le repos, l'exercice, les
mouvements de composition et de décomposition qui
s'opèrent sans cesse au sein de nos tissus. Remarquez
d'ailleurs que les phénomènes qui, suivant M. Bailly,
sont dus à une attitude du corps peuvent avoir lieu
dans un autre. Ainsi, par exemple, le lit ne préserve
pas de la faim, et la fièvre quarte s'y déclare aussi bien
que quand on est levé. D'un autre côté, s'il était vrai
que la position horizontale fût exclusive de toute excitation du système nerveux abdominal, il en résulterait
que les animaux devraient être dans un état permanent
de congestion cérébrale et que leurs maladies n'auraient
de redoublement que le soir. Je n'insisterai pas davantage sur l'opinion de M. Bailly. Ce que j'en ai dit
suffit pour en faire sentir le peu de solidité : une théorie
qui repose sur une pareille base, et qui a des conséquences si peu rationnelles, doit nécessairement être
rejetée.

M. Roche pose en principe : 1°. que ce sont presque
toujours des causes intermittentes dans leur action qui

constituent les causes prédisposantes et occasionnelles de l'intermittence ; 2°. que l'action de ces causes sur quelques organes est favorisée par l'intermittence des fonctions de ces mêmes organes; 3°. que la périodicité une fois déterminée, ce sont tantôt la persistance des causes, tantôt l'influence de l'habitude, et souvent ces deux actions réunies qui l'entretiennent; 4°. que lorsque l'intermittence ne dépend pas des causes précédentes, elle est due à une circonstance qu'il est facile d'apprécier.

Le printemps et l'automne, dit-il, sont les époques de l'année pendant lesquelles se développent le plus ordinairement les fièvres d'accès. Le caractère commun à ces deux saisons est de présenter une différence considérable entre la température du jour et celle du soir et de la nuit; souvent même on observe alors en peu d'heures trois ou quatre variations très-sensibles dans la température et l'état hygrométrique de l'air. Ces fréquentes viscissitudes atmosphériques, ces alternatives rapides et répétées de froidure et de chaleur, de sécheresse et d'humidité, ont évidemment pour effet d'entretenir sur le corps humain une alternative continuelle d'action et de réaction dont il ne tarde pas à contracter l'habitude. Une impression vive de froid vient frapper la peau, elle se crispe et pâlit; un instant après la chaleur l'atteint à son tour : cette membrane s'épanouit et se colore. Ne sont-ce pas là les rudiments des premiers phénomènes d'un accès fébrile ? La nuit met un terme à ces impressions; mais le lendemain et les jours suivants, elles se re-

nouvellent et sont nécessairement suivies des mêmes
effets : c'est ainsi que s'établit naturellement l'intermittence. Maintenant, supposez un individu modifié et
prédisposé de la sorte pendant plusieurs jours de suite.
Si cet individu vient à être soumis à l'action d'un stimulus, l'irritation dont il sera atteint prendra plus
souvent la forme intermittente que s'il se trouvait dans
des conditions différentes. Cela aura lieu surtout si
l'organe qui reçoit l'impression du stimulus, remplit
une fonction intermittente. Il est de remarque, en
effet, que ce sont en général les organes dans lesquels
cette intermittence d'action en santé est le plus marquée, qui sont le plus fréquemment atteints d'irritations
périodiques. Voilà le mécanisme par lequel se forment
la plupart des irritations intermittentes sporadiques.
Celles qui prennent la marche épidémique ne se développent pas autrement; et, pour s'en convaincre, il
ne faut que passer à l'étude de leur étiologie. Ce n'est
plus alors l'intermittence des causes prédisposantes
qu'on voit introduire dans l'économie une véritable
habitude d'excitation et de sédation alternatives; c'est
le stimulus qui produit la maladie qu'on découvre,
agissant lui-même d'une manière périodique. Personne n'ignore qu'il est beaucoup plus dangereux de
se promener auprès d'un marais à la chûte du serein,
qu'à toute autre heure du jour. On peut traverser impunément les marais pontins dans le courant de la
journée, tandis qu'on ne s'y arrête jamais sans danger
après six heures du soir. Ces faits suffisent pour au-
toriser à poser en principe que l'action des miasmes

est nulle ou presque nulle pendant une partie de la journée, tandis qu'elle s'exerce dans toute sa force à une heure toujours à-peu-près la même; elle est donc intermittente.

Une chose qu'on ne saurait nier non plus, c'est la puissance de l'habitude dans la reproduction des accès de fièvres. Il est évident, d'après tout ce qui précède, que l'habitude existe souvent déjà lorsque le premier accès se manifeste, et que ce n'est même que par elle que l'on peut se rendre compte raisonnablement de l'apparition d'un second et d'un troisième accès, quand le malade a été soustrait à l'action des causes immédiatement après le premier. On campe un régiment sur le bord d'un étang ou sous le vent d'un marais : les fièvres intermittentes s'y manifestent en plus ou moins grand nombre. Les fébricitants sont évacués sur un hôpital voisin : la moitié guérit en route; l'autre moitié conserve la maladie. Comment expliquer chez ces derniers la répétition des accès en l'absence des causes, si ce n'est par l'influence puissante de l'habitude ? Vainement prétendra-t-on que les miasmes marécageux possèdent une propriété spécifique, en vertu de laquelle ils donnent naissance à des maladies à accès, comme le venin de la petite vérole développe cette affection morbide, tout concourt à démontrer que les effluves des marais ne jouissent pas de cette propriété ; s'ils en jouissaient, ils seraient les seules causes des pyrexies périodiques : or, non-seulement ils ne le sont pas, mais ils produisent souvent des fièvres continues. C'est donc évidemment en vertu de

cette tendance de tous nos tissus à répéter certains actes, par cela seul qu'ils les ont déjà exécutés plusieurs
fois, tendance reconnue par tous les physiologistes,
et qui devient même la source de la précision qu'ac-
quièrent tous les actes de notre économie; c'est, disons-
nous, par l'effet de cette tendance qui, mise en action,
prend le nom d'*habitude*, que des accès d'irritation
se renouvellent, quoique la cause qui a fait naître les
premiers ait cessé d'agir.

Ce n'est pas tout : certaines irritations périodiques
doivent ce caractère à une circonstance particulière
qui les accompagne. Ainsi, par exemple, les hémorragies ne deviennent intermittentes que parce que chaque écoulement de sang détruit alors l'irritation qui le
provoque. Aussitôt que celle-ci a repris son intensité
première, l'écoulement reparaît et la détruit de nouveau, et cette alternative de reproduction et de des-
truction a lieu jusqu'à ce que la nature ou l'art ait mis
un terme à la maladie (1).

La théorie de M. Roche repose, comme on voit,
sur des faits et des raisonnements qui, s'ils ne sont
pas péremptoires, sont du moins fort spécieux; le
développement en est clair et méthodique, elle séduit
par sa simplicité. Je ferai observer cependant que
plusieurs causes de l'intermittence semblent se dérober
à cette explication. D'un autre côté, la plupart des
propositions qui lui servent de base me paraissent su-

---

(1) Tout ce que j'ai dit jusqu'ici relativement à la théorie de M.
Roche, a été presque textuellement extrait de l'ouvrage de ce médecin.

jettes à discussion. C'est ainsi qu'on pourrait objecter, à l'égard de la première, qu'il s'en faut de beaucoup que l'action des miasmes soit nulle lorsque le soleil darde ses rayons sur la terre : la vérité est qu'elle est plus énergique le soir et dans la nuit; mais on aurait grand tort de s'y exposer, même à l'époque de la plus forte chaleur du jour. Le printemps et l'automne sont, sans contredit, les saisons qui offrent les variations atmosphériques les plus fréquentes; mais ces variations sont-elles régulières et périodiques ? et si elles ne le sont pas, est-il rationnel d'admettre qu'elles peuvent produire des affections intermittentes régulières? Nul doute également que le retour des accès fébriles ne soit dû souvent à la puissance de l'habitude ; mais il est une foule de circonstances où le phénomène qui nous occupe doit être rapporté à une autre cause. Combien de fébricitants ne rencontre-t-on pas qui ont contracté leur maladie pour avoir respiré une fois seulement l'air des marais : l'habitude en cette occurrence n'entre pour rien certainement dans la répétition des accès. Trois individus reçoivent l'impression des exhalaisons marécageuses : le premier n'a qu'un accès de fièvre; le second en éprouve quatre; le troisième, huit. Dira-t-on que chez l'un l'habitude n'était pas établie, et que chez les deux autres elle l'était à des degrés différents ? Une pareille assertion serait purement gratuite, et ne satisferait personne. Rejetez, j'y consens, la spécificité des miasmes ; mais convenez que, dans un grand nombre de cas, le renouvellement des accès ne saurait être attribué à l'habitude.

Ces imperfections ont sans doute frappé M. Roche, car il a dernièrement employé toutes les ressources d'un beau talent à prouver que les fièvres intermittentes sont de véritables empoisonnements. Mais cette opinion nouvelle tombe d'elle-même, puisqu'il est incontestable que les miasmes ne sont pas l'unique cause des affections fébriles périodiques. Dans le cas contraire d'ailleurs, M. Roche trouverait peu de personnes qui regarderaient avec lui l'apyrexie comme une incubation du poison miasmatique, et les accès comme des efforts éliminateurs qui se reproduisent tant que l'agent morbifique n'est pas expulsé complètement; il trouverait peu de personnes, dis-je, qui verraient dans cette succession d'incubations et d'efforts éliminateurs le secret de l'intermittence. Hypothèse pour hypothèse, la première me paraît bien préférable. C'est, selon moi, l'explication la plus ingénieuse qu'on ait donnée jusqu'ici de l'origine du phénomène de la périodicité.

TYPE.

Il me resterait à rechercher pourquoi plusieurs individus se trouvant soumis à des influences morbifiques analogues, l'un contracte une fièvre quotidienne, l'autre une fièvre tierce, celui-là une fièvre quarte, etc. Mais ici les faits manquent absolument, et l'on ne pourrait émettre que des conjectures. Au lieu donc de consacrer un temps et des peines inutiles à l'examen d'une question qui probablement ne sera jamais résolue, je passerai sur-le-champ à l'article suivant.

CHAPITRE VIII.

PRONOSTIC DE LA FIÈVRE INTERMITTENTE.

Hippocrate pensait que les fièvres intermittentes ne faisaient jamais courir de danger, et que toutes choses égales d'ailleurs, elles étaient moins graves que les continues. *Febres non intermittentes, si per ter-tiam diem vehementiores fiant, periculosæ. Quocumque autem modo intermittant, significat periculi esse expertes* (aph. 62, sect. VII). *Qui-bus febris aliquando intermittit, periculo vacat* (Coac., prœnot., p. 421, endent. Lorry). Cette opi-nion était celle de Celse ; c'est également celle de tous les médecins modernes. Mais elle n'est rigoureuse-ment vraie que pour les fièvres d'accès régulières. Quant aux fièvres pernicieuses, ce serait une grande erreur que de les regarder comme des affections lé-gères. Bien qu'on soit à-peu-près sûr de les guérir lorsqu'on est appelé à temps, qu'elles présentent une apyrexie complète, et qu'on les traite méthodique-ment, toujours est-il qu'on ne peut pas dire qu'elles ne s'accompagnent d'aucun danger. Que si l'on veut maintenant qu'elles soient moins graves que les fièvres continues, parce qu'il est plus facile d'en arrêter le cours, je passerai volontiers condamnation, pourvu toutefois qu'il ne soit question ici que des pyrexies continues qui menacent directement la vie des malades, telles que les fièvres adynamique et ataxique.

Le pronostic de la fièvre intermittente est le plus ordinairement favorable lorsque l'apyrexie est complète et longue. Il l'est d'autant moins, au contraire, que les accès mettent entre eux un intervalle plus petit, et que le type se rapproche plus du type continu. Cette règle cependant souffre une exception. L'expérience et l'observation nous apprennent, en effet, que les fièvres muqueuses qui affectent le type quotidien (1), sont en général moins graves que les tierces, quels que soient le siége et le caractère de celles-ci.

La fièvre tierce est moins opiniâtre que la quotidienne ; la quarte est celle qui dure le plus long-temps : on l'a vue persister quelquefois pendant des années entières. Toutes choses égales d'ailleurs, les pyrexies intermittentes se prolongent d'autant plus que la température est plus froide et plus humide. C'est principalement dans les cas de cette espèce que surviennent les obstructions des viscères abdominaux et l'hydropisie.

Plus les fièvres d'accès sont anciennes, plus elles sont difficiles à guérir. Leur terminaison est plus souvent funeste chez les vieillards et chez les enfants, que chez les individus robustes et dans la force de l'âge. Elles sont plus longues et plus dangereuses dans la

---

(1) C'est-à-dire qui sont caractérisées par des accès qui reviennent chaque jour et qui se ressemblent parfaitement.

saison de l'automne que dans celle du printemps. On a remarqué aussi qu'elles ont des suites plus fâcheuses lorsqu'elles attaquent un grand nombre de personnes à la fois, que quand elles sont sporadiques. Le pronostic du reste varie dans les épidémies : dans quelques-unes, les fièvres intermittentes ne sont ni dangereuses, ni longues, ni rebelles aux fébrifuges; dans d'autres, la maladie ou s'accompagne d'un péril imminent dès les premiers accès, ou se prolonge indéfiniment, et finit souvent par avoir une terminaison malheureuse, ou se montre réfractaire au quinquina, et ne cesse qu'au bout d'un temps fort long.

Lorsque la fièvre est double dès le principe, c'est un signe défavorable que le second accès soit plus violent que le premier. De même si la fièvre, d'abord tierce ou quarte, prend le type double-tierce ou double-quarte, il est de mauvais augure que le nouvel accès soit plus fort que l'accès primitif.

Quand les accès deviennent graduellement plus légers et plus courts, on a lieu d'espérer une guérison prochaine. Si les accès, au contraire, deviennent plus longs et plus intenses au fur et à mesure qu'ils se reproduisent, une issue funeste est à craindre. Ceci s'applique surtout aux fièvres pernicieuses, qui sont particulièrement à redouter, lorsque les accès se rapprochent chaque jour davantage ou se succèdent avec tant de rapidité qu'ils semblent se confondre. Ce que j'ai dit déjà au sujet de ces sortes de pyrexies (1),

---

(1) Pages 51, 52 et suivantes.

pourrait à la rigueur me dispenser d'entrer dans de plus longs détails sur leur pronostic ; mais il ne me paraît pas inutile d'ajouter que leur gravité est en raison de l'importance de l'organe où elles ont leur siége. C'est ainsi que les fièvres carotique et cardialgique sont plus dangereuses que les fièvres pneumonique et pleurétique, etc. Je ferai remarquer en outre que les symptômes qui pendant l'accès d'une fièvre pernicieuse indiquent un péril imminent sont : la diminution et surtout la perte de la sensibilité, une respiration stertoreuse, le hoquet, les selles fétides et colliquatives, la couleur noire des urines et leur émission involontaire, un refroidissement très-prononcé et général, la petitesse et l'irrégularité du pouls, l'apparition de taches pétéchiales sur diverses parties du corps, un coma profond, les soubresauts et les petits mouvements convulsifs qui font que les malades tendent involontairement à se jeter hors du lit, la carpologie, etc.

La fièvre intermittente est sans contredit l'affection morbide qui a le plus de tendance à se reproduire. Mais il est d'observation que dans ces sortes de cas les rechûtes ont lieu beaucoup plus souvent quand la maladie a été combattue par les moyens de l'art, que lorsqu'elle cesse spontanément; quand elle a été supprimée brusquement, que lorsqu'elle s'est dissipée peu à peu. On doit encore craindre le retour des accès, tant que l'urine continue à déposer un sédiment briqueté.

CHAPITRE IX.

SECTION PREMIÈRE.

DU TRAITEMENT DES FIÈVRES INTERMITTENTES EN GÉNÉRAL.

Les médecins du siècle dernier et du commencement de celui-ci pensaient assez généralement que la fièvre intermittente était une maladie utile, qu'il fallait respecter ou laisser durer un certain temps, toutes les fois qu'elle ne menaçait pas directement la vie du sujet. Cette opinion compte peu de partisans aujourd'hui, mais elle en compte, et à raison de cela même il est bon qu'on sache qu'elle ne repose sur aucun fondement solide. Ceux qui la professent, il est vrai, s'étayent de l'autorité de Galien, qui assure que la fièvre quarte guérit quelquefois l'épilepsie, les obstructions de la rate, la lèpre, les varices, la manie, la goutte et la paralysie; de celle de Boerhaave, qui dit que la fièvre d'accès est *un brevet de longévité;* de celle, enfin, de quelques écrivains modernes, qui regardent cette maladie comme dépuratrice et comme exerçant sur la constitution une influence salutaire. Mais on peut leur répondre que les faits dont parle Galien sont si vagues et si incomplets, qu'il est impossible d'apprécier le rapport dans lequel la fièvre intermittente se trouvait en pareille occurrence avec l'état morbide qui l'avait précédée ; que la proposition avancée par Boerhaave est contraire à l'observation qui nous apprend que les habitants des contrées où les pyrexies intermittentes règnent endémiquement, sont vieux de bonne heure et poussent rarement très-loin leur carrière. Que pour ce qui concerne l'influence qu'on suppose que la fièvre d'accès exerce sur l'économie , il est de notoriété que les individus qui en ont été souvent et très-long-temps atteints , restent presque toujours valétudinaires , et sont porteurs pour la plupart de quelqu'irritation chronique qui les conduit plus. ou moins lentement au tombeau.

Une chose qu'on peut leur objecter encore , c'est que le précepte qu'ils donnent d'attendre jusqu'au septième accès et même parfois beaucoup plus long-temps pour recourir aux fébrifuges , ne saurait se concilier avec ce fait incontestable que la fièvre intermittente , quelque bénigne qu'elle soit, peut changer brusquement de caractère et devenir très-grave (1). Je sais

---

(1) Werlhof, Piquer, Voulonne, Sauvages, etc., ont observé des fièvres intermittentes simples qui dégénéraient au quatrième accès.

Zimmerman a vu à Underwal une fièvre intermittente qui, avec une grande apparence de simplicité, emportait les malades au second ou au troisième accès, lorsqu'on ne saisissait pas le moment favorable pour la combattre.

Bianchi parle d'une épidémie de fièvres quartes qui passaient promptement à l'état continu.

Voulonne perdit un malade atteint d'une fièvre tierce bénigne parce que, au lieu de profiter d'un jour d'intermission parfaite pour lui donner le quinquina, il préféra lui faire prendre un minoratif, bien qu'un aphorisme d'Hippocrate est ainsi conçu : *Tertiana exquisita in septem ad summum circuitibus judicatur ?* (59, sect. 4.) Mais si le père de la médecine a dit que la fièvre tierce se juge après sept accès , il a dit aussi : *Tertiana exquisita in quinque aut septem circuitibus aut ad summum in novem judicatur.* (Coac. Prænot., sect. 13.) D'un autre côté, les recherches auxquelles s'est livré Pinel pour savoir quel est le nombre des accès qui peuvent survenir pendant le cours d'une fièvre intermittente abandonnée à elle-même , prouvent que ce nombre est tantôt moindre de sept, tantôt beaucoup plus considérable. Il n'y a donc rien de fixe sur l'époque où la guérison spontanée des affections fébriles périodiques s'effectue, et toute règle de traitement qui n'a pas d'autre base est nécessairement vicieuse.

J'ajouterai à ces arguments , qui me paraissent péremptoires , que le précepte de temporiser dans les pyrexies intermittentes a de tout temps trouvé des contradicteurs. Galien , qui prétend que la fièvre quarte guérit de plusieurs maladies graves, n'en pose pas moins en principe que la première indication de toute fièvre est de la supprimer. *Prima enim omnis febris indicatio, veluti à morbo est ablationem ejus prescribens.* (Opera omnia, tom. VI, p. 191.) Sydenham, Torti, Werlhof, Strack, Senac, Fizes,

---

et le répéter le surlendemain : ce qui occasionna un accès tellement violent, que la mort en fut le résultat.

Voulonne, Cullen, Brown, etc., conseillent formellement d'attaquer sur-le-champ les fièvres d'accès. Si tant de médecins de pays, d'époques et de systèmes différents sont d'accord sur ce point, c'est que l'expérience leur avait appris qu'il y a le plus ordinairement du danger à ne pas guérir la maladie qui nous occupe aussitôt qu'on le peut.

Les partisans de la méthode expectante avouent eux-mêmes qu'il faut se hâter d'arrêter le cours de la fièvre intermittente chez les vieillards, les femmes en couche, les nourrices et les sujets faibles, de peur qu'elle ne devienne promptement funeste. Si l'on reconnaît que cette fièvre peut avoir des suites fâcheuses chez les personnes affaiblies par l'âge ou par d'autres causes morbifiques, pourquoi la respecter chez les individus jeunes et forts ? Est-ce que parce que ces derniers peuvent mieux résister aux effets pernicieux de la fièvre, il convient de les y laisser plus long-temps exposés ? Encore si l'on était sûr que la maladie restera bénigne, et qu'elle se terminera après un accès voisin ou éloigné; mais point : on ne sait ni si un accès léger ne sera pas remplacé par un accès violent, ni si la fièvre se terminera à telle ou telle époque. Remarquez d'ailleurs que l'hypothèse de l'utilité de la fièvre intermittente conduit naturellement à rester inactif pendant la durée entière de ces sortes d'affections. Car, ainsi que le dit Voulonne, « toutes les raisons par lesquelles on voudrait essayer de prouver qu'il est bon de ne pas arrêter une fièvre intermittente dans ses commencements, tendront nécessairement à prouver qu'il est bon de ne l'arrêter jamais (1). »

Tout concourt à démontrer, comme on voit, que la fièvre d'accès est constamment nuisible, et qu'il faut chercher à en arrêter le cours le plutôt possible. Vainement allèguera-t-on que l'opinion contraire se trouve consacrée par le temps et a été professée par des hommes du plus grand mérite : erronée en théorie, dangereuse dans l'application, on doit la rejeter.

Pour procéder d'une manière méthodique à la curation de la fièvre intermittente, il faut commencer par écarter les causes qui l'ont déterminée. Si, par exemple, elle est le résultat des émanations marécageuses, il sera indispensable que le malade change d'habitation, ou du moins qu'il prenne un appartement bien sec, bien aéré, et recevant le jour du côté opposé au marais. La fièvre dépend-elle de l'impression du froid, d'excès de table répétés, de chagrins vifs et prolongés, d'un dérangement du flux menstruel, etc., on disposera les matériaux hygiéniques en conséquence de l'ordre de causalité auquel on aura affaire. Cette indication une fois remplie, on pourra sur-le-champ recourir aux fébrifuges si la fièvre est légère ; mais si elle est portée à un assez haut degré d'intensité, on devra préalablement chercher à diminuer la violence des accès par l'un des moyens dont je parlerai tout à l'heure. Ce précepte est d'une grande importance, et l'on aurait tort de ne pas s'y conformer : les

---

(1) Mémoire sur les fièvres intermittentes.

alexipyrétiques donnés au début des pyrexies intermittentes ne réussissent généralement que lorsque
celles-ci sont très-peu prononcées; ils échouent souvent au contraire, et deviennent même nuisibles quand
le mal est grave, et qu'on n'a pas eu la précaution de
le combattre par une médication propre à le pallier.
C'est ainsi que, lorsque les accès sont fréquents, peu
éloignés, et tendent à se rapprocher chaque jour davantage, l'emploi prématuré de l'écorce du Pérou fait
très-facilement passer la fièvre à l'état continu. Il
faudra donc, toutes les fois qu'un cas de ce genre se
présentera, préparer, comme on dit, le sujet à l'action
des fébrifuges (1). Les médecins prescrivaient autrefois dans ce but les boissons délayantes et acidulées,
les vomitifs, les purgatifs et les émissions sanguines.
On se sert aujourd'hui des mêmes moyens; mais avec
cette différence, que les vomitifs et les purgatifs, qui
étaient pour ainsi dire exclusivement employés par nos
devanciers, ne le sont presque plus maintenant, et ont
été remplacés par les saignées générales ou locales.
D'après les principes que je professe sur la nature et le
siége des affections fébriles périodiques, il semblerait
que je ne puis qu'approuver le changement qui s'est
opéré à cet égard dans la pratique médicale. Mon opinion est cependant qu'on aurait tort de renoncer à l'u-

---

(1) Cette règle est sans exception pour les fièvres intermittentes
régulières qui sont portées à un assez haut degré d'intensité, mais
il n'en est pas de même pour les fièvres pernicieuses : il arrive souvent alors, comme on le verra plus bas, qu'on est obligé de recourir
sur-le-champ aux fébrifuges.

sage des évacuants. On doit **y** recourir, selon moi, lorsque le tube alimentaire n'est pas enflammé, et que néanmoins la fièvre s'accompagne des signes de l'embarras gastrique ou de l'embarras intestinal. Que si l'on m'objecte que ces deux entités morbides ne sont que des nuances de la gastro-entérite, je répliquerai qu'il n'en est pas toujours ainsi.

A. — Et d'abord il est certain que l'afflux de sang qui a lieu dans le foie pendant les accès des fièvres intermittentes suffit souvent pour surexciter cet organe et augmenter son activité sécrétoire : la bile alors arrivant en plus grande quantité que de coutume dans les voies digestives, s'y accumule et révèle sa présence, soit par la perte de l'appétit, des dégoûts, des nausées, la sensation d'un poids au-dessous de l'appendice xiphoïde, une langue jaune, etc., soit par des borborygmes, de légères coliques, la tension du ventre, la constipation, etc. Exemples :

Obs. n°. 107. — Le sieur D...., âgé de trente-cinq ans, d'un tempérament bilioso-nerveux, et assez bien constitué du reste, était atteint depuis quelque temps d'une fièvre intermittente tierce, très-bénigne, lorsque le 3 mai 1834, sans cause connue, et par le fait seul de la répétition des accès, la langue devint jaune, ainsi que le pourtour des lèvres et des ailes du nez. Les phénomènes fébriles n'étaient pas plus prononcés qu'auparavant, mais il y avait de plus un sentiment de pesanteur à l'épigastre, de légères nausées, un goût de bile, et l'hypocondre droit semblait être un peu tendu et rénitent. Cet état me parut dépendre

plutôt d'une supersécrétion biliaire, occasionnée par
l'accumulation du sang dans le foie pendant les accès,
que d'une gastro-entérite; aussi ne balançai-je pas à
donner à l'époque de l'apyrexie deux grains d'émétique, qui déterminèrent des évacuations abondantes par
haut et par bas. Le malade se trouva très-soulagé, et
la fièvre perdit beaucoup de son intensité. Cependant
comme elle persistait, et qu'il était fort douteux qu'un
second vomitif la fit disparaître, j'eus recours au sulfate de quinine qui me réussit complètement.

OBS. n°. 108. — Le nommé C...., âgé de vingt-
deux ans, d'un tempérament bilioso-sanguin, et d'une
belle structure, fut pris le 6 juin 1834, d'un accès de
fièvre intermittente simple qui se répéta régulièrement
chaque jour jusqu'au 16 du même mois, époque où il s'y
joignit de l'inappétence, des borborygmes, des flatuosités, des selles bilieuses, une distension assez grande
des parois abdominales. Comme la langue était large,
humide, qu'il y avait peu de soif, que l'épigastre
n'était pas douloureux, et que les phénomènes fébriles
étaient d'une grande bénignité, je pensai que les signes
bilieux étaient dus à la même cause que dans le cas
précédent, et je fis prendre un purgatif pendant l'apyrexie. Ce purgatif n'ayant produit aucune amélioration sensible, le malade voulut absolument en prendre
un second (c'est une croyance généralement répandue
dans ce pays qu'un purgatif ne fait que mettre les
humeurs en mouvement, et qu'il en faut nécessairement un autre pour les expulser). Mais la fièvre n'en
ayant pas moins continué à se reproduire, je la sup-

primai avec quelques grains de sulfate de quinine.

B. — La supersécrétion de la bile chez les sujets de ces deux observations était postérieure au développement de la fièvre intermittente, mais il est des embarras qui préexistent à cette fièvre et qui ne proviennent pas pourtant d'une phlegmasie. Exemples :

OBS. n°. 109. — Le sieur P...., âgé de trente ans, bien constitué, et se livrant habituellement à des courses fatigantes, éprouvait depuis quelque temps de l'anorexie, du dégoût, des lassitudes, de la faiblesse, des douleurs vagues dans les membres. Il avait la bouche amère ; la langue, qui n'était ni rouge sur ses bords ni terminée en pointe, offrait à sa base et dans sa partie moyenne un enduit jaunâtre. Le travail de la digestion se faisait avec lenteur, et s'accompagnait de la sensation d'un poids dans la région épigastrique. Cet état du reste n'avait déterminé aucun trouble de la circulation, et probablement se serait dissipé de lui-même, si le malade n'avait pas contracté une fièvre intermittente tierce, pour laquelle je fus appelé. Comme les accès étaient d'une grande bénignité, et que les symptômes gastriques seulement étaient devenus un peu plus prononcés, je crus devoir commencer par prescrire deux grains d'émétique, qui provoquèrent des vomissements abondants et deux ou trois selles. Le lendemain je fis prendre dix grains de sulfate de quinine dans une potion gommeuse, et la fièvre fut coupée.

OBS. n°. 110. — Une jeune fille de dix-sept ans se plaignait de coliques légères, de flatuosités, qui se manifestaient principalement trois ou quatre heures après le repas. Il lui survenait de temps à autre des selles jaunâtres et liquides, et lorsqu'elle avait mangé, elle éprouvait un sentiment de pesanteur au creux de l'estomac. Elle avait en outre le pourtour des lèvres et des aîles du nez, ainsi que la conjonctive, légèrement colorés en jaune. Ce dérangement n'était pas assez sérieux pour l'empêcher de vaquer à ses occupations; mais elle fut atteinte sur ces entrefaites d'une fièvre intermittente quarte , qui l'obligea de garder la chambre, et pour laquelle les parents réclamèrent mes soins. Les accès ne présentaient rien de grave : la langue était dans l'état normal; il y avait peu ou point de céphalalgie, la soif était presque nulle ; en un mot, si l'on excepte les signes qui indiquaient un embarras bilieux intestinal, tout se bornait à un frisson suivi de chaleur puis de sueur. J'aurais pu dès l'abord recourir aux fébrifuges, mais je préférai débuter par un léger minoratif, après quoi je coupai la fièvre au moyen de quelques grains de sulfate de quinine (1).

C. — Les embarras gastriques et intestinaux ne sont

---

(1) Quelques personnes allégueront peut-être que dans ces deux cas les symptômes bilieux provenaient d'une inflammation gastro-intestinale ; mais l'humidité et la largeur de la langue, le défaut de soif, l'absence de toute sensation de douleur à l'épigastre, ne permettent pas d'adopter cette opinion. Les symptômes bilieux doivent être attribués en pareille occurrence à une superstimulation du foie qui tient, soit au régime, soit à l'idiosyncrasie des malades, soit à une cause qui échappe à nos investigations, et qui fait que la sécrétion de la bile est augmentée.

pas toujours le résultat de la présence de la bile dans les voies digestives. Il arrive quelquefois aussi que la turgescence du système de la veine porte rend l'exhalation qui s'opère à la surface de la membrane muqueuse intestinale plus active que l'absorption ; de là une source nouvelle d'états saburraux qui ne dépendent pas d'une inflammation. Exemple :

OBS. n°. 111. — Le fils aîné de M. Th..., âgé de huit ans, et d'une faible constitution, fut atteint d'une fièvre intermittente quotidienne très-légère, et pour laquelle on se borna d'abord à faire prendre une tisane mucilagineuse. Peu à peu les accès, sans perdre beaucoup de leur bénignité primitive, se compliquèrent des signes qui indiquent un embarras muqueux de l'estomac. La bouche devint pâteuse, l'haleine et la salive d'une odeur acide, la figure bouffie et abattue. La langue se couvrit d'un enduit blanchâtre ; il y eut des nausées, des rapports de gaz inodores, et le malade se plaignit d'un sentiment de plénitude à la région épigastrique. Ces symptômes persistaient presque tous pendant l'apyrexie, mais ils étaient infiniment moins prononcés.

Les parents me firent appeler le 12 juillet 1833. Il y avait déjà dix jours que la fièvre existait. Je crus devoir commencer par débarrasser les premières voies, et je prescrivis dans ce but dix-huit grains d'ipécacuanha, qui, pris en deux fois, et délayés dans un demi-verre d'eau tiède, occasionnèrent des vomissements abondants de matières glaireuses et semblables à du blanc d'œuf.

Ces évacuations amenèrent un soulagement très-marqué. Le nouvel accès qui eut lieu le lendemain ne présenta pour ainsi dire aucun symptôme gastrique ; il fut en outre plus court que les précédents , et tout portait à croire que le suivant serait encore plus léger; mais il me parut plus prudent de le supprimer que de l'attendre, et j'y réussis au moyen de huit grains de sulfate de quinine qui furent administrés dans une potion gommeuse.

D. — L'accumulation de la bile ou de matières muqueuses et saburrales, dans le canal digestif, peut être occasionnée également par une affection voisine ou éloignée de cet organe, l'habitation dans des lieux bas, humides et froids, des aliments peu nourrissants ou de mauvaise qualité, les chagrins, etc. Une chose enfin dont il n'est pas permis de douter, c'est qu'il n'est pas rare de voir des embarras tels que ceux dont je viens de parler succéder à la gastro-entérite.

Ces divers cas, à mon avis, réclament l'emploi des évacuants, mais ils sont les seuls. Dans tous les autres , l'indication formelle est d'attaquer l'irritation morbide qui constitue la fièvre par un régime approprié, les boissons acidulées ou mucilagineuses et les évacuations sanguines.

La diète absolue , c'est-à-dire la privation complète d'aliments, est, selon moi, nécessaire, indispensable pendant l'accès (1). Cette circonstance exceptée,

---

(1) J'ajouterai qu'elle est de rigueur aussi pendant le temps qui, dans l'intervalle des accès, est consacré à l'administration des fébri-

le régime se règle de la manière suivante : l'apyrexie est-elle très-courte, ou bien longue mais incomplète? on ne donne que du bouillon. Est-elle de vingt-quatre heures et parfaite? on permet à la fois des bouillons et un ou deux potages. Est-elle de quarante-huit heures, s'accompagne-t-elle de beaucoup d'appétit? on accorde des potages et des viandes de facile digestion. Ces préceptes s'appliquent également aux cas où les évacuants sont indiqués, et l'on devra même s'y conformer, quelle que soit la nature de la fièvre, jusqu'à son entière cessation.

Les boissons qu'on prescrit le plus généralement sont les décoctions d'orge et de chiendent, les infusions de violette, de bourrache, de mauve, etc.; la limonade, l'orangeade, les solutions de sirops de vinaigre, de limons, de groseille, etc. Ces boissons conviennent dans la plupart des fièvres intermittentes ; mais c'est surtout lorsque l'urine est rouge, le teint jaune, la peau sèche, et les selles rares, qu'on en retire de bons effets, et qu'elles servent puissamment à préparer le tube alimentaire à l'action des fébrifuges.

La saignée générale est spécialement indiquée dans les affections fébriles périodiques qui ont pour siége le cœur, le cerveau, les poumons, etc. La saignée capillaire doit, au contraire, être préférée à l'ouverture de la veine dans les phlegmasies des tissus membraneux, et surtout de la muqueuse digestive. Quel que

---

fuges, lorsqu'après y avoir suffisamment préparé les malades, on juge à propos de les leur prescrire.

soit celui de ces deux genres de déplétions sanguines qu'on emploie, il est plus avantageux de le mettre en pratique pendant l'accès et dans la période de la chaleur, qu'à l'époque de l'apyrexie. Quant aux vomitifs et aux purgatifs, ce n'est jamais que pendant l'intermission qu'on en fait usage.

Les agents thérapeutiques dont on se sert pour préparer les malades à l'action des fébrifuges, suffisent quelquefois pour guérir la fièvre. Ceci se voit principalement à la suite des saignées générales ou locales (1); mais on a beaucoup exagéré le nombre des cures opérées par ce dernier ordre de moyens : il est certain que les émissions sanguines n'ont d'autre effet pour l'ordinaire que de diminuer la violence des accès et de rendre l'apyrexie plus complète. Lorsqu'on juge à propos d'y avoir recours, il faut qu'elles soient proportionnées à la constitution et à l'âge du sujet. Les individus jeunes, forts et pléthoriques, peuvent et doivent être saignés plus abondamment que les individus faibles, lymphatiques ou avancés en âge. Dans ce dernier cas surtout, il convient de n'user des déplétions sanguines qu'avec la plus grande circonspection; peut-être même serait-il mieux chez beaucoup de

---

(1) En voici un exemple : Obs. n°. 112. Un tailleur des environs de......., âgé de vingt-huit ans, d'un tempérament bilieux, fut atteint, vers la fin du mois d'août 1822, d'une fièvre tierce bénigne. Il avait déjà eu trois accès, lorsqu'il me fit prier de le voir : deux applications de quinze sangsues à l'épigastre suffirent pour procurer une prompte et entière guérison. L'Obs. n°. 94, page 232, est encore un cas de ce genre.

vieillards de ne pas les employer du tout. Il faut tenir compte également des conditions pathologiques dans lesquelles le malade a pu se trouver avant le développement de la fièvre. Si , par exemple, il était porteur, depuis un temps plus ou moins long , d'une phlegmasie viscérale chronique , et que ce fut cette phlegmasie qui, passant à l'état aigu , aurait revêtu la forme de la périodicité , on devrait être très-réservé sous le rapport des émissions sanguines : tirer une quantité considérable de sang en pareille occurrence , serait s'exposer à jeter l'économie dans un état de faiblesse dont rien ne pourrait la retirer.

Aussitôt qu'on est parvenu à rendre les accès moins forts et l'apyrexie complète, si elle ne l'était pas , il faut recourir aux fébrifuges. Ceux de ces médicaments qui doivent inspirer le plus de confiance, et dont on se sert le plus souvent, sont, sans contredit, le quinquina et les sels de ce nom.

Les auteurs ne sont pas d'accord sur l'espèce de quinquina qui a le plus de vertu : les uns veulent que ce soit le quinquina jaune royal *(cinchona calysaya)*; les autres, le quinquina rouge *(cinchona oblongifolia)*. Mais il me semble que puisque celui-ci contient seul la cinchonine et la quinine réunies , et que la dernière de ces deux substances s'y trouve en aussi grande quantité que dans les autres, on ne peut s'empêcher de le regarder comme tenant le premier rang parmi les remèdes dits anti-périodiques. Dans cette hypothèse le quinquina jaune royal viendrait ensuite , puis le quinquina gris *cinchona (condaminea)*, etc.

Le quinquina se donne par la bouche, en lavements, en cataplasmes, en bains, en frictions sur la peau. Mais de toutes ces manières de l'administrer, la première est celle qui offre le plus de chances de succès. On le prescrit ordinairement alors, sous forme pulvérulente et délayé dans du vin. Quand les malades trouvent ce mélange trop désagréable et refusent de le prendre, on substitue au vin, l'eau, le lait, ou une décoction mucilagineuse.

La dose de l'écorce du Pérou ne peut être rigoureusement déterminée : elle varie pour l'homme adulte depuis deux gros jusqu'à deux onces (1); pour les enfants, depuis un scrupule jusqu'à un gros. En général, elle doit être d'autant plus forte que la fièvre est plus intense, que l'apyrexie est plus courte, et que la saison est plus froide et plus humide. Elle doit être proportionnée aussi à la rapidité de la marche de la maladie, au temps qui s'est écoulé depuis son développement, à la constitution et à l'âge du sujet. Si la fièvre, par exemple, a acquis beaucoup d'intensité dans l'espace de peu de jours, on prescrira une dose plus forte que si elle n'est devenue grave que graduellement. Si, sans offrir des symptômes alarmants, elle est ancienne et menace de se prolonger indéfiniment, on emploiera une plus grande quantité de quinquina, et l'on en continuera l'usage plus long-temps. J'ai déjà

---

(1) Plusieurs médecins cependant fixent cette dose à une demi-once pour les adultes et les fièvres ordinaires, et à six gros ou à une once pour les fièvres pernicieuses.

dit qu'il faut se hâter d'arrêter le cours de la fièvre intermittente chez les vieillards, les femmes en couche, les nourrices et les sujets faibles, de peur qu'elle ne leur soit promptement funeste. Il est essentiel également dans ce cas d'administrer les fébrifuges à des doses plus considérables.

Quelques médecins veulent que, lorsque la fièvre marche avec régularité, et que rien n'annonce un danger actuel, on commence par une petite dose de quinquina, qu'on augmente par degré si la maladie résiste. Cette méthode a parfois l'inconvénient d'habituer l'estomac à l'impression du remède, et d'annuler en quelque sorte l'effet qu'il doit produire. Mieux vaut donc donner sur-le-champ le quinquina à une dose un peu élevée, et, comme je l'ai déjà dit, proportionnée à l'intensité des accès, à la constitution et à l'âge du sujet. De cette manière, on a beaucoup plus de chances de succès, il arrive beaucoup plus souvent surtout qu'on coupe la fièvre à la première fois.

On n'administre le quinquina que dans l'intervalle qui sépare les accès; mais à quelle époque de cet intervalle convient-il d'en faire usage? Quelques auteurs pensent que, pris deux heures avant l'accès, il peut le prévenir ; d'autres (M. Bretoneau est de ce nombre) prétendent qu'il faut le donner à l'époque la plus éloignée de l'accès. Entre ces deux opinions opposées, il en est une à laquelle la plupart des praticiens de nos jours paraissent s'être arrêtés : toutes les fois que l'apyrexie est longue, on commence à administrer l'écorce du Pérou huit ou dix heures avant l'accès qu'on veut supprimer. Lorsqu'elle est très-courte, on surveille le moment où l'accès finit, et aussitôt qu'il est terminé, on donne le remède.

On a agité également la question de savoir si la dose de quinquina qu'on juge à propos de prescrire doit être prise en une ou plusieurs fois, et l'on est tombé d'accord sur les points suivants : si les accès sont très-rapprochés, on administre la dose entière en une seule fois. Dans le cas contraire, on la partage par scrupules ou par demi-gros, qu'on donne d'heure en heure; ou bien on la distribue en portions inégales, qu'on fait prendre : la plus forte (1), huit ou dix heures avant l'accès, les autres à des intervalles égaux, et de telle sorte que la totalité de la dose se trouve consommée une ou deux heures avant l'époque présumée du retour de la fièvre. Cette dernière manière de procéder est celle qui est le plus généralement adoptée, et qui réussit le plus souvent (2).

La poudre de quinquina s'administre quelquefois en bols ou incorporée dans un sirop ; mais elle est moins efficace prise sous ces deux formes que délayée dans un liquide. On l'unit à l'opium quand il existe une diarrhée ancienne, et dans les cas où l'irritation qui constitue la fièvre paraît être principalement nerveuse, et que l'ingestion de l'anti-fébrile péruvien s'accompagne de vomissements et de douleurs épigas-

____

(1) Elle se compose de la moitié ou des deux tiers de la dose.

(2) Torti est le premier qui l'ait mise en pratique.

triques. On peut et l'on doit aussi recourir à ce mélange toutes les fois que la fièvre dépend d'une véritable phlegmasie, et que cette dernière n'a pas son siége dans les voies digestives et développe avec elle beaucoup de phénomènes nerveux.

On a proposé encore d'associer à cette poudre la rhubarbe, le sulfate de soude, le tartrite de potasse, le carbonate de magnésie, la cannelle, le macis, etc. Ces diverses combinaisons avaient pour but, les unes de produire un effet fébrifuge plus marqué, les autres de remplir quelques indications particulières, comme, par exemple, de combattre les accès et de purger en même temps. Mais il est plus que douteux qu'en associant à la poudre de quinquina des substances moins énergiques qu'elle, on augmente sa vertu fébrifuge, et puis les indications particulières dont je viens de parler ne sont pour la plupart, ni consacrées par l'expérience, ni en harmonie avec les données que nous possédons maintenant sur la nature et le siége de la fièvre intermittente.

L'écorce du Pérou se donne également à l'intérieur sous forme de vin, de décoction, d'extrait alcoolique; mais toutes ces préparations et la poudre elle-même sont remplacées aujourd'hui par le sulfate de quinine. Ce sel jouit de toutes les propriétés fébrifuges du kina, et mérite de lui être préféré, parce qu'on peut le doser d'une manière plus précise, et qu'il est toujours facile de l'administrer même aux enfants. On doit se conformer pour son emploi aux règles que j'ai tracées pour celui du quinquina en substance, c'est-à-dire qu'on le fera prendre pendant l'apyrexie, en une ou plusieurs fois, etc. On le prescrit en potion, en pilules, en lavements; on l'applique aussi sur la surface d'un vésicatoire, d'une plaie (1), et quelques personnes assurent avoir retiré de grands avantages de frictions faites avec ce remède sur les gencives et à la face muqueuse des lèvres (2). Pour ce qui concerne la dose à laquelle il convient de le donner , je ferai remarquer que la plupart des médecins attachés aux hôpitaux de Paris tiennent sous ce rapport une conduite différente.

M. Broussais commence par deux ou trois grains, et ne dépasse presque jamais la dose de six à huit grains dans les vingt-quatre heures (3).

M. Husson débute par des doses très-faibles, un ou deux grains, qu'il augmente progressivement et indéfiniment, suivant l'opiniâtreté de la maladie.

M. Récamier a pour habitude d'ordonner dès le principe quatre ou six grains, d'augmenter chaque jour au besoin, et d'aller ainsi jusqu'à douze, quinze, ou dix-huit grains en vingt-quatre heures.

---

(1) M. Martin fils a publié dans la *Revue médicale,* tome III , page 369, un mémoire plein d'observations intéressantes, et qui toutes prouvent que le sulfate de quinine, employé selon la méthode endermique, coupe parfaitement les fièvres intermittentes ordinaires , et peut être une ressource précieuse dans certains cas de fièvres pernicieuses.

(2) M. Pointe de Lyon a eu le premier l'heureuse idée d'employer le sulfate de quinine en frictions sur les gencives et la partie interne des lèvres.

(3) Il paraît même que c'est le plus ordinairement en lavement qu'il les prescrit.

M. Bally prescrit en commençant trente-six, quarante, soixante et soixante-douze grains en vingt-quatre heures, ce qui est énorme; car soixante-douze grains de sulfate de quinine équivalent à-peu-près à cinq onces de quinquina.

Obligé de porter un jugement sur des méthodes de traitement si différentes, je n'hésite pas à me prononcer pour celle de M. Récamier. Il ne faut être ni trop timide ni trop hardi dans l'administration du sulfate de quinine : ne prescrire qu'une quantité très-minime de ce remède, c'est s'exposer à voir la maladie persister et se prolonger indéfiniment; en faire prendre une quantité effrayante comme M. Bally, c'est courir la chance de déterminer des accidents dont souvent on n'est pas maître d'arrêter le cours. D'un autre côté, s'il est vrai, et j'en ai la conviction, que le quinquina agisse en stimulant la membrane muqueuse digestive, l'expérience et l'observation prouvent chaque jour qu'il n'est pas à beaucoup près aussi irritant que la plupart des praticiens se le sont figuré.

Ainsi donc, sans être éclectique à la façon de ceux qui prennent ce titre, je crois qu'on peut établir, en thèse générale, que la dose du sulfate de quinine doit varier pour les enfants : depuis deux jusqu'à quatre, six, huit ou dix grains; pour les adultes : depuis quatre jusqu'à seize grains dans les fièvres intermittentes bénignes, et depuis dix jusqu'à vingt, vingt-cinq, trente grains dans les fièvres pernicieuses.

Mon opinion est, comme on l'a vu déjà, que le sulfate de quinine a toutes les propriétés fébrifuges de l'écorce du Pérou; mais quelques médecins sont d'un avis contraire, et pensent qu'il faut bien se garder de proscrire du traitement des affections fébriles périodiques le quinquina et ses diverses préparations, parce qu'il est préférable de l'employer sous ces différentes formes dans certaines circonstances. « Indépendamment, dit M. Guersent, de la gomme, de l'amidon, du mucus et de plusieurs autres substances, il entre dans le quinquina une assez grande quantité d'acide gallique, qui n'est pas sans action, et qui, en ajoutant aux alcalis une propriété astringente qu'ils n'ont pas eux-mêmes, les rapproche davantage des véritables toniques. L'observation clinique vient ici à l'appui des notions fournies par les travaux des chimistes, et prouve que le quinquina en poudre ou en extrait est plus tonique que ne le sont les alcalis et les sels de quinquina. » (1). Ces raisons, il faut en convenir, sont loin d'être dénuées de force et de probabilités. Toutefois, en y réfléchissant mûrement, on ne tarde pas à s'apercevoir qu'elles sont plus spécieuses que solides, et que pour qu'elles eussent une valeur réelle, il faudrait qu'on admit que le quinquina guérit les fièvres intermittentes en produisant sur nos tissus un effet astringent et tonique, ce qui n'est ni démontré ni susceptible de l'être, du moins pour le moment. Une chose d'ailleurs qui parle plus haut que les raisonnements et les conjectures, c'est qu'on supprime tout aussi bien les pyrexies les plus dangereuses avec le sulfate de qui-

---

(1) Dict. de méd. en dix-huit vol., tome XVIII, page 135.

nine qu'avec l'écorce du Pérou. J'ajouterai que le premier de ces médicaments n'est pas plus fréquemment suivi de rechûte que le second. Les médecins qui professent sur ce point une manière de voir opposée n'ont, si je ne me trompe, commencé à pratiquer que depuis que le quinquina en substance a été pour ainsi dire banni du traitement des affections fébriles périodiques. Ils sauraient sans cela par expérience qu'on n'était pas plus heureux autrefois qu'à présent. La fréquence des rechûtes ne tient pas à l'espèce de fébrifuge qu'on administre; elle est due à ce qu'on néglige souvent de préparer les sujets à l'action de ces sortes de remèdes, ou qu'on ne les y prépare pas convenablement, au peu de soin qu'on a d'en faire continuer l'usage après que la fièvre a été coupée, et aux imprudences que les malades commettent soit sous le rapport du régime, soit en s'exposant à un air humide et froid, soit en reprenant trop tôt leurs occupations ordinaires , soit enfin en donnant un libre cours à leurs passions. Rien ne milite, je le répète , contre l'emploi du sulfate de quinine dans les cas les plus graves, et l'on peut hardiment établir qu'il mérite toujours alors la préférence sur l'écorce péruvienne.

Ce que j'ai dit au sujet des substances qu'on a proposé d'unir au quinquina est applicable au sulfate de quinine : il n'y a , selon moi , que les narcotiques qu'il soit utile de lui associer (1); mais les médecins

----

(1) Et encore ne doit-on le faire que dans les cas que j'ai spécifiés, page 339.

qui pensent que ce sel n'a pas toutes les propriétés fébrifuges de l'écorce du Pérou , le combinent fréquemment avec la résine ou l'extrait de cette écorce. M. Delpech avait une prédilection marquée pour le premier de ces mélanges ; beaucoup de médecins de Bordeaux sont dans l'habitude de prescrire le second.

Pour ce qui est de la persuasion où l'on paraît être généralement que le sulfate de quinine produit sur l'estomac une excitation beaucoup plus vive que le quinquina en poudre, je me bornerai à faire remarquer que les observations qu'on cite à l'appui de cette assertion sont très-peu nombreuses , et qu'il est fort probable qu'on serait arrivé dans les cas de ce genre à d'autres résultats , si la dose du sulfate de quinine avait parfaitement correspondu à celle du quinquina. Pour mon compte , je suis si peu disposé à regarder ce remède comme relativement plus excitant que l'écorce du Pérou , que si je ne craignais pas de m'en rapporter trop à ma propre expérience, je me croirais en droit de soutenir la thèse opposée.

Que ce soit le quinquina ou le sulfate de quinine qu'on ait ordonné, si la première dose prévient complètement le retour de la fièvre, on continuera l'usage du fébrifuge dont on aura fait choix , d'abord à doses semblables , puis à doses décroissantes les jours où les accès se seraient reproduits , et cela pendant une ou plusieurs semaines , suivant le type de la maladie et son ancienneté.

Si la fièvre , au lieu d'être supprimée, n'a fait que perdre de son intensité , on ne diminuera pas la nouvelle dose; seulement on la divisera en plusieurs prises, si la précédente avait été donnée en une, et si la longueur de l'apyrexie le permet.

On devra, au contraire, l'augmenter d'une moitié, d'un tiers, d'un quart, selon les circonstances, si l'accès qu'on voulait supprimer se reproduit avec plus de violence que le dernier. Si, malgré cela, l'accès suivant présente autant ou plus de gravité que celui auquel il succède, la prudence veut qu'on suspende l'usage des fébrifuges. On suspendra également l'emploi de ces remèdes s'ils sont rejetés par le vomissement, s'ils occasionnent des douleurs épigastriques plus ou moins vives, et que rien n'annonce que l'irritation de l'estomac soit principalement nerveuse (1). Dans ces deux cas, la fièvre dépend d'une gastro-entérite, qu'il importe de combattre par les boissons rafraîchissantes, une diète sévère, les évacuations sanguines. Une fois que, par ces divers moyens, on a diminué la violence des accidents, on revient aux fébrifuges. Si, au contraire, la fièvre ne perd rien de son intensité, ou qu'elle devienne rémittente et que le danger soit pressant, on donne le quinquina ou le sulfate de quinine en lavements.

Il arrive souvent, quand les fièvres intermittentes se prolongent indéfiniment, que les viscères abdominaux s'engorgent, que la sérosité s'accumule dans le

---

(1) On se souvient que lorsque la fièvre dépend d'une irritation de ce genre, je conseille non de renoncer au quinquina, mais de l'unir à l'opium.

bas-ventre et que les membres inférieurs s'œdématient. Faut-il alors continuer l'usage du quinquina s'il a déjà été administré (1), ou y recourir s'il ne l'a pas été ? Voici quelle est mon opinion à cet égard :

Lorsqu'on ouvre un individu mort d'une fièvre intermittente, et dont les viscères abdominaux étaient, comme on dit, *obstrués,* on trouve le plus ordinairement le foie ou la rate, et quelquefois ces deux organes en même temps, tantôt pleins d'un sang noir et fluide, tantôt durs, consistants, et passés à l'état de dégénérescence cancéreuse, tuberculeuse, etc. (2).

Dans le premier cas, l'intumescence du foie ou de la rate est due, selon moi, à ce que, pendant le stade du froid, le sang s'accumule dans ces viscères, qui, à raison de leur structure, sont de toutes les parties de l'économie celles qui en reçoivent proportionnellement une plus grande quantité. Deux, trois, quatre, six, huit, dix accès, etc., ne produisent aucun changement sensible ; mais quand la fièvre dure très-longtemps, le retour périodique de l'accumulation du sang

---

(1) Je dois avertir que j'emploie souvent dans cet article les mots *quinquina, écorce du Pérou,* au lieu de *sulfate de quinine.* Ainsi quand je dis : donner l'écorce du Pérou, administrer le quinquina, c'est comme si je disais : donner le sulfate de quinine, administrer le sulfate de quinine.

(2) On trouve quelquefois à la suite des fièvres intermittentes, le mésentère, l'épiploon, le pancréas, etc., dégénérés et présentant l'aspect cancéreux, tuberculeux, etc.; mais leur structure particulière ne permet pas qu'ils deviennent le siége d'une congestion sanguine passive et permanente, comme le foie et la rate.

doit nécessairement rendre le parenchyme hépatique ou splénique plus perméable et plus lâche. L'accès fini, l'organe ne se dégorge plus complètement. De là, un état habituel de congestion, dont les progrès ultérieurs sont en raison de la violence des accès et de la persistance de la fièvre.

Dans le second cas, la tuméfaction viscérale est de nature sthénique. C'est le plus ordinairement l'irritation de la membrane muqueuse digestive qui se transmet aux organes voisins et en détermine l'inflammation.

Lorsque l'hydropisie accompagne le premier des états pathologiques dont il s'agit ici, c'est-à-dire la congestion sanguine passive du foie ou de la rate, elle reconnaît pour cause prochaine le ralentissement de la circulation veineuse (1).

Quand elle se déclare à la suite des obstructions

---

(1) M. Piorry, qui vient de publier dans la *Gazette médicale* de Paris (tome Ier., n°. 49, page 393) plusieurs observations de fièvres intermittentes, avec tuméfaction plus ou moins considérable de la rate, prétend que dans tous ces cas, il y avait hypertrophie du parenchyme splénique. Mais il me semble que c'est détourner le mot *hypertrophie* de son véritable sens que d'en faire ici l'application. Ce mot sert à désigner (Dictionnaire abrégé des sciences médicales, tome IX, page 365) l'accroissement lent et surabondant d'un organe, sans altération de structure ; l'augmentation de volume dépend alors de ce que les parties constitutives des tissus malades sont devenues plus fortes, plus épaisses, en un mot, ont pris plus de développement. On ne peut donc regarder comme hypertrophié un viscère qui est simplement distendu par le sang qui s'accumule et séjourne dans ses interstices.

de la seconde espèce, ou, en d'autres termes, de celles qui consistent dans une dégénérescence des organes hépatique ou splénique, elle provient bien un peu de l'obstacle que ces viscères mettent alors au retour du sang, mais sa cause principale est la transmission de l'irritation des tissus malades au péritoine, qui par ce fait est atteint d'un surcroît d'activité sécrétoire.

Si ces propositions sont vraies, et je n'en doute pas, les conséquences qui en découlent sont : 1°. que le meilleur moyen de remédier aux congestions sanguines passives et à l'hydropisie qui se déclarent pendant le cours d'une fièvre intermittente, est de supprimer cette dernière. Le quinquina est donc formellement indiqué en pareille occurrence, et l'on doit en continuer l'usage s'il a déjà été employé, ou se hâter de le prescrire s'il ne l'a pas été (1) ; 2°. que, dans les cas de lésions organiques du foie ou de la rate, les fébrifuges doivent être proscrits : ils ne pourraient être que nuisibles, puisque c'est presque constamment une gastro-entérite qui est ici la cause première des accidents.

---

(1) Ce précepte se trouve confirmé par les observations de M. Piorry, et par la pratique de M. Bailly, qui, comme on sait, prétend avoir résolu ce problème : *un splénocèle étant donné, quel que soit son volume, trouver, par une méthode sûre, le moyen de le faire disparaître en moins de quinze jours.* (Journal des Conn. méd., n°. 2, 1re. ann.) On aurait tort au reste de croire que ce sont les écrits de ces deux médecins qui m'ont suggéré l'idée de donner un pareil précepte : il y a déjà près de cinq ans que j'ai émis mon opinion sur ce point de thérapeutique dans le Journal de médecine pratique de la Société royale de médecine de Bordeaux.

Les voies aériennes sont susceptibles aussi de devenir le siége, dans les fièvres intermittentes, soit d'une congestion sanguine passive, soit d'altérations de texture variées. Lorsque l'hydropisie survient dans la première de ces hypothèses, elle dépend du ralentissement de la circulation veineuse (1), et le quinquina me semble très-propre à la faire disparaître. Quand elle se manifeste à la suite de l'induration ou de la dégénérescence tuberculeuse du parenchyme pulmonaire, elle résulte en partie de l'obstacle que l'organe malade apporte au cours du sang, en partie de l'irritation dont la plèvre est toujours alors primitivement ou consécutivement atteinte. L'écorce du Pérou, dans cette circonstance, serait, sinon nuisible, du moins parfaitement inutile, et l'on doit s'abstenir de l'administrer.

On voit assez fréquemment des affections fébriles périodiques qui, après avoir résisté à la plupart des médicaments réputés anti-périodiques, cessent spontanément au bout d'un temps plus ou moins long. Ce fait peut tenir à la persistance des causes morbifiques ; mais le plus souvent il dépend de ce que la fièvre consiste dans une irritation gastro-intestinale, que les fébrifuges aggravent ou entretiennent, et qui se dissipe quand les malades se mettent à un régime doux, font un léger exercice, et ne prennent pour remède que des tisanes rafraîchissantes.

____

(1) Le sang s'accumule dans les vaisseaux des poumons, comme dans ceux du foie; c'est-à-dire par suite de l'état spasmodique dans lequel se trouvent les quatre cavités du cœur pendant le stade du froid.

Lorsqu'on est parvenu à suspendre le cours d'une affection fébrile périodique, l'indication qui se présente naturellement est d'en prévenir le retour. J'ai déjà dit qu'il fallait pour cela continuer l'usage du quinquina, d'abord à doses semblables, puis à doses décroissantes, les jours où les accès se seraient reproduits, et cela pendant un certain temps. J'ajouterai maintenant que la plupart des auteurs fixent ce temps, pour les fièvres quotidiennes, à huit jours ; pour les tierces, à quinze ; pour les quartes, à trois semaines. Il arrive souvent dans la pratique civile de trouver des individus qui, une fois que la fièvre a été coupée, répugnent beaucoup à se conformer au précepte que je viens de donner. Dans ce cas, on pourrait se contenter de faire prendre deux ou trois nouvelles doses de quinquina ou de sulfate de quinine immédiatement après la suspension des accès ; on y reviendrait ensuite aux époques dites paroxystiques, qui, comme on sait, sont celles où les rechûtes ont lieu le plus communément. Cette conduite n'entraîne aucun inconvénient : je l'ai fréquemment tenue , et je n'ai jamais eu à m'en repentir.

Sydenham conseillait de donner un purgatif à la suite des pyrexies intermittentes automnales, toutes les fois qu'il n'existait plus la moindre trace d'accidents fébriles. Ce précepte trouve rarement son application : personne n'ignore que les purgatifs administrés au commencement de la convalescence de la maladie qui nous occupe, déterminent très-souvent la réapparition des accès. Torti proposait à un homme qui lui reprochait d'avoir suspendu trop tôt une fièvre intermittente dont il était atteint, de la lui rendre à l'aide d'un purgatif. C'était promettre beaucoup, sans doute; mais cela prouve que l'expérience a appris depuis long-temps que les évacuants sont généralement plutôt nuisibles qu'utiles après la terminaison des affections fébriles périodiques. Mieux vaut donc s'en tenir aux fébrifuge.

Il faudra en outre favoriser le rétablissement des forces par un régime bien entendu : on prescrira aux malades de n'user que d'aliments de bonne qualité, et de ne pas trop écouter leur appétit; de faire chaque jour un exercice modéré; de se tenir bien vêtu, de ne point s'exposer à la fraîcheur des nuits, et d'éviter les variations brusques de chaud et de froid. Si leur habitation est située dans un pays bas, humide et marécageux, on leur conseillera de changer de contrée; et si cela leur est impossible, on leur recommandera de tâcher au moins de s'établir sur un lieu élevé, exposé au midi ou à l'est.

Les rechûtes n'exigent pas d'autres moyens que l'affection primitive. On se comporte absolument de la même manière. Il est prudent cependant d'employer une dose de quinquina un peu plus forte que la première fois, et d'en continuer l'usage un peu plus long-temps.

La plupart des auteurs qui ont écrit sur les fièvres intermittentes, ont cherché à expliquer comment le quinquina en opère la guérison. Mais on n'a émis à ce sujet que des hypothèses plus ou moins dénuées de vraisemblance. Tout ce qu'il est possible d'établir

aujourd'hui relativement à la manière dont le quinquina modifie les tissus soumis à son influence, c'est
qu'il en augmente l'action organique. Quant au mécanisme par lequel la stimulation qu'il produit guérit
la fièvre, on ne le saura probablement jamais. On a
avancé aussi, et sans plus de fondement, qu'il est un spécifique contre les pyrexies intermittentes : une preuve
qu'il ne l'est pas, c'est qu'il échoue assez souvent dans
ces sortes d'affections, et qu'on l'administre avec
succès dans des états morbides entièrement différents
sous le rapport de leur nature, de leur siége, de leurs
symptômes et de leur marche.

Je n'ai parlé jusqu'ici que d'un fébrifuge; mais cette
classe de médicaments est extrêmement nombreuse :
on a tour-à-tour employé contre la fièvre intermittente les fleurs de camomille, la gentiane, la centaurée,
la chausse-trape, la petite centaurée, l'absinthe, l'é-
corce d'oranger, celles de marronier, d'aristoloche ,
de tulipier , de chêne , d'épice noire , de frêne ,
d'orme, etc.; les décoctions de tiges d'artichaut , de
quassia-amara , de saule, etc. ; diverses substances
rangées parmi les anti-spasmodiques , telles que les
éthers , l'ammoniaque, l'huile animale de dippel , le
camphre, le musc, l'opium gommeux, le laudanum,
la thériaque, les extraits de ciguë et de jusquiame, etc.;
plusieurs sels qu'on a décorés du nom de *fébrifuges
salins,* et dont les principaux sont les carbonates de
potasse, de chaux et de magnésie, les muriates d'ammoniaque, de potasse et de protoxide de mercure; le
tartrate acidule de potasse, les sulfates de fer et de

cuivre, les arséniates de potasse et de soude.

On a conseillé également les bains tièdes les jours d'apyrexie (1); les bains de vapeurs les jours d'accès et pendant la période du froid; l'usage de la gélatine; la compression exercée par le tourniquet jusqu'à suspendre la circulation dans deux membres à la fois, immédiatement avant la fièvre ou pendant le premier stade ; l'eau pure pour toute boisson et pour toute nourriture pendant quelques jours.

On a préconisé enfin l'encens, l'huile de camomille, et d'autres substances aromatiques, administrés en frictions sur la région vertébrale, avant ou pendant le frisson.

Le docteur Cerioli vient de publier un travail dans lequel il s'attache à prouver que l'hydro-ferro-cyanate de quinine a des propriétés fébrifuges supérieures à celles des alexipyrétiques les plus renommés (2). Ce sel lui a complètement réussi dans treize cas de fièvre quarte, avec engorgement douloureux des viscères : la maladie avait duré chez quelques sujets plusieurs mois, chez d'autres deux ou trois ans, et même huit ans chez une jeune fille, malgré les évacuations sanguines locales et générales, les adoucissants, et enfin le sulfate de quinine dont l'emploi n'avait produit qu'une amélioration excessivement

---

(1) On en emploie ordinairement huit, dix, douze, quinze; rarement on dépasse ce nombre.

(2) *Annali univ. di med.*

légère ou à-peu-près nulle. Il en a retiré également les plus heureux effets chez quatre personnes affectées, concurremment avec la fièvre, d'inflammation chronique du foie, et chez qui le traitement le plus rationnel avait échoué.

M. Cerioli pense que l'hydro-ferro-cyanate de quinine, loin d'exciter les tissus avec lesquels il est mis en contact, tendrait, au contraire, à diminuer leur action organique. Suivant lui encore, ce médicament est beaucoup moins souvent suivi de rechûte que le sulfate de quinine. Je dois ajouter que plusieurs médecins français ont répété ses expériences et ont obtenu des résultats identiques. Ainsi, par exemple, l'un de mes collègues à la Société royale de médecine de Bordeaux, M. le docteur D'Oliveyra, a communiqué dernièrement à cette Société plusieurs observations de fièvres d'accès qu'il avait vainement combattues par les fébrifuges ordinaires, et qui ont cédé comme par enchantement à l'usage de celui qui nous occupe.

L'hydro-ferro-cyanate de quinine se donne en pilules et en potion. C'est sous la première forme que M. Cerioli l'administre : il en prescrit deux, trois, quatre, et même huit grains pour la journée. Quand la fièvre ne fait que diminuer d'intensité, il augmente la dose de deux grains.

Un médecin très-distingué de la capitale, M. Trousseau, qui, au commencement de l'année **1828**, fut désigné par le ministre de l'intérieur pour étudier la topographie de l'ancienne province de Sologne, et les causes de la mortalité plus grande des hommes et des animaux domestiques dans cette partie de la France, eut occasion d'y voir beaucoup de fièvres intermittentes, et les combattit avec le plus grand avantage avec la quinine brute. Cette substance, suivant lui, mérite d'être préférée au sulfate de quinine, parce qu'elle a une valeur vénale moindre, qu'elle est sans amertume, qu'elle se donne à de plus petites doses, qu'elle occasionne rarement la diarrhée, et que du reste elle a les mêmes propriétés fébrifuges.

Lorsque la quinine brute est récente, elle se ramollit sous les doigts, et on peut la rouler en pilules, aussi petites que l'on veut. Quand elle est vieille, au contraire, elle devient cassante comme la résine, et il est facile de la réduire en poudre. Cette poudre est d'une administration commode, et ne saurait être remplacée pour les enfants, parce qu'elle n'a pas d'amertume, et qu'en la mêlant à une cuillerée de potage, de confitures, de sirop, ou de tout autre aliment, ils la prennent sans répugnance. La dose de la quinine brute est à celle du sulfate de quinine comme de 7 à 10. Cette différence tient à ce que le sulfate de quinine contient trois parties d'acide sulfurique, et seulement sept parties de principes fébrifuges (1).

Plusieurs journaux de médecine ont fait connaître le résultat comparatif d'un grand nombre d'expériences tentées par M. Rennes dans l'hôpital militaire de

---

(1) *Journal des Connaissances médico-chirurg.*, 2e. année, 3e. livraison, p. 78.

Strasbourg avec le quinquina en poudre, le sulfate de quinine, et le résidu des eaux-mères de celui-ci ; ce résultat est tel qu'il n'est pas permis de douter que le résidu des eaux-mères du sulfate de quinine, auquel on a imposé le nom d'*extractif quinique,* ne jouisse d'une vertu fébrifuge presque aussi marquée que l'écorce du Pérou et les alcalis qu'on en retire.

Lorsqu'on a extrait tous les cristaux du sulfate de quinine, on amène par la chaleur le résidu liquide à une densité à-peu-près sirupeuse ; alors on passe à travers une étamine de laine, et, au moyen du bain-marie, on réduit à consistance d'extrait ; cet extrait est d'une couleur marron foncé, d'une saveur très-amère ; il est soluble dans l'eau froide, de même que le sulfate de quinine.

L'extractif quinique s'administre aux mêmes doses que ce dernier médicament, mais il a le grand avantage d'être d'un prix fort modique ; ce qui le fera préférer par les pauvres et dans les établissements publics.

Voici les expériences qu'on a faites en **1828** à l'hôpital de Strasbourg, dans les salles de **MM.** Tourdes, Rennes et Roux.

Sur un nombre déterminé de militaires atteints de fièvres intermittentes bénignes, cent un furent traités par le sulfate de quinine, en seize jours et demi, terme moyen, à la dose moyenne de vingt-six grains et demi : un quart éprouva des rechûtes ; cinquante, traités par l'extractif quinique, à la dose moyenne de vingt-quatre grains et demi, furent guéris en quinze ou seize jours; le cinquième seulement éprouva des rechûtes : en général , six à douze grains suffisaient pour enlever la fièvre , mais on continuait à dose décroissante pendant dix à onze jours après la disparition de l'accès : cinquante autres fébricitants traités par le quinquina en poudre , en prirent , terme moyen , une once et demie. La durée moyenne du traitement fut de dix-sept jours. Les rechûtes s'étendirent sur les deux cinquièmes des malades (1).

M. Bailly a administré le sulfate de cinchonine, en pilules de deux grains , prises au nombre de trois ou quatre dans l'apyrexie, contre treize fièvres tierces, neuf quotidiennes , et deux quartes. Le succès a été aussi complet qu'il aurait pu l'être avec le sulfate de quinine. Ce médecin pense que le premier de ces sels est moins irritant que le second, et préférable dans les fièvres intermittentes bénignes (2). Il se rapproche beaucoup en cela du docteur Mariani, qui, ayant employé comparativement les sulfates de quinine et de cinchonine , assure que ce dernier est celui qui a le plus de vertu (3).

L'un des produits nouveaux qui de nos jours ont le plus excité le zèle et l'émulation des chimistes et des médecins est sans contredit celui qu'on est parvenu dernièrement à extraire de l'écorce du saule (*salix helix*):

---

(1) *Journal de méd. et de chir. pratiques,* t. Ier., page 231.

(2) *Journal universel des sciences méd.,* tome XLI, p. 255.

(3) *Revue médicale,* tome III, p. 487.

prix proposés, recherches savantes, polémique animée, rien n'a manqué pour qu'il acquit de la célébrité. Aussi jouit-il déjà d'une grande réputation, et plusieurs praticiens le placent-ils à côté presque du quinquina.

Il résulte des publications dont la salicine a été l'objet :

1°. Que cette substance est un principe neutre ; qu'elle doit être en cristaux blancs, très-tenus, nacrés, ou en petites lames rectangulaires, d'une saveur très-amère, rappelant l'arome du saule ;

2°. Qu'elle se trouve dans les différentes espèces de saule ; qu'elle est contenue en quantité très-notable dans l'écorce de *peuplier blanc*, ainsi que dans celle de *tremble* ;

3°. Que le procédé convenable à l'extraction de la salicine a été réduit à un petit nombre d'opérations simples et peu dispendieuses ;

4°. Que M. Fontana, pharmacien italien, a, le premier, nommé *salicine* le principe actif du saule ; que M. Buchner, chimiste allemand, a publié des travaux sur le saule qui portent à croire qu'il a aperçu la salicine, sans avoir cependant pu l'isoler entièrement de la partie extractive ; que M. Leroux, pharmacien à Vitry-le-Français, est le premier qui ait obtenu cette substance bien cristallisée et dans le plus grand état de pureté où elle puisse être portée ; que MM. Gay-Lussac et Magendie, Jules Gay-Lussac et Pelouze, Peschier de Genève, et surtout M. Braconnot de Nancy, ont fait connaître les caractères et la nature de la salicine, amélioré le procédé pour l'obtenir, et indiqué son existence dans d'autres écorces que celles de saule ;

5°. Enfin, que des expériences, faites dans divers hôpitaux de Paris, par MM. Magendie, Miquel, Husson, Bally et autres médecins, ont constaté que des fièvres intermittentes à différents types, sont coupées du jour au lendemain par trois doses de salicine de six grains chacune, et qu'on n'a pas besoin de donner plus de vingt-quatre à trente grains de ce fébrifuge pour arrêter complètèment les accès de fièvre, quel que soit leur type, ce qui est à-peu-près la dose du sulfate de quinine (1).

M. Rousseau, préparateur d'anatomie au Musée du jardin du roi, s'étaye d'une expérience de vingt années pour vanter l'efficacité de la poudre de houx dans les affections fébriles périodiques. Le docteur Reynaud de Toulon atteste qu'il a obtenu avec ce médicament la guérison d'un grand nombre de fié-vreux. Toutefois, il est juste de dire que M. Chomel l'a administré à cinq ou six malades sans aucun succès.

Les feuilles de houx se donnent en décoction, en substance, en extrait, en principe amer dit *ilicine,* en lavements.

1°. **En décoction.** — On fait bouillir les feuilles fraîchement cueillies, à la dose d'une demi-once dans huit onces d'eau ; on laisse réduire à moitié, on passe,

____

(1) *Journ. de méd. prat. de la Société de méd. de Bordeaux,* 1831, n°. de février, p. 146.

et l'on administre cette quantité en une seule fois, deux heures avant l'accès.

Ce mode d'administration peut être continué, sans aucun inconvénient, pendant huit, quinze jours, et même plus, toutes les fois que la fièvre ne cède pas à la quatrième ou sixième dose.

2°. En substance. — Les feuilles seront séchées, pulvérisées, et passées ensuite au tamis de soie. La dose de la poudre qui résulte de cette opération est de un ou deux gros, qu'on fait macérer à froid dans un verre de vin blanc ordinaire ou qu'on fait bouillir dans une quantité d'eau à-peu-près égale, et qu'on donne deux ou trois heures avant l'accès. Dans le cas où la dose ci-dessus ne suffirait pas, on l'augmenterait d'un gros.

Le docteur Constantin, médecin à l'hospice de la marine de Rochefort, ajoute à la prescription vineuse, pendant les jours d'apyrexie, quatre gros de feuilles de houx en décoction dans quatre verres d'eau réduits à trois, que l'on passe et qu'on fait prendre à quatre heures de distance les uns des autres. Cette médication soutenue pendant deux ou trois septenaires et plus, si le cas le requiert, lui a procuré, dit-il, les plus heureux résultats.

3°. En extrait. — Cette préparation s'administre à la dose d'un demi-gros à un gros, en nature ou sous forme pilulaire, au choix du malade. On peut porter également la dose à un gros et demi, dans le cas où la fièvre se montrerait rebelle.

4°. *Ilicine*. — Ce principe fébrifuge, dans lequel

réside la matière amère, se prescrit à la dose de six, douze, dix-huit et vingt-quatre grains, sous forme pilulaire, comme moins désagréable au goût des malades. On en continue l'usage jusqu'à la terminaison complète des accès.

5°. En lavements. — Ce mode d'administration appartient à M. Constantin, que j'ai déjà cité. Dans une quantité d'eau nécessaire pour un lavement, on fait bouillir pendant un quart-d'heure à-peu-près une demi-once de feuilles fraîches ou sèches de houx. Ces lavements ont l'avantage de procurer des garde-robes abondantes, sans troubles ni coliques. M. le docteur Serrurier a prescrit également avec succès de semblables lavements (1).

Les officiers de santé français qui étaient en Espagne pendant la guerre de 1808 à 1813, se trouvant dans l'impossibilité presque absolue de se procurer du quinquina, un grand nombre d'entre eux lui substituèrent les feuilles d'olivier qui depuis long-temps étaient regardées comme un excellent fébrifuge dans la peninsule, et le plus souvent ils le firent avec un succès complet. En 1823, M. le docteur Pallas employa à l'hôpital de Pampelune, non-seulement les feuilles, mais l'extrait amer de l'écorce d'olivier. Toutes les fièvres intermittentes qu'il traita de la sorte furent promptement guéries. Plus tard, il a répété ces expériences en Morée, et les résultats auxquels il

---

(1) De l'efficacité des feuilles du houx dans le traitement des fièvres intermittentes, par le docteur Rousseau, p. 26.

est parvenu sont si satisfaisants, qu'il n'hésite pas à avancer que l'extrait amer de l'écorce d'olivier est un des meilleurs succédanés du kina.

La poudre, l'infusion vineuse ou aqueuse sont en général les formes sous lesquelles les Espagnols administrent les feuilles d'olivier. M. Pallas, qui a particulièrement confiance dans l'extrait amer de l'écorce de ce végétal, le prescrit dans une potion gommeuse à la dose de douze, quinze, dix-huit, vingt-quatre, trente, trente-six grains et davantage, suivant l'âge, le sexe, la constitution des individus et le caractère de la fièvre. Il fait préparer également avec la même écorce une teinture et un sirop, qui, selon lui, ont beaucoup d'efficacité. La dose de la teinture est d'une demi-once qu'on étend dans deux onces d'eau, et qu'on donne en deux fois. Celle du sirop est d'une once, fractionnée en quatre prises.

M. Peysson emploie avec succès une pommade composée de vingt-trois grains d'émétique incorporés dans une once d'axonge : une demi-once de cette pommade, dont on fait des frictions sur le ventre, les cuisses, les bras, le rachis, etc., suffit pour la guérison d'une fièvre intermittente bénigne. Le même médecin se sert souvent d'une potion qu'il appelle *stibio-opiacée,* et qui est composée de huit onces d'eau, d'un grain de tartre stibié, d'une once de sirop de diacode, d'un scrupule de gomme adragant, et de deux gros de fleurs d'oranger. Ce mélange se prend dans l'intervalle des accès, par cuillerées d'heure en heure, si le malade peut se passer d'aliments solides.

Dans le cas contraire, on donne une cuillerée la première heure, deux la seconde, trois la troisième, et ainsi de suite jusqu'au repas. On reprend l'usage du remède deux heures après, en recommençant par une cuillerée, et en augmentant de nouveau par degrés.

M. Casimir Broussais a publié dans le *Journal des Connaissances médicales* plusieurs observations qui prouvent jusqu'à l'évidence que les lavements froids peuvent être employés avec beaucoup d'utilité contre les affections fébriles périodiques. Dans ces divers cas, en effet, ils ont enlevé la fièvre tantôt d'emblée, tantôt au bout de quelques jours. M. Casimir, en publiant ces faits, n'a pas eu l'intention de substituer les lavements froids au sulfate de quinine : il n'a voulu, comme il a soin de nous en avertir, que faire connaître un moyen bien innocent, bien simple, toujours et en tout lieu sous la main du praticien, qui suffit souvent à lui seul pour guérir la fièvre, et qui peut remplacer avec avantage le sulfate de quinine lorsqu'on a lieu d'en craindre l'action (1).

Le docteur Gordini prétend que le pipérin est un des agents thérapeutiques les plus efficaces dont on puisse faire usage dans les fièvres d'accès. Suivant lui, ce médicament est plus actif en poudre qu'en pilules. Il le donne ordinairement à la dose de six ou huit grains (2).

---

(1) *Journal des Connaissances médicales,* 9e. n°., page 259, 1re. année.

(2) *Gazette de santé,* n°. 6.

M. Hudelet, médecin à Bourg, a guéri avec la thridace administrée concurremment avec les saignées locales, le régime, etc., quatre-vingt-sept fièvres intermittentes, dont soixante-quatre à type quotidien, dix-huit tierces, et cinq quartes. La dose du remède a varié depuis quatre jusqu'à douze grains, donnés pendant l'intermission, en pilules, ou sous forme de potion (1).

Les bons effets qu'on a retirés du sous-carbonate de fer dans les névralgies périodiques, ont porté à présumer que cette substance pourrait être avantageuse dans les fièvres intermittentes ordinaires. Si l'on se décidait à y recourir en pareil cas, il faudrait le prescrire à la dose d'un demi-gros ou d'un gros pendant l'apyrexie.

M. Ducros, médecin à Marseille, voyant que sous l'influence du sulfate de quinine une fièvre pernicieuse céphalalgique, avec délire et douleur atroce à la région frontale, s'exaspérait au lieu de s'affaiblir, prévint le quatrième accès par l'emploi de la belladone à la dose de douze grains. Le malade fut promptement rétabli. Bientôt après ce même individu s'étant exposé à l'action délétère des effluves marécageux des bords du Rhône, la fièvre reparut et fut guérie de nouveau par l'extrait de belladone (2).

Tels sont les divers agents thérapeutiques qui, indépendamment du quinquina, ont été accrédités en

----

(1) *Annales de la méd. phys.*, 1826, décembre, p. 655.

(2) *Journal des progrès*, tome Ier., p. 241.

médecine comme fébrifuges. Plusieurs d'entr'eux sont tombés dans l'oubli, et je ne les rappelle que sous le rapport historique seulement. Les autres ne sont pas sans vertus ; mais on les emploie peu, parce qu'on leur préfère l'écorce du Pérou ou le sulfate de quinine. Je ferai observer cependant qu'il n'est pas rare de rencontrer des fièvres d'accès, qui, après avoir résisté à ces deux médicaments, cèdent comme par enchantement, soit aux amers indigènes, soit à quelques-uns des autres moyens que je viens d'énumérer. Ceux de ces derniers qui offrent le plus de chances de succès sont d'abord l'hydro-ferro-cyanate de quinine et la quinine brute, puis le sulfate de cinchonine, le résidu des eaux-mères du sulfate de quinine, la salicine, la poudre de houx et l'ilicine, l'extrait amer d'écorce d'olivier, la potion de Peysson, les bains de vapeurs.

Une autre chose que je crois devoir consigner ici, c'est que des malades qu'on avait inutilement soumis au traitement le plus méthodique, ont dû leur rétablissement, les uns à un excès d'aliments ou de boissons, les autres à un exercice violent, pris immédiatement avant l'accès ; ceux-ci à une émotion vive de plaisir ou de peine, d'espérance, de crainte ou de terreur ; ceux-là à la grande confiance qu'ils attachaient à l'un de ces remèdes qui sont en honneur chez le vulgaire, et dont les bonnes femmes ont soin de conserver la tradition. On a beaucoup vanté, par exemple, l'application sur les poignets ou les pieds, l'épigastre, les aisselles ou les jarrets, d'épithêmes

faits avec les feuilles de sureau ou de plantain , le
seneçon, le tabac, la rue, la renoncule des prés, etc.;
celle sur la poitrine ou sur une autre partie du corps,
d'un œuf durci, d'un poisson cuit ou cru, d'un lézard,
d'une grenouille, d'une sauterelle, d'un anneau mys-
tique, d'une herbe cueillie avec des cérémonies particulières, etc.; l'ingestion d'une forte dose de soufre
pulvérisé, tenu en suspension dans une liqueur alcoolique ; un citron entier ou par tranches , mâché
et avalé avant l'accès ; des bols, dans la composition
desquels entrent des araignées écrasées, des mouchu-
res de chandelle , etc.

Tous ces remèdes, comme on voit, sont ou insigni-
fiants, ou ridicules, ou dégoûtants, et n'agissent pour
la plupart que sur l'imagination des malades. Je suis
loin, par conséquent, de leur accorder une vertu fébrifuge ; mais il est bon qu'on sache que de pareils
agents ont réussi quelquefois à suspendre le cours de
la fièvre intermittente.

Les détails dans lesquels je viens d'entrer comprennent, si je ne me trompe, tous les préceptes généraux
qu'il est utile de donner sur le traitement des affections fébriles périodiques. Je vais maintenant faire
l'application de ces préceptes, et tracer des règles de
conduite pour chaque espèce de fièvre intermittente
en particulier.

SECTION II.

DU TRAITEMENT DES FIÈVRES INTERMITTENTES EN PARTICULIER.

TRAITEMENT DES FIÈVRES D'ACCÈS RÉGULIÈRES.

Fièvre intermittente simple.

Les moyens qu'on emploie pendant l'accès dans cette fièvre varient suivant les stades et le degré d'intensité des symptômes. Lorsque la maladie offre beaucoup de bénignité, on se borne durant la première période à faire coucher le sujet dans un lit garni de couvertures bien chaudes, et à lui donner une boisson mucilagineuse et tiède. Au fur et à mesure que la chaleur se développe, on diminue le nombre des couvertures, et l'on substitue aux boissons chaudes des tisanes fraîches et acidulées. Ce stade terminé, on a recours de nouveau aux boissons chaudes et mucilagineuses, afin de favoriser la sueur. Si la fièvre est plus prononcée, et que les signes qui la caractérisent indiquent une vive réaction, on prescrit de plus une saignée du bras. Dans ces deux circonstances, le sulfate de quinine doit être administré après la cessation de l'accès (1). Il arrive assez souvent que la fièvre

---

(1) Si je donne ce dernier précepte, ce n'est pas que je regarde la fièvre intermittente simple comme une maladie grave, mais parce qu'il ne me paraît pas rationnel de laisser se prolonger une affection morbide, quelque légère qu'elle soit, lorsqu'on peut la supprimer sur-le-champ et sans aucun danger.

intermittente simple s'accompagne de l'une ou de l'autre de ces espèces d'embarras gastriques ou intestinaux, que j'ai dit tenir plutôt à la surcharge de l'estomac ou des secondes voies qu'à leur irritation. Toutes les fois que ce fait a lieu, on se comporte pendant l'accès de la même manière que dans le premier des deux cas précédents, et l'on prescrit à l'époque de l'apyrexie un vomitif ou un purgatif, selon le genre d'embarras qui complique la fièvre. Si l'accès prochain se reproduit, comme cela s'observe le plus communément, on en vient sans plus tarder aux fébrifuges (1).

Fièvre intermittente inflammatoire.

J'ai démontré que les pyrexies intermittentes, que les auteurs désignent sous le nom d'inflammatoires, consistent, les unes dans une irritation du cœur et des vaisseaux qui en partent, les autres dans une phlegmasie périodique du cerveau, des bronches, de la plèvre, de l'estomac, de l'utérus, etc. Les premières de ces affections, n'étant que des fièvres intermittentes simples, doivent être traitées de la même manière. Pour ce qui concerne les secondes, elles exigent impérieusement l'emploi des évacuations sanguines. On pratiquera donc dans ce cas, et pendant le stade de la chaleur, une saignée générale ou locale, suivant que, d'après ce que j'ai dit page 334, on aura jugé l'un ou l'autre

---

(1) Bien entendu qu'on ne les donne que pendant l'apyrexie, et en se conformant aux règles que j'ai tracées pages 336, 337, etc.

de ces moyens nécessaire. Si la fièvre revient, comme cela a lieu pour l'ordinaire, on réglera sa conduite sur la nature des symptômes. Ces derniers sont-ils peu prononcés ? on administrera le sulfate de quinine à l'époque de l'apyrexie. N'ont-ils, au contraire, rien perdu de leur intensité ? on tirera de nouveau du sang, et l'on attendra l'accès suivant. Si celui-ci, bien que moins fort, annonce cependant qu'il existe encore beaucoup d'irritation, on fera une troisième saignée ; après quoi l'on profitera du moment de l'intermission pour donner l'écorce du Pérou. Une chose qu'on n'aura pas manqué de remarquer sans doute, c'est que, lorsque la maladie est grave, je conseille de n'en venir au quinquina qu'après un, deux et même trois accès. Ce précepte se trouve fondé sur cette vérité généralement reconnue, que les fébrifuges font très-facilement passer les fièvres intermittentes à l'état continu, quand elles sont portées à un assez haut degré d'intensité, et qu'on ne les a pas préalablement combattues par les antiphlogistiques. La première indication qui se présente en pareille occurrence est de chercher à diminuer la violence des accès par les déplétions sanguines. Si une saignée ne suffit pas, on en prescrit une seconde, une troisième. Il est rare qu'en procédant de la sorte, on ne parvienne pas à rendre l'irritation qui constitue la fièvre très-légère. C'est alors, et seulement alors, qu'on doit recourir aux remèdes dits anti-périodiques.

Fièvre intermittente bilieuse.

Lorsque la fièvre intermittente bilieuse est très-bénigne, on se comporte pendant l'accès comme dans les fièvres intermittentes simples les plus légères; quand elle est intense, on applique des sangsues à l'épigastre aussitôt que la chaleur est bien manifeste. On attend ensuite un nouvel accès : si ce dernier est moins fort que le précédent, on se borne aux boissons mucilagineuses tout le temps de sa durée, et l'on prescrit le quinquina à l'époque de l'apyrexie. Si, au contraire, la fièvre a peu ou point perdu de son énergie, on réapplique des sangsues au creux de l'estomac. Cette seconde saignée capillaire suffit le plus souvent pour affaiblir considérablement l'irritation des voies digestives, et l'on peut sans plus tarder donner le sulfate de quinine.

La fièvre intermittente bilieuse est l'une des pyrexies périodiques contre lesquelles on a le plus employé les vomitifs et les purgatifs. La plupart des médecins pensaient encore il y a dix ou douze ans qu'il fallait commencer dans ce cas par faire vomir le malade et le purger avant d'administrer le quinquina. Rationnellement parlant, cette méthode devrait être rejetée. Cependant il est bien reconnu aujourd'hui que les évacuants ne sont pas à beaucoup près aussi nuisibles que le prétend M. Broussais : on réussit souvent par leur moyen à diminuer la violence des accès, et même quelquefois on les supprime définitivement. D'un autre côté, on confond fréquemment avec l'individualité morbide qui nous occupe des pyrexies périodiques qui ne s'accompagnent des signes vulgairement appelés bilieux, que parce que le foie se trouve doué d'un surcroît d'activité sécrétoire, par suite de la congestion sanguine dont il est le siége pendant les accès, ou de l'une des causes dont j'ai parlé page 331, note nº. 1.

Fièvre intermittente muqueuse.

Le traitement de cette variété est à-peu-près le même que celui de la précédente. Seulement, comme la fièvre intermittente muqueuse coexiste quelquefois avec une phlegmasie des poumons ou du cerveau, on doit en pareille occurrence substituer la saignée du bras à la saignée capillaire. Toutes choses égales d'ailleurs, il faut être ici plus réservé sous le rapport des évacuations sanguines que dans les affections bilieuses et inflammatoires : les individus chez qui se développe la fièvre qui nous occupe sont généralement lymphatiques, ont la fibre lâche, abondent en fluides blancs, et ne se trouvent pas aussi bien des saignées répétées et copieuses que ceux qui présentent des conditions physiologiques opposées. J'ajouterai que les circonstances qui me portent à recommander de ne tirer du sang qu'avec sobriété et circonspection dans les fièvres muqueuses, font aussi que les vomitifs et les purgatifs produisent fréquemment de bons effets dans ces sortes de pyrexies. Ce n'est pas tout : on doit se rappeler que j'ai dit que la turgescence du système de la veine porte peut rendre l'exhalation qui s'opère à la surface interne des voies digestives plus considérable que l'absorption, et qu'il en résulte des embarras gastriques ou intestinaux qui ne dépendent pas d'une phlegmasie. J'ai dit également que les embarras de cette espèce compliquent assez souvent la fièvre intermittente simple. Lorsque ce fait a lieu, et que le malade est d'un tempérament lymphatique, le groupe de symptômes qui se manifeste simule très-bien une fièvre intermittente muqueuse (1). Dans ce cas il est de rigueur de faire précéder l'emploi du quinquina par celui des évacuants.

La fièvre intermittente muqueuse étant de toutes les affections fébriles périodiques celle qui a le plus de tendance à se prolonger, et où les rechûtes sont le plus fréquentes, on doit, lorsque le moment est venu d'administrer les fébrifuges, les prescrire dès le principe à des doses un peu élevées, et insister long-temps sur leur emploi après la suppression des accès.

Ramazini assure que, dans l'épidémie de fièvres intermittentes muqueuses qui régna à Modène en 1690, le quinquina échoua chez tous les sujets. Ce fait tenait probablement, non à la mauvaise qualité du remède, mais à ce qu'on ne se doutait pas que la maladie qu'on avait à combattre dépendait d'une irritation gastro-intestinale, que les moyens préparatoires qu'on mettait en usage exaspéraient au lieu de pallier. Quoi qu'il en soit, l'épidémie dont il s'agit est la seule de ce genre qu'on ait vue ; et tout ce qu'il est possible de déduire des observations qu'on a recueillies depuis,

____

(1) Voyez page 332, obs. n°. 111.

c'est que la fièvre intermittente muqueuse, bien que se montrant plus souvent que les autres pyrexies périodiques rebelle à l'écorce du Pérou, n'en cède pas moins le plus ordinairement à l'action de cette substance.

TRAITEMENT DES FIÈVRES PERNICIEUSES.

Lorsqu'on est appelé pendant le premier ou le second accès d'une fièvre pernicieuse, et que cette dernière n'est ni *une fièvre algide,* ni *une fièvre diaphorétique ;* si les symptômes, quoique dénotant une forte surexcitation morbide, n'indiquent pas un péril imminent, on prescrira sur-le-champ une saignée générale ou locale (suivant le siége de la maladie), des boissons mucilagineuses, et une diète sévère. On attendra ensuite l'accès prochain : s'il est aussi intense que le précédent, on le combattra de la même manière, et quand il sera terminé, on administrera le quinquina.

Si la fièvre pernicieuse, bien qu'à son premier ou second accès, s'accompagne de beaucoup de danger, on réglera sa conduite d'après la nature des symptômes, les circonstances qui ont précédé leur développement, l'état des forces de l'économie, etc. L'individu qu'on a à traiter est-il robuste, jouissait-il auparavant d'une bonne santé, l'ensemble des symptômes exprime-t-il une violente réaction ? on aura recours aux évacuations sanguines, et l'on donnera l'écorce du Pérou aussitôt que l'apyrexie aura commencé. Est-il, au contraire, affaibli par des causes morbifiques antérieures, présente-t-il tous les signes d'une débilité extrême ; la surface du corps est-elle froide, le pouls petit, presque imperceptible ? au lieu de tirer du sang, on stimulera fortement la peau par des frictions, des vésicatoires, afin de faire porter les fluides vers la périphérie, et de diminuer d'autant la congestion interne. Immédiatement après la cessation de l'accès, on fera prendre le quinquina.

Ces préceptes sont également ceux auxquels on devra se conformer, si l'on est appelé pendant le troisième ou le quatrième accès. Dans ce cas, Torti voulait que toutes les fois que les symptômes dénotaient une lésion profonde du cerveau, des poumons, des voies digestives, etc., on administrât le quinquina sur-le-champ. Ce conseil ne doit être suivi que lorsque l'estomac n'est pas le siége du mal, et même dans cette circonstance il est plus sage de prescrire les fébrifuges en lavement. Si l'on voulait absolument les donner par la bouche, il faudrait ne le faire qu'à l'époque de la sueur, c'est-à-dire à la fin de l'accès.

On voit que, bien que les fièvres pernicieuses soient plus graves que les fièvres intermittentes dites inflammatoires, bilieuses, etc., je n'insiste pas plus et même souvent pas autant, sur les émissions sanguines dans le premier de ces ordres d'affections que dans le second. Ce qui me détermine à agir ainsi, c'est la marche rapide et presque toujours fâcheuse que les fièvres intermittentes *mali moris* prennent lorsqu'on ne se hâte pas d'en arrêter le cours par les fébrifuges. Dans les pyrexies périodiques régulières, on peut le plus ordinairement attendre un, deux, trois, quatre, six accès, et davantage, sans compromettre la vie du sujet; dans les autres, au contraire, la mort a lieu fréquemment au troisième ou au quatrième accès, si l'on n'a pas la précaution d'administrer de bonne heure le quinquina. Tout en reconnaissant donc les avantages précieux que la saignée procure, on ne doit pas se faire illusion sur l'efficacité de cet agent thérapeutique, et bien se pénétrer que parmi les fièvres pernicieuses intermittentes qui en réclament l'emploi, il en est quelques-unes dont l'issue peut être si promptement funeste, qu'il faut, après avoir prati qué une évacuation sangu ie, recourir sans plus tarder aux fébrifuges. J'ajouterai que les fièvres cholérique, cardialgique et syncopale, qui, comme on sait, dépendent tantôt d'une phlegmasie de l'organe où elles ont leur siége, tantôt d'une simple irritation nerveuse de ce même organe, n'exigent pas dans cette dernière circonstance qu'on en vienne à la saignée. Toutes les fois qu'un cas de ce genre se présentera, on devra, au lieu de tirer du sang, prescrire pendant l'accès des potions légèrement opiacées à l'intérieur, et à l'extérieur des révulsifs plus ou moins énergiques.

Telles sont les idées que je professe sur la thérapeutique des fièvres pernicieuses : d'après moi, il est quelques-unes de ces fièvres dans lesquelles les évacuations sanguines sont, sinon toujours, du moins presque toujours contre-indiquées (la fièvre algide et la fièvre diaphorétique). Les autres les réclament ou les repoussent suivant la nature de leurs symptômes, l'âge, le tempérament, les forces du sujet, etc. Au surplus, pour qu'on puisse mieux apprécier l'importance et la sagesse de ces règles de traitement, je vais citer quelques observations où l'application en a été faite.

Fièvre cholérique.

OBS. n°. 113. — Le sieur D..., âgé de vingt-neuf ans, d'un tempérament bilioso-sanguin, fut atteint tout-à-coup et sans cause connue, le 10 octobre 1831, à huit heures du matin, de vomissements très-fréquents et de déjections alvines abondántes. Appelé presque immédiatement après l'apparition des accidents, je trouvai le malade dans un état de faiblesse extraordinaire allant continuellement pour ainsi dire par haut et par bas, et se plaignant d'une douleur cruelle à la région épigastrique. Il avait en outre le pouls petit, à peine sensible, les extrémités froides, la langue rouge sur ses bords, et beaucoup de soif. Je prescrivis sur-le-champ vingt sangsues au creux de l'estomac, des sinapismes autour des malléoles, de la limonade à la glace pour boisson et des frictions avec l'alcool camphré sur les diverses parties du corps.

Ces agents thérapeutiques étaient certainement très-rationnels, et j'avais lieu d'espérer qu'ils ne seraient pas sans utilité. Cependant comme les vomissements cessèrent complètement dans la soirée, que la chaleur revint à la périphérie, que le lendemain le sieur D..... n'éprouvait aucune espèce de souffrance, et qu'il régnait alors des fièvres intermittentes, je n'attribuai pas exclusivement le changement heureux qui s'était opéré aux moyens curatifs que j'avais employés je me crus fondé à penser que j'avais affaire à une affection fébrile périodique. Dans cette persuasion, je conseillai l'usage de dix grains de sulfate de quinine combinés avec un grain d'opium, deux onces d'eau distillée et une once de sirop de gomme.

Le 12, à onze heures du matin, les désordres fonctionnels que j'avais observés l'avant-veille se reproduisirent. J'eus recours de nouveau aux sangsues (seulement on n'en mit que quinze), aux sinapismes, à la limonade et aux frictions. Comme par le passé, tous les phénomènes fébriles se dissipèrent dans le courant de la nuit. Aussitôt que l'apyrexie eut commencé, j'ordonnai la potion suivante : *Pr.* sulfate de quinine, 20 grains; opium, 1 grain; sucre et gomme arabique, de chaque 1 gros; eau de cannelle, 2 onces et demie. Cette fois le succès couronna mes efforts : l'accès que j'attendais le 14 manqua, et le malade ne tarda pas à se rétablir.

Obs. n°. 114. — La femme Girard, âgée de cinquante-quatre ans, maigre, habituellement tourmentée par des maux d'estomac et des indigestions, résidant près du marais de Sainte-Croix, éprouva dans le mois de septembre 1822, un léger frisson, avec diarrhée abondante, aqueuse, et sans colique, mais accompagnée de cardialgie, de nausées, de vomissements de toute boisson et même de contractions violentes de l'estomac, sans expulsion d'aucune matière; la langue est blanche, la soif nulle, le pouls petit, concentré, très-accéléré, et les défaillances fréquentes. Ces symptômes reviennent d'abord avec le type tierce, puis tous les jours.

Sixième jour (tisane gommée, diète absolue, potion avec quinze gouttes du laudanum). Les accès qui débutaient dans la nuit se montrent à midi, avec frisson modéré, suivi d'une chaleur douce, mais sans moiteur; le ventre est souple, sans douleur; les symptômes précédents ont disparu ; la nuit est bonne.

Septième jour. Accès dans la soirée, avec les phénomènes indiqués plus haut, mais qui sévissent d'une manière effrayante. Le froid est glacial pendant plusieurs heures; les syncopes sont prolongées et interrompues seulement par de violents efforts de vomissement et des déjections séreuses très-débilitantes par leur fréquence et leur abondance; la soif très-vive. Cet état se calme dans la matinée, sans moiteur; la chaleur n'a point dépassé son degré ordinaire; elle est même restée au dessous, tant que les déjections se sont soutenues.

Huitième jour. Apyrexie complète , faiblesse extrême (huit grains de sulfate de quinine et vingt gouttes de laudanum dans deux onces d'eau gommée, à prendre en quatre fois dans l'espace de huit heures).

Les accidents ne reparaissent pas. On continue pendant cinq jours l'usage du même médicament à doses décroissantes. Guérison complète (1).

On a tenu dans ces deux cas une conduite différente ; cela devait être. Le malade, en effet, que j'ai

---

(1) Nepple, ouvrage cité, page 86.

eu à traiter était jeune, d'une bonne constitution, et n'avait été affaibli par aucune lésion antérieure ; la plupart des symptômes dénotaient en outre l'existence d'une phlegmasie de la membrane muqueuse gastro-intestinale. L'indication était donc de chercher à affaiblir la violence des accès par la saignée, et de recourir ensuite aux fébrifuges. Chez la femme, au contraire, dont parle M. Nepple, la blancheur de la langue, l'absence de la soif, les contractions spasmodiques du ventricule, les défaillances fréquentes, tout annonçait que l'irritation des voies digestives était plutôt nerveuse qu'inflammatoire. Aussi fit-on bien de la combattre d'abord par les opiacés. Une chose d'ailleurs qui devait détourner de tirer du sang, c'est que la malade était d'un certain âge, maigre, tourmentée habituellement par des maux d'estomac et des indigestions, en un mot, faible et dans cet état où les émissions sanguines sont presque toujours plus nuisibles qu'avantageuses.

Fièvre cardialgique.

OBS. n°. 115. — M. D...., médecin de cette ville, ayant été, au mois d'août 1826, passer quelques jours à une campagne, située de l'autre côté de la rivière et sur les bords d'un ruisseau fangeux, éprouva une colique des plus violentes à la suite d'un dîner qu'il avait donné à deux ou trois personnes de sa connaissance. Des médicaments qu'il s'administra lui-même ne le soulagèrent qu'imparfaitement. Le bas-ventre resta distendu, douloureux dans plusieurs

points ; la bouche devint pâteuse, la langue se couvrit
d'un enduit blanchâtre, l'appétit se perdit totalement.
Il se déclara, en outre, une fièvre quotidienne, dont
les accès commençaient vers l'entrée de la nuit, duraient jusqu'au matin, et ne présentaient que les stades
de la chaleur et de la sueur. M. D...., alarmé sur
son état, se hâta de revenir à la ville, et me pria de
lui donner des soins. Quelques doses légères de sulfate de quinine suffirent pour couper la fièvre dont
il était atteint. Mais deux ou trois écarts de régime
ayant provoqué le retour de cette affection, elle reparut
dans le courant de la deuxième semaine avec les mêmes
symptômes, le même type, et céda tout aussi aisément
à l'emploi du sulfate de quinine. Au bout de quinze
jours, les accès se reproduisirent et furent supprimés
très-promptement. Un mois après, M. D.... rechûta
encore, mais cette fois la fièvre débuta par des douleurs aiguës dans la région épigastrique et des vomissements continuels et très-abondants : les matières
rejetées, d'abord jaunes, puis vertes et porracées, devinrent ensuite semblables à du marc de café; le pouls
était très-petit et les urines d'un rouge foncé. Les vomissements persistèrent pendant trente heures, malgré
tous les efforts que je fis pour les arrêter. Immédiatement après qu'ils eurent cessé, le malade se trouva
dans un état de calme parfait, et resta ainsi jusqu'au
surlendemain à midi, époque où un accès semblable
au précédent se développa : les douleurs d'estomac
étaient insupportables, les vomissements continuels et
extrêmement abondants, le pouls presque impercep-

tible, la face pâle, cadavéreuse; il y avait de plus une faiblesse extraordinaire, des hoquets, et une constipation opiniâtre.

Tout me faisait craindre que cet accès n'eut les suites les plus funestes. Contre mon attente, heureusement les vomissements se dissipèrent au bout de vingt-quatre heures; une légère sueur se manifesta, et la fièvre ne tarda pas à cesser entièrement. Je prescrivis, aussitôt que l'apyrexie eut commencé, douze grains de sulfate de quinine dans une potion gommeuse. L'accès suivant, qui, selon toutes les apparences, eût été mortel, fut remplacé par une chaleur douce, halitueuse, et qui ne dura que cinq ou six heures. On continua l'usage des fébrifuges pendant quelques jours, et M. D.... se rétablit complètement.

OBS. n°. 116. — Philippine, cuisinière, âgée de trente-sept ans, d'un tempérament nervoso-sanguin, d'un embonpoint médiocre, mère de plusieurs enfants, avait toujours été bien réglée et avait joui constamment d'une bonne santé, lorsque ayant pris une tasse de chocolat (qu'elle croyait de mauvaise qualité), elle fut prise dans la matinée de légers frissons partout le corps, de refroidissement des pieds et des mains, et de picotements très-vifs dans les membres; peu de temps après, il survint de la chaleur dans la région épigastrique, des envies de vomir, de fortes douleurs d'estomac; puis une éruption se développa sur toute la surface du corps. Tous ces symptômes disparurent après un certain temps.

Ils revinrent le surlendemain dans la matinée et aux mêmes heures; ils disparurent de la même manière sans que la malade eut fait appeler de médecin. Mais le **22** juillet **1818**, ces symptômes se manifestant avec plus d'intensité, je fus appelé auprès de la malade que je trouvai dans l'état suivant : visage pâle et décomposé, yeux ternes et abattus, face grippée et convulsive, présentant tous les signes extérieurs de souffrances inouïes ; la malade ne pouvait retenir ses gémissements et ses cris; elle se roulait sur son lit, les dents implantées dans ses draps ou ses toiles d'oreiller qu'elle lacérait avec violence.

Elle éprouvait des envies fréquentes de vomir et faisait de violents mais inutiles efforts de vomissement; ils amenaient cependant quelquefois un peu de bile porracée, mêlée avec la boisson dont elle faisait usage. Le malade portait la main sur la région épigastrique , qu'elle indiquait comme le siége du mal , et où elle disait sentir une ardeur brûlante et pongitive, comme s'il y avait eu un brasier enflammé; la moindre pression de cette partie était insupportable. Toute la peau du ventre et des lombes , et particulièrement celles des cuisses, était recouverte d'une foule de petits boutons ou phlyctènes à-peu-près semblables à celles qui résulteraient d'une urtication promenée avec force sur toutes ces parties.

Je crus d'abord qn'il s'agissait d'un empoisonnement ou du moins d'une violente indigestion. Quoi qu'il en soit, il me parut urgent d'agir. Je prescrivis : pédiluves sinapisés, fomentations émollientes sur le

ventre et la région épigastrique : clystères adoucissants, eau de gomme pour boisson et potion calmante.
Après une heure, calme progressif; il était complet à
dix heures. A midi la malade dormait; il ne lui restait
d'autre trace d'un si violent accès qu'un grand accablement. Le soir l'équilibre paraissait entièrement
rétabli ; la malade se plaignait seulement d'une grande
lassitude, de douleurs contusives dans les membres,
et de soif; la région épigastrique était encore un peu
douloureuse au toucher; mais l'éruption avait disparu :
le pouls était naturel , et tous les autres symptômes à
peine marqués.

Le 23 (sixième de la maladie), la malade était bien
et se croyait entièrement délivrée : je partageai moi-
même cette opinion, lorsque le 24, à mon grand étonnement, je la trouvai retombée dans un accès aussi
violent que celui où je l'avais vue la surveille. Je
continuai les remèdes indiqués précédemment ; j'ordonnai de plus la potion anti-émétique de Rivière, un
bain, et dix sangsues à l'anus. Je ne vis pas que la
longueur ou l'intensité de l'accès fût diminuée par ce
moyen.

Le 25, calme parfait. Comme la malade se plaignait
de chaleur et de douleur à l'épigastre , lorsqu'on
comprimait cette partie, j'y fis poser dix sangsues et
appliquer un cataplasme émollient. Le soir , sinapismes; mêmes moyens adoucissants et calmants.

Voyant que les accès présentaient une intermittence
manifeste, je résolus d'attendre encore un accès et de
donner immédiatement après le quinquina.

Le 26, un accès complet a lieu; il commence à deux heures du matin et se termine à midi ; deux heures après, je fais prendre à la malade demi-gros de quinquina en opiat. Même dose toutes les trois heures.

Le 27, calme parfait. On continue d'administrer le quinquina de la même manière toute la journée; elle en consomme une demi-once. Six gros de quinquina furent ainsi administrés pendant l'intermission.

Le 28, diminution sensible des accidents dont se compose l'accès , lequel reparaît cependant à l'heure ordinaire.

– Le 29 , intermission complète. Continuation du quinquina.

Le 30, léger ressentiment de fièvre, mais beaucoup plus tardif que de coutume.

Le 31, appétit et tous les signes d'une entière convalescence.

Quoique la fièvre ne reparut point, je fis continuer pendant quelque temps l'usage du quinquina, dont on diminua graduellement la dose (1).

Ces deux observations me semblent très-propres à apprendre à distinguer les cas de fièvres cardialgiques qui réclament ou repoussent l'emploi des évacuations sanguines. Dans l'une, on s'est abstenu de ce moyen, parce que le malade avait éprouvé déjà plusieurs rechûtes , et se trouvait réduit pendant l'accès à une faiblesse si considérable que la plus petite perte de sang lui eut été funeste. Dans l'autre, l'indication de la

---

(1) Bourgeois , *Journal général de médecine,* tome LXVI.

saignée était formelle; on aurait dû même peut-être en user avec moins de sobriété. La fièvre cardialgique dépend quelquefois, comme je l'ai déjà dit, d'une irritation principalement nerveuse. Telle était, si je ne me trompe, celle dont M. D.... fut atteint. Ainsi, indépendamment de la faiblesse, il y avait chez lui une autre circonstance qui devait me déterminer à ne pas prescrire les émissions sanguines, et à leur préférer les adoucissants et les opiacés.

Fièvres pneumonique et pleurétique.

OBS. n°. 117. — Ma mère, âgée de soixante-six ans, d'une constitution sanguine, d'un embonpoint considérable, et marchant avec beaucoup de difficulté par suite de douleurs rhumatismales qui s'étaient fixées sur les extrémités inférieures depuis plus de trente ans, souffrait d'un catarrhe pulmonaire fort intense, lorsque, le 8 janvier 1829, elle commit l'imprudence d'aller, par un temps très-froid, dans un jardin attenant à notre maison, et d'y rester une ou deux heures. A peine fut-elle rentrée, qu'elle éprouva des frissons, et que la toux la fatigua extraordinairement. Au bout de quelques instants, elle eut chaud; sa figure devint rouge, la tête lui fit mal. Deux heures après, tous les signes d'une forte congestion cérébrale existaient, des vomissements de matières vertes, porracées, se déclarèrent, et la faiblesse fut si grande que la malade ne pouvait exécuter le moindre mouvement. Le soir, il y eut un peu de calme; mais vers minuit, les frissons et les vomissements reparurent et durèrent jusqu'à cinq heures du matin.

A deux heures de l'après-midi, un froid léger se fit ressentir à la plante des pieds, gagna les jambes, puis les cuisses, et s'étendit de là à tout le reste du corps. Ce symptôme fut bientôt remplacé par une chaleur des plus vives, une douleur obtuse, profonde, située au dessus du sein droit, des crachats sanguinolents, une extrême difficulté de respirer, et un état comateux très-prononcé. Je m'étais borné la veille à prescrire des boissons mucilagineuses, des juleps béchiques, des pédiluves sinapisés et une diète sévère ; j'ordonnai de plus, cette fois, une saignée du bras très-abondante, et ce moyen ne fut certainement pas sans influence sur la marche des accidents, car ils diminuèrent sur-le-champ d'intensité, et se dissipèrent presque entièrement dans la soirée.

Le 10, à onze heures du matin, la douleur du côté, l'expectoration sanguinolente et le coma, revinrent : on les combattit de la même manière et avec le même succès.

Le 11, des phénomènes semblables à ceux des jours précédents ayant eu lieu, et ne pouvant douter du caractère périodique et pernicieux de la maladie, j'administrai, aussitôt que l'apyrexie eut commencé, dix grains de sulfate de quinine dans une potion gommeuse. L'accès suivant manqua, et ma mère se rétablit très-promptement d'une affection qui, sans contredit, lui avait fait courir les plus grands dangers.

Les fièvres pernicieuses pneumonique et pleurétique sont toujours caractérisées par des signes qui indiquent une violente réaction. Aussi, ne doit-on jamais négliger de recourir alors à la saignée. Le traitement dans ces sortes de cas doit être pendant l'accès le même que si la maladie était continue. C'est ainsi que j'ai agi chez ma mère ; c'est encore ainsi que j'ai procédé dans les observations n°s. 28 et 29 (voyez pages 76 et 77); je n'ai eu, comme on voit, qu'à me féliciter de l'avoir fait.

Fièvre délirante.

OBS. n°. 118. — Une dame jeune, sanguine et très-bien constituée, était devenue sujette, par suite de chagrins vifs et prolongés, à de violents maux de tête, et à des accès fréquents de colère. Dans cet état, et désirant se distraire, elle fut passer quelques jours à une campagne située sur le bord de la rivière, près d'un lieu humide et marécageux. Elle y était à peine depuis vingt-quatre heures, qu'elle ressentit tout-à-coup, le 6 septembre 1830 et sans cause connue, un froid très-vif dans tout le corps et une céphalalgie insupportable. Deux ou trois heures après, une chaleur intense et générale se manifesta, la figure devint très-rouge, les carotides battirent avec force, et la raison se perdit entièrement. Une saignée du bras, des sangsues aux tempes, des pédiluves sinapisés, et une boisson mucilagineuse, remédièrent promptement à ces accidents, mais ils reparurent le lendemain, à 10 heures du matin. Cette fois le délire était si prononcé et portait la malade à des actes si extravagants, qu'il fallut l'attacher. (Saignée du pied, application permanente de linges trempés dans l'eau froide sur le front, diète sévère, pas même de bouillon.) La fièvre céda encore aux moyens employés pour la combattre, mais au lieu de temporiser et de rester dans l'expectation, comme par le passé, j'administrai, aussitôt que l'apyrexie eut commencé, vingt grains de sulfate de quinine dans une potion gommeuse ; l'accès dont je craignais le retour manqua, et la guérison ne se fit pas attendre.

La manière dont je me suis comporté dans cette circonstance était sans aucun doute la plus sûre et la plus méthodique. La fièvre délirante exige aussi impérieusement que la fièvre pneumonique l'emploi des évacuations sanguines. La faiblesse n'est jamais telle dans cette variété qu'on ait à redouter de tirer du sang, soit par la lancette, soit par les sangsues.

Fièvre apoplectique.

Les moyens curatifs que j'ai administrés aux sujets des observations nᵒˢ. 32, 33 et 34 (voyez page 85 et suivantes) étaient les seuls qu'il fut rationnel d'employer. Chez le premier sans doute le succès ne couronna pas mes efforts; mais il en eut été autrement, j'en suis sûr, si M. P..., plus docile ou mieux conseillé, avait pris une nouvelle dose de quinquina.

Fièvre algide.

La fièvre dont fut atteinte la fille du sieur D..... (obs. nᵒ. 39, page 102) eut une issue malheureuse;

mais je crois l'avoir combattue de la manière la plus propre à la guérir, si elle avait pu l'être.

Fièvre syncopale.

L'observation de fièvre syncopale, que j'ai rapportée page 118, prouve que cette individualité morbide n'est pas toujours aussi grave que le prétendent les auteurs, et qu'elle peut même durer longtemps et se terminer heureusement. Ce dernier fait aura lieu souvent, si on a soin de prescrire pendant l'accès des moyens qui soient en harmonie avec la nature des symptômes et l'intensité de la cause qui les détermine. Mon intention n'est pas certes de tirer vanité du succès que j'ai obtenu chez Mme. G....., mais je me crois en droit d'avancer que la conduite que j'ai tenue dans ce cas mérite d'être imitée.

Les fièvres pernicieuses dont je viens de parler ne forment pas la totalité des pyrexies de ce genre, qui, d'après moi, doivent continuer à être admises par les médecins, mais je les ai vues, je les ai rencontrées dans ma pratique, c'est pour cela que je m'y suis arrêté de préférence : il m'a semblé que dans une matière de cette importance, je devais m'étayer plutôt de ma propre expérience que de celle d'autrui. Pour ce qui concerne du reste les variétés que je n'ai pas eu occasion d'observer, il est évident qu'elles rentrent dans la catégorie des précédentes. La fièvre diaphorétique seule fait exception. Dans ce cas, comme dans la fièvre algide, il ne se présente que très-rarement, pour ne

pas dire jamais, des circonstances telles qu'on soit autorisé à tirer du sang ; il est bien nécessaire alors de
recourir pendant l'accès aux moyens qui paraissent les
plus susceptibles d'agir sur la cause du symptôme
prédominant, mais la saignée est presque toujours
formellement contre-indiquée. On administre le quinquina aussitôt que l'apyrexie a commencé.

TRAITEMENT DES FIÈVRES RÉMITTENTES.

On ne doit jamais administrer le quinquina par la
bouche dans les fièvres rémittentes, tant qu'on n'est
pas parvenu à rendre l'intervalle qui sépare les accès
entièrement apyrétique. Ces fièvres dépendent très-
souvent d'une gastro-entérite, et lorsqu'elles n'en dépendent pas, l'irritation de l'organe où elles ont leur
siége se transmet pour l'ordinaire au tube digestif. On
ne pourrait donc qu'exaspérer le mal en donnant les
fébrifuges par la voie de l'estomac. Lorsqu'on a une
affection de ce genre à traiter, qu'elle est bénigne et
qu'elle consiste dans une irritation gastro-intestinale ,
il faut commencer par appliquer des sangsues à l'é-
pigastre : on y reviendra ensuite une ou plusieurs fois,
suivant l'intensité des accès, l'âge et la force du sujet.
On réussit très-fréquemment par ce moyen à rendre
la fièvre parfaitement intermittente, et le quinquina la
supprime alors avec beaucoup de facilité. C'est ainsi
que je me comportai dans le cas ci-après :

OBS. n°. 119. — On vint me chercher, le 20 septembre 1823, pour voir une femme qui habitait un

village près de Duras, et qui, disait-on, souffrait considérablement depuis quelque temps. La malade, âgée
de vingt-deux ans, d'un tempérament sanguin, d'une
constitution robuste, présentait lorsque j'arrivai auprès
d'elle, tous les signes d'une gastro-entérite violente ,
qui, d'après les renseignements que je pris, me parut
affecter le type rémittent double-tierce (vingt sangsues
à l'épigastre, diète sévère, eau de chiendent). Le 21,
le pouls était fébrile, la soif vive, la langue rouge;
mais il n'y eut pas de redoublement. Le 22, un nouvel
accès eut lieu (quinze sangsues). Le 23, apyrexie
complète. Le 24, un accès semblable au précédent se
manifesta (douze sangsues). Le 26, la fièvre étant revenue, je ne crus pas devoir insister plus long-temps
sur les évacuations sanguines. Douze grains de sulfate
de quinine furent en conséquence prescrits pour l'époque de l'intermission. L'accès suivant manqua , et
la malade ne tarda pas à se rétablir.

Si la fièvre dont il s'agit ici, au lieu de provenir
d'une gastro-entérite, avait été le résultat d'une irritation primitive de l'appareil sanguin, du cerveau, des
poumons, etc., j'aurais substitué à la saignée capillaire
l'ouverture de la veine , ou j'aurais fait marcher de
front ces deux ordres de déplétions sanguines : cela
eût été subordonné à la nature des accidents et à la
crainte plus ou moins grande que j'aurais eue de les
voir s'aggraver.

Quel que soit le siége de la maladie, si elle conserve
le type rémittent, malgré l'emploi le plus méthodique
des émissions sanguines , on prescrira l'écorce du

Pérou en lavement (1). De cette manière on ne s'expose pas à exaspérer l'irritation de la membrane muqueuse digestive, et l'effet fébrifuge n'en est pas moins produit.

Enfin, quand la fièvre rémittente est pernicieuse , il convient de la traiter comme les fièvres intermittentes de ce caractère qui s'accompagnent d'un danger imminent. Seulement dans cette circonstance, on administrera le quinquina en lavements, au lieu de le faire prendre par la bouche.

TRAITEMENT DES FIÈVRES ANOMALES.

Les fièvres intermittentes anomales n'exigent pas d'autre traitement que les fièvres d'accès régulières. Tout ce que j'ai dit relativement à ces dernières leur est applicable. Je ferai observer cependant, au sujet de celles de ces affections qu'on appelle *larvées,* que les états morbides de ce genre, qui consistent dans une ophtalmie, une otite, une douleur rhumatismale, etc., sont combattus dès le principe par la plupart des médecins comme les maladies continues analogues ; ce n'est que lorsqu'ils résistent aux émissions sanguines, aux révulsifs, etc., qu'on a recours aux fébrifuges. Cette pratique tient à ce qu'on méconnaît généralement en

---

(1) Si l'on préfère le sulfate de quinine, comme cela se pratique généralement aujourd'hui, on pourra non-seulement le donner en lavement, mais encore l'administrer par voie d'absorption , c'est-à-dire en le mettant sur le derme mis à nu, ou en l'employant en frictions sur les gencives et la partie interne des lèvres.

commençant le caractère propre des affections dites larvées. Au reste, l'erreur ici n'a aucun inconvénient, et il est même bien presque toujours de faire précéder en pareil cas l'emploi du sulfate de quinine par celui des antiphlogistiques.

FORMULAIRE.

PRÉPARATIONS QUI CONTIENNENT LE QUINQUINA EN SUBSTANCE.

Il semblerait, d'après ce que j'ai dit pages **339** et **340**, que j'aurais dû ne consigner ici aucune des formules où le quinquina se trouve combiné avec des substances autres que l'opium; mais comme l'opinion que je professe sur ce point de thérapeutique peut ne pas paraître fondée à tout le monde, j'ai cru qu'il convenait qu'on pût avec le secours seul de cet ouvrage se former une idée exacte de la manière dont les médecins des siècles derniers et du commencement de celui-ci administraient l'écorce du Pérou dans les fièvres intermittentes.

POUDRES.

Poudre de quinquina.

Voyez ce que je dis au sujet de cette poudre, pages 337, 338 et suivantes.

Poudre fébrifuge stibiée.

Pr. Quinquina rouge en poudre. . . . . ı once.
Crême de tartre. . . . . 2 gros.
Tartre stibié. . . . . 4 grains.

Mêlez et faites une poudre qu'on partage en quatre prises, et qu'on donne de la même manière que la précédente.

Autre.

Pr. Quinquina. . . . . 1 once.
     Tartre stibié. . . . . 2 grains.
     Opium. . . . . 1 grain.

Partagez en quatre paquets. Dose, un toutes les deux heures, ou même toutes les heures.

Autre.

Pr. Poudre de quinquina. . . . . 2 onces.
     Émétique. . . . . 2 grains.

Pour faire huit paquets, dont on prend un de deux en deux heures.

Poudre anti-fébrile astringente.

Pr. Poudre de quinquina. . . . . 1 once.
     Poudre de cannelle. . . . . 2 scrupul.
     Poudre d'alun. . . . . 2 gros.

Mêlez et faites une poudre à partager en quatre prises. Dose, un paquet toutes les quatre heures, dans quatre onces de décoction de petite centaurée, pendant l'apyrexie des fièvres intermittentes.

Poudre anti-périodique.

Pr. Quinquina. . . . . 3 gros.
     Régule d'antimoine médicinal. . . . . . . 2 gros.
     Safran de mars apéritif. . . . . 1 gros.
     Sulfate de potasse. . . . . 1 gros.
     Huile essentielle de menthe. . . . . . . 3 gouttes.

Mêlez et faites une poudre. Dose, un demi-gros. Hoffmann l'a vantée surtout dans la fièvre quarte.

Poudre fébrifuge de Fizes.

Pr. Quinquina rouge. . . . . 3 gros.
     Crême de tartre. , ... 15 grains.
     Nitre. . . . . 10 grains.

A délayer dans un verre de décoction de deux gros de quinquina. On la répète toutes les quatre heures.

Poudre fébrifuge de Gaubius.

Pr. Quinquina. . . . . 1 once.
Sel polychreste. . . . . 2 gros.
Huile essentielle d'écorce de citron. . . . 8 gouttes.
Mêlez et divisez en seize paquets, qu'on fait prendre de deux
en deux heures, durant l'apyrexie.

Poudre fébrifuge nervine.

Pr. Quinquina. . . . . 1 once.
Valériane. . . . . $1/2$ once.
Faites huit paquets. Dose, un toutes les deux heures.

Poudre fébrifuge opiacée.

Pr. Quinquina. . . . . $1/2$ gros.
Opium. . . . . $1/4$ de grain.
Pour une seule dose.

Autre.

Pr. Quinquina. . . . . 1 once.
Opium. . . . . 4 grains.
A partager en quatre prises, dont on donne une de quatre en
quatre heures, dans une tasse d'infusion de chicorée sauvage ,
lorsque la fièvre est compliquée de diarrhée ou de dysenterie.

Poudre fébrifuge de Lescure.

Pr. Quinquina rouge. . . . . 3 gros.
Résine de quinquina. . . . . 1 gros.
Sous-carbonate de potasse. . . . . $1/2$ gros.
A partager en quatre prises, dont on prend une toutes les trois
heures, dans une verrée d'infusion de camomille.

Poudre fébrifuge de Selle.

Pr. Quinquina en poudre. . . . . 1 scrupule.
Fleurs de sel ammoniac martiales. . . . 2 grains.
Mêlez. Faites une poudre, pour une seule dose, qu'on répète
quatre ou cinq fois par jour , dans les fièvres quotidiennes et
quartes.

BOLS ET PILULES.

Bols contre la fièvre quarte (Desbois de Rochefort).

Pr. Quinquina. . . . . 1 once.
Sous-carbonate de potasse. . . . . 1 gros.
Tartre stibié. . . . . 16 grains.
Sirop de sucre.. . . . . q. s.

Faites soixante bols, à prendre en 24 heures.

Bols contre la fièvre quarte (Laënnec).

Pr. Quinquina. . . . . 6 gros.
Tartre stibié.. . . . . 6 grains.
Extrait de genièvre. . . . . q. s.

Pilules fébrifuges anglaises.

Pr. Quinquina. . . . . 1 once.
Sel d'absinthe. . . . . 1 once.
Sel ammoniac. . . . . 1 once.
Tartre stibié.. . . . . 18 grains.

Faites trente-six pilules. Dose, douze à la fois, au moment le
plus éloigné de l'accès.

ÉLECTUAIRES.

Opiat fébrifuge.

Pr. Rob de sureau.. . . . . 1/2 once.
Poudre de quinquina . . . . 6 gros.
Poudre de fleurs de camomille ordinaire.. 2 gros.
Poudre de girofle. . . . . 1/2 gros.
Extrait de petite centaurée. . . . . 1/2 gros.
Sirop de suc de citron. . . . . 1 once 1/2

Mêlez bien. Vanté par Hoffmann. — Dose, un demi-gros toutes
les deux heures.

Autre.

Pr. Quinquina en poudre. . . . . 7 gros.
Conserve d'absinthe. . . . . 7 gros.
Conserve de cochléaria. . . . . 7 gros.
Sirop de fumeterre.. . . . . q. s.
Pour faire une masse molle. Dose, trois à quatre gros.

Autre.

Pr. Quinquina. . . . . 2 onces.
Diascordium. . . . . 2 gros.
Sirop d'absinthe. . . . . q. s.
Mêlez.

Autre.

Pr. Poudre de quinquina . . . . $\frac{1}{2}$ once.
Thériaque.. . . . . $\frac{1}{2}$ once.
Miel de Narbonne. . . . . 1 once.
Sirop de chicorée composé. . . . . . . 1 once.
Essence de cannelle. . . . . 1 goutte.
Mêlez. A prendre en quatre fois dans l'apyrexie.

Autre.

Pr. Quinquina. . . . . 6 gros.
Magnésie blanche. . . . . 2 gros.
Sirop d'absinthe . . . . q. s.
Mêlez. A consommer par doses plus ou moins considérables,
suivant la durée de l'apyrexie.

Autre.

Pr. Quinquina. . . . . 2 onces.
Serpentaire de Virginie. . . . . 2 gros.
Cannelle. . . . . 2 gros.
Camphre. . . . . 2 scrupul.
Opium. . . . . 3 grains.
Sirop d'absinthe. . . . . q. s.
Mêlez. A prendre toutes les deux heures, dans l'apyrexie.

Opiat fébrifuge et purgatif.

Pr. Poudre de quinquina. . . . . 4 onces.
Poudre de jalap. . . . . 3 gros.
Poudre de nitre. . . . . 3 gros.
Conserve de roses rouges. . . . . 2 onces.
Sirop de chicorée avec la rhubarbe. . . . q. s.

Électuaire anti-fébrile.

Pr. Quinquina. . . . . 12 gros.
Miel blanc. . . . . 4 onces.
Sous-carbonate de fer. . . . . 4 gros.
Poudre de valériane. . . . . 2 gros.
Yeux d'écrevisse.. . . . . 1 gros.
Sirop d'absinthe. . . . . q. s.

Mêlez. Dose, une cuillerée à café toutes les quatre heures, dans l'apyrexie.

Autre.

Pr. Poudre de quinquina. . . . . 1 once.
Poudre de gentiane. . . . . 1 gros.
Fleurs de sel ammoniac martiales. . . . 1 gros.
Oximel scillitique. . . . . q. s.
Sirop des cinq racines. . . . . q. s.

Mêlez. Quarin l'a conseillé dans l'hydropisie jointe à la fièvre quarte.

Opiat fébrifuge.

Pr. Poudre de quinquina. . . . . 1 once.
Poudre de fleurs de camomille.. . . . . . 2 gros.
Poudre de nitre. . . . . 1 gros.
Diaphorétique martial. . . . . 1 gros.
Sirop d'écorce d'orange. . . . . q. s.

Mêlez. Vanté outre mesure contre les fièvres intermittentes de tous les genres par Triller, qui l'a même chanté en vers assez mauvais.

Autre.

Pr. Quinquina. . . . . 2 gros.
Sel d'absinthe.. . . . . 10 grains.
Sel de mars de Rivière. . . . . 10 grains.
Rhubarbe.. . . . . 8 grains.
Sirop des cinq racines. . . . . q. s.

Mêlez. — Préconisé surtout dans la fièvre quarte.

Autre.

Pr. Opium. . . . . 1 grain.
Tartre stibié.. . . . . 3 grains.
Sel d'absinthe. . . . . 2 scrupul.
Poudre de quinquina. . . . . 1 once $^1/_2$
Sirop d'absinthe.. . . . . q. s.

A prendre peu à peu dans la journée.

Electuaire fébrifuge de Senac.

Pr. Poudre de quinquina. . . . . 4 gros.
Poudre de cornachine. . . . . 20 grains.
Agaric. . . . . 15 grains.
Sel ammoniac.. . . . . 1 gros.
Sirop de chicorée. . . . . q. s.

A prendre en quatre fois, de trois en trois heures dans l'apyrexie des fièvres quartes.

POTIONS, DÉCOCTIONS ET APOZÊMES.

Potion fébrifuge amère.

Pr. Décoction amère.. . . . . 1 livre $^1/_2$
Poudre de quinquina. . . . . 1 once.
Poudre de valériane. . . . . $^1/_2$ once.

Faites bouillir pendant une heure, et passez. A prendre en quatre
fois.

Apozéme fébrifuge (Alibert).

Pr. Quinquina concassé.. . . . . 3 onces.
Faites bouillir dans quatre livres d'eau; passez. La dose est de
six onces trois fois le jour.

Décoction fébrifuge magistrale.

Pr. Quinquina en poudre. . . . . 1 once.
    Eau. q. s.
       *Pour obtenir 14 onces de colature, après
    une heure d'ébullition, passez en expri-
    mant, et laissez reposer. Pendant ce temps
    triturez ensemble,*
    Gomme arabique. . . . . 1 gros.
    Baume de tolu.. . . . . 1 gros.
       *Ajoutez une partie de la décoction froide
    pour faire une émulsion épaisse. Ajoutez
    encore,*
    Huile de macis. . . . . 6 gouttes.
    Sirop d'œillet. . . . . 2 onces.
       Et enfin le reste de la décoction.
Dose, une demi-verrée, deux, trois ou quatre fois par jour.

Apozéme fébrifuge et purgatif.

Pr. Quinquina. . . . . 1 once.
    Eau commune.. . . . . 2 livres.
       *Faites bouillir pendant un quart d'heure,
    retirez du feu, et ajoutez,*
    Follicules de séné. . . . . 2 gros.
    Sulfate de soude. . . . . 2 gros.
    Sel ammoniac.. . . . . 20 grains.
       *Après une demi-heure d'infusion passez
    en exprimant, et ajoutez,*
    Sirop de séné composé.. . . . . 1 once.
Mêlez bien.

Décoction fébrifuge.

Pr. Quinquina.. . . . .   2 onces.
Eau.. . . . .   8 livres.
Après une demi-heure d'ébullition,
passez et faites fondre dans la colature,
Nitre purifié.. . . . .   1 gros.
Dose, une verrée quatre fois par jour.

Lavement anti-périodique.

Pr. Quinquina. . . . .   1 once.
Eau.. . . . .   q. s.
Faites bouillir, et ajoutez à la colature,
Sirop de têtes de pavots. . . . .   1 once.

Autre.

Pr. Quinquina rouge en poudre.. . . . . . .   1 once.
Faites bouillir dans deux livres d'eau commune ; ajoutez un
demi-gros de camphre, qu'on aura préalablement fait dissoudre
dans suffisante quantité d'alcool.

Vin anti-périodique.

Pr. Quinquina. . . . .   2 onces.
Fleurs de camomille. . . . .   2 onces.
Sommités de petite centaurée. . . . . . .   1 once.
Corail rouge en poudre. . . . .   2 gros.
Vin blanc généreux. . . . .   2 pintes.
Laissez infuser pendant vingt-quatre heures.

Teinture fébrifuge d'Huxham.

Pr. Quinquina en poudre. . . . .   2 onces.
Écorce d'orange sèche. . . . .   1 once ½
Serpentaire de Virginie.. . . . .   2 gros.
Eau-de-vie. . . . .   20 onces.
Faites macérer pendant six jours, et passez.

Vin médicinal.

Pr. Quinquina en poudre. . . . . 2 onces.
Cassia lignea. . . . . ¹/₂ once.
Écorce de winter.. . . . . ¹/₂ once.

[êlez, et faites infuser à froid pendant plusieurs jours, dans
uatre livres de bon vin d'Autriche ou de Bourgogne. Dose,
ois fois le jour, en le décantant à chaque fois.

Stoll l'employait souvent dans les fièvres opiniâtres qui avaient
té traitées par le quinquina en poudre.

Teinture anti-périodique.

Pr. Quinquina. . . . . 2 onces.
Écorce sèche d'orange.. . . . . 1 once ¹/₂
Serpentaire de Virginie. . . . . 3 gros.
Safran. . . . . 4 scrupul.
Eau-de-vie (10 degrés).. . . . . 20 onces.

près quatre jours de digestion, passez. Dose, depuis un gros
isqu'à une demi-once dans du vin ou dans une eau aromatisée
uelconque. On répète cette dose de quatre en quatre heures,
n ajoutant chaque fois une dizaine de gouttes d'élixir vitrio-
que.

Gélatine au quinquina.

Pr. Quinquina concassé. . . . . 4 onces.
Eau de fontaine. . . . . 4 onces.

*Faites bouillir, et ajoûtez à la colature
refroidie*

Sucre blanc.. . . . . 1 once ¹/₂
Gélatine.. . . . . 3 gros.

 prendre par cuillerées dans l'apyrexie des fièvres intermit-
entes.

PRÉPARATIONS QUI CONTIENNENT LE QUINQUINA SOUS FORME D'EXTRAIT.

Bols fébrifuges.

Pr. Extrait de quinquina.. . . . .   1 gros.
     Rob de sureau. . . . .   1 gros.
     Conserve de cynorrhodon. . . . .   2 gros.
Employés par Dupuytren.

Pilules anti-fébriles.

Pr. Extrait de quinquina. . . . .   2 gros.
     Extrait de tréfle d'eau. . . . .   2 gros.
     Rhubarbe.. . . . .   1 scrupul.
Faites des pilules de deux grains.

Potion fébrifuge et laxative.

Pr. Résine de quinquina. . . . .   1 gros.
     Sous-carbonate de potasse. . . . . $\frac{1}{2}$ gros.
     Magnésie calcinée. . . . .   1 gros.
     Eau de tilleul. . . . .   3 onces.
     Sirop de capillaire. . . . .   1 once.

Potion fébrifuge.

Pr. Extrait de quinquina . . . .   2 gros.
     Infusion de quinquina. . . . .   8 onces.
     Sirop de quinquina. . . . .   1 once.

Autre.

Pr. Extrait de quinquina. . . . .   1 gros.
     Extrait d'opium. . . . .   1 à 2 grain
     Potion gommeuse. . . . .   4 onces.

Autre.

Pr. Extrait de quinquina. . . . . 1 gros.
Thériaque. . . . . 1 gros.
Eau de scabieuse.. . . . . 8 onces.
Ether sulfurique. . . . . 1 scrupul.

Mixture anti-fébrile.

Pr. Extrait de quinquina. . . . . 2 gros.
Sous-carbonate de potasse liquide. . . . 2 gros.
Eau de menthe poivrée. . . . . 1 once.
Eau de cascarille. . . . . 2 onces.

Mixture anti-périodique.

Pr. Résine de quinquina. . . . . 1 gros.
Sel d'absinthe. . . . . 1/2 gros.
Eau distillée. . . . . 2 onces 1/2
Sirop de sucre. . . . . 1/2 once.

Tablettes anti-périodiques.

Pr. Résine de quinquina.. . . . . 1 gros.
Sucre blanc. . . . . 2 onces.
Mucilage de gomme arabique. . . . . . q. s.
Pour faire soixante tablettes.

PRÉPARATIONS QUI ONT POUR BASE LE SULFATE DE QUININE.

Poudre anti-périodique.

Pr. Sulfate de quinine. . . . . 8, 10, 12 grains.
Résine de quinquina. . . . . 1/2 gros ou 1 gros.
Réduisez en poudre très-fine.

Autre.

Pr. Sulfate de quinine. . . . . 6 grains.
Sous-carbonate de magnésie. . . . . 32 grains.

Potion fébrifuge.

Pr. Sulfate de quinine. . . . . 10 grains.
Sirop de sucre. . . . . 1 once.
Eau pure. . . . . 3 onces.
Très-légèrement aiguisée d'acide sulfurique.

Autre.

Pr. Sulfate de quinine. . . . . 12 grains.
Sucre. . . . . 1 gros.
Gomme arabique. . . . . 1 gros.
Eau de cannelle. . . . . 2 onces $^1/_2$.
Dose, une cuillerée à café toutes les heures.

Autre.

Pr. Sulfate de quinine. . . . . 12 grains.
Acide sulfurique aromatisé. . . . . . . 10 gouttes.
Sucre. . . . . 1 gros.
Eau de cannelle. . . . . 2 onces $^1/_2$
A prendre comme la précédente.

Autre.

Pr. Sulfate de quinine. . . . . 6, 8, 10 grains,
et plus si on le juge nécessaire.
Sirop de diacode. . . . . 1 once.
Sirop de gomme. . . . . 1 once.
Eau distillée. . . . . 2 onces.
Dose, une cuillerée d'heure en heure.

Autre.

Pr. Eau distillée de tilleul. . . . . 3 onces.
Sirop de diacode. . . . . $^1/_2$ once.
Sirop d'éther. . . . . $^1/_2$ once.
Sulfate de quinine. . . . . 12 grains.
Dose, une cuillerée de deux en deux heures.

Autre.

Pr. Sulfate de quinine.. . . . . 10 grains.
Potion gommeuse. . . . . 3 onces.

Autre.

Pr. Sulfate de quinine. . . . . 10 grains.
Sirop de morphine. . . . . 1 once.
Eau de gomme.. . . . . 2 onces.
Par cuillerées d'heure en heure, ou de deux en deux heures.

Bols fébrifuges.

Pr. Sulfate de quinine. . . . . 3 grains.
Mie de pain. . . . . q. s.
Pour faire un bol. Dose, quatre, six ou huit par jour, de deux
en deux heures.

Autre.

Pr. Sulfate de quinine. . . . . 12 grains.
Opium. . . . . 2 grains.
Miel. . . . . q. s.
Faites quatre bols. Dose, un de quatre en quatre heures.

Pilules fébrifuges.

Pr. Sulfate de quinine. . . . . . . 8, 10, 12 grains.
Extrait de quinquina. . . . . 24 grains.
Faites 8, 10, ou 12 pilules.

Autre.

Pr. Sulfate de quinine. . . . . 8 10, 12 grains.
Extrait gommeux d'opium . $\frac{1}{2}$ grain ou 1 grain.
Extrait de quinquina. . . . $\frac{1}{2}$ gros ou 2 scrupul.
Faites 12 pilules.

Autre.

Pr. Sulfate de quinine.. . . . . 10 grains.
Conserve de roses. . . . . q. s.
Faites cinq pilules. Dose, une toutes les heures.

Sirop de sulfate de quinine.

Pr. Sulfate de quinine.. . . . . 64 grains.
Faites dissoudre dans un peu d'eau aci-
dulée avec quelques gouttes d'acide sulfu-
rique, et versez dans
Sirop commun tiède.. . . . . 2 livres.
Dose, deux gros à deux onces qu'on donne par cuillerées.

Vin de sulfate de quinine.

Pr. Sulfate de quinine.. . . . . 12 grains.
    Vin de Madère.. . . . . 1 litre.
Faites dissoudre. Dose, de deux à huit onces.

Autre.

Pr. Vin.. . . . . 1 pinte.
    Teinture de quinine.. . . . . 2 onces.
Mêlez. Se donne comme le précédent.

Teinture de sulfate de quinine.

Pr. Sulfate de quinine.. . . . . 6 grains.
    Alcool (34 degrés). . . . . 1 once.
Faites dissoudre.

Autre.

Pr. Sulfate de quinine. . . . . 4 scrupul.
    Alcool à 34°. . . . . 1 livre.
Dose, une demi-once à deux onces dans une potion tonique ou fébrifuge.

Lavement fébrifuge.

Pr. Décoction de graines de lin.. . . . . . . 6 onces.
    Sulfate de quinine. . . . . 3 grains.
Pour un lavement, qu'on répète de trois en trois heures pendant l'apyrexie.

Autre.

Pr. Solution de gomme arabique.. . . . . . . 4 onces.
Sulfate de quinine.. . . . . 3 grains.
Gouttes de Rousseau.. . . . . n°. 4.
S'administre comme le précédent.

Autre.

Pr. Sulfate de quinine.. . . . . 6 grains.
Ether sulfurique. . . . . g. n°. 10.
Gouttes de Rousseau.. . . . . n°. 6.
Eau commune. . . . . 6 onces.
Pour faire un lavement, qu'on répète toutes les quatre heures.

Autre.

Pr. Décoction de quinquina.. . . . . 12 onces.
Sulfate de quinine.. . . . . 12 grains.
Gouttes de Rousseau.. . . . . n°. 9.
Pour faire un lavement, qu'on donne en quatre fois, et de quatre en quatre heures.

SUCCÉDANÉS DU QUINQUINA ET DU SULFATE DE QUININE.

Pilules fébrifuges du docteur Cerioli.

Pr. Hydro-ferro-cyanate de quinine, 2, 4, 6 ou 8 grains.
Rob de sureau. . . . . q. s.
Faites six pilules, qu'on administre pendant l'apyrexie et de la même manière que les pilules de sulfate de quinine.

Potion fébrifuge.

Pr. Hydro-ferro-cyanate de quinine, 2, 4, 6 ou 8 grains.
Sirop de sucre.. . . . . 1 once.
Eau distillée.. . . . . 2 onces.
Faites dissoudre l'hydro-ferro-cyanate de quinine dans le moins d'alcool possible; mêlez cette solution au sirop, en ayant la pré-

caution d'agiter, et ajoutez ensuite l'eau distillée. Cette potion se donne par cuillerées, et de la même manière que les potions de sulfate de quinine.

Autre.

Pr. Hydro–ferro-cyanate de quinine, 2, 4, 6 ou 8 grains.
Sucre.. . . . . 1 gros.
Gomme arabique. . . . . 1 gros.
Eau distillée de tilleul.. . . . . 2 onces $\frac{1}{2}$

Cette potion se prépare et se donne absolument comme la précédente.

QUININE BRUTE.

Poudre fébrifuge.

Elle se prépare avec la quinine vieille, sèche et cassante. On la donne aux enfants à la dose de 2, 4, 6 et même 8 grains dans une cuillerée de potage, de confitures, de sirop ou de tout autre aliment.

Pilules fébrifuges.

On ramollit la quinine brute récente, et on la divise en pilules d'un ou deux grains. Ces pilules s'administrent comme celles de sulfate de quinine.

Tablettes fébrifuges.

Pr. Quinine brute réduite en poudre.. . . . . 1 gros
Sucre.. q. s.
Mucilage à la fleur d'orange.. . . . . q. s.

Faites 72 tablettes de la grandeur d'une pièce de vingt sous.

Sulfate de cinchonine.

Ce sel s'administre aux mêmes doses et sous les mêmes formes que le sulfate de quinine.

Extractif quinique.

Voyez, pour ce qui concerne son emploi, page 356.

Potion de Peysson.

Voyez, pour sa composition et la manière dont on doit en faire usage, page 362.

FEUILLES ET ÉCORCE D'OLIVIER.

Poudre.

Dose, 1, 2, 3, 4 et 6 gros.

Infusion.

Pr. Poudre de feuilles ou d'écorce d'olivier. .   1 once.
       Eau ou bon vin vieux. . . . .   2 livres.
Laissez infuser pendant deux fois vingt-quatre heures.

Extrait.

Voyez, pour son mode d'administration, page 361.

Sirop.

Le procédé par lequel on doit préparer le sirop d'olivier consiste à prendre une livre d'écorce sèche d'olivier, à la concasser, et à la faire bouillir dans huit pintes d'eau de fontaine; on passe au travers d'un blanchet, et ensuite on fait évaporer pour réduire à moitié. La liqueur étant refroidie, on la décante pour en séparer la matière résineuse, qui se précipite par le refroidissement. On ajoute enfin à cette décoction douze livres de sucre terré, puis on clarifie avec des blancs d'œufs, et l'on fait cuire jusqu'à consistance de sirop. Conservez pour l'usage dans des bouteilles exactement fermées.

M. Pallas vante beaucoup ce sirop, et l'emploie surtout contre les fièvres intermittentes qui se développent chez les enfants. Dose, une once, fractionnée en trois ou quatre prises, données pendant l'apyrexie.

Teinture d'olivier.

Pr. Écorce d'olivier.. . . . . 200 grammes.
Eau-de-vie ordinaire.. . . . . 1 litre.
Laissez digérer pendant cinq jours, et filtrez. Dose et mode d'administration, voyez page 362.

Houx (ilex aquifolium).

Voyez, pour la manière dont il faut s'en servir, page 360.

Salicine.

Cette substance se donne en potion, en pilules, en lavement. Voyez, pour sa dose, page 358.

PETITE CENTAURÉE.

Décoction fébrifuge saline.

Pr. Sommités de petite centaurée. . . . . . 1 poignée.
Fleurs de camomille.. . . . . 1 poignée.
Eau bouillante. . . . . q. s.
Pour obtenir, après l'infusion, trois livres de colature, ajoutez à celle-ci,
Sulfate de potasse. . . . . 2 onces.
Miel blanc. . . . . 2 onces.
Conseillée dans les fièvres quartes et tierces, mais principalement dans celles qui s'accompagnent d'hydropisie. Dose, trois verrées par jour.

Teinture de petite centaurée.

Pr. Sommités fleuries de petite centaurée.. . 4 onces.
Alcool.. . . . . 2 livres.
Après suffisante extraction, passez en exprimant, et versez la liqueur sur
Sommités de petite centaurée. . . . . . 2 onces.
Faites encore digérer, exprimez et filtrez. — Dose, un gros et plus.

Émulsion fébrifuge.

Pr. Amandes amères.. . . . . 1 gros $^1/_2$ à 2 gros.
Eau de fleurs de camomille. . . 1 once $^1/_2$ à 2 onces.
 Faites une émulsion, et ajoutez à
la colature,
Extrait de petite centaurée. . . . . . 1 à 2 gros.
Dose, par cuillerées d'heure en heure.

GENTIANE.

Bols amers.

Pr. Extrait de gentiane.. . . . . 1 once.
Extrait d'absinthe... . . . . 1 once.
Extrait de cachou. . . . . 1 once.
Extrait de petite centaurée. . . . . . . 1 once.
Sirop de quinquina. . . . . q. s.
Faites trente-six bols. Dose, un à six par jour dans l'apyrexie.

Infusion de gentiane composée.

Pr. Racine de gentiane.. . . . . 2 gros.
Herbe de petite centaurée. . . . . 3 gros.
Herbe de trèfle d'eau. . . . . 3 gros.
Eau bouillante.. . . . . 1 livre.
Au bout de quelques heures d'infusion, passez.

Autre.

Pr. Racine de gentiane. . . . . 1 gros.
Feuilles de chicorée sauvage. . . . . . . $^1/_2$ once.
Fleurs de camomille.. . . . . $^1/_2$ gros.
Eau bouillante.. . . . . 2 livres.
Faites infuser pendant une demi-heure, et passez.

Vin de gentiane.

Pr. Teinture de gentiane. . . . . 1 partie.
Vin rouge.. . . . . 10 ou 20 parties.
Mêlez bien.

Autre.

Pr. Extrait de gentiane. . . . . 2 gros.

Vin d'Espagne.. . . . . 4 onces.

Essence d'écorce d'orange. . . . . 2 gros.

On fait prendre de ce dernier vin une demi-cuillerée toutes les trois heures.

Décoction amère, apozême amer.

Pr. Racine de gentiane. . . . . 1 gros.

Eau commune.. . . . . 2 livres 1/2

Faites bouillir pendaut un demi-quart d'heure, puis ajoutez

Espèces amères. . . . . 2 gros.

Après deux heures d'infusion, passez sans exprimer.

Teinture de gentiane.

Pr. Racine de gentiane. . . . . 1 partie.

Alcool (22 degrés). . . . . 4 parties.

Faites digérer pendant six jours, et filtrez. Dose, de soixante à cent gouttes.

SAULE.

Apozême fébrifuge.

Pr. Écorce de saule. . . . . 4 onces.

Esprit de grain. . . . . 8 onces.

Eau.. 16 onces.

Faites digérer dans un vase couvert, et passez; faites ensuite bouillir le résidu avec

Eau commune.. . . . . 30 onces.

Prolongez l'ébullition jusqu'à ce qu'il ne reste plus que quinze onces de liquide, et mêlez ensemble les deux colatures. À consommer entre deux accès de fièvres.

Décoction d'écorce de saule.

Pr. Écorce de saule coupée mince. . . . . . .   1 once.
Eau de fontaine. . . . .   16 onces.
Faites réduire à huit onces par l'ébullition; à prendre par verrées.

Poudre d'écorce de saule.

Dose, deux gros, en deux prises, à deux heures de distance.

CAFÉ.

Potion fébrifuge.

Pr. Café brûlé en poudre. . . . .   6 gros.
Eau.. . . . .   3 onces.
    Faites réduire à moitié par l'ébullition,
et ajoutez à la colature,
Suc de citron. . . . .   2 onces.
A prendre chaude, à jeun, dans l'apyrexie.

Poudre de café.

Dose, un gros toutes les deux heures.

Tisane fébrifuge.

Pr. Café cru. . . . .   1 once.
Eau de fontaine. . . . .   3 livres.
Faites réduire à une livre par la coction. Dose, une demi-verrée
toutes les deux heures.

MARRONIER D'INDE.

Poudre d'écorce de marronier.

Dose, deux gros infusés dans quatre onces d'eau de chardo
bénit.

Décoction d'écorce de marronier.

Pr. Ecorce de marronier d'Inde. . . . . 1 once ½
Eau de fontaine. . . . . 3o onces.
Faites bouillir et réduire à dix onces de
colature, en ajoutant sur la fin,
Racine de réglisse. . . . . 1 gros.
Passez.

Autre.

Pr. Écorce de marronier d'Inde. . . . . . . 4 onces.
Eau.. . . . . 2 livres.
Faites bouillir et répétez une seconde
fois l'opération avec la même quantité
d'eau; passez les deux liqueurs bouillantes,
et faites-les réduire à une livre par l'éva-
poration. Ajoutez
Sucre blanc.. . . . . 1 once.
Faites dissoudre. Dose, une tasse toutes les deux heures.

Elixir fébrifuge.

Pr. Extrait d'écorce de marronier d'Inde. . . 1 gros.
Eau de cannelle.. . . . . 1 once.
Dose, soixante gouttes toutes les trois heures. Indiqué par
Reil.

FRÊNE.

Ecorce de frêne en poudre.

Dose, un demi-gros toutes les deux heures, dans une tasse
d'infusion de feuilles de frêne.

ABSINTHE.

Opiat fébrifuge.

Pr. Poudre d'absinthe.. . . . . 1 once.
Poudre de petite centaurée.. . . . . . . 1 once.

Poudre de myrrhe.. . . . .　1 once.
Rob de genièvre.. . . . .　1 once.
Sirop d'absinthe.. . . . .　q. s.

Recommandé par Tissot. Dose, deux gros.

Liniment du docteur Chrétien.

Pr. Opium brut.. . . . .　2 gros ¹/₂
Camphre. . . . .　2 gros.
Quinquina gris. . . . .　4 gros.
Rhubarbe.. . . . .　4 gros.
Alcool. . . . .　1 livre.

Laissez macérer pendant plusieurs jours, et passez pour vous en
servir. Vanté par M. Chrétien comme un excellent fébrifuge.
Ce médecin prétend qu'il lui réussit presque toujours dans les
fièvres intermittentes opiniâtres. Il l'emploie en frictions à la
partie interne des cuisses.

Pommade fébrifuge de Peysson.

Voyez, pour la composition de cette pommade, et la manière
de s'en servir, page 362.

Gélatine de Seguin.

Pr. Colle de Flandre.. . . . .　1 livre et 4 onces.
Sucre.. . . . .　1 livre.
Eau de fleurs d'orange.. . . . .　2 gros.

On la donne dans les fièvres intermittentes. La dose, pour les
enfants, est de deux à quatre gros par jour avant le paroxysme;
pour les jeunes gens, de quatre à douze gros; pour les adultes,
de douze à quarante gros.

TABLE ANALYTIQUE

DES MATIÈRES.

CHAPITRE Ier.

Des fièvres intermittentes en général.

CHAPITRE II.

Des fièvres intermittentes en particulier.

SECTION Ire.

Des fièvres intermittentes bénignes.

Fièvre intermittente simple : symptômes, marche et durée de cette fièvre, 20. Observations particulières, 22. — *Fièvre intermittente inflammatoire :* symptômes, marche et durée , 27. Observations particulières , 29. — *Fièvre intermittente bilieuse :* symptômes, marche et durée, 34. Observations particulières, 36. — *Fièvre intermittente muqueuse :* symptômes, marche et durée, 40. Observations particulières, 42. — *Fièvre intermittente adynamique :* cette individualité morbide n'existe pas , 49. — *Fièvres intermittentes nerveuses :* ces fièvres ne sont autre chose que des fièvres pernicieuses, 50.

SECTION II.

Des fièvres pernicieuses en général.

Définition de ces fièvres, 51. Époques de l'année où elles se déclarent de préférence, 51. Types qu'elles affectent le plus souvent, 51. Symptômes qui sont communs à toutes ces sortes de pyrexies, 52. Indépendamment de ces signes elles en présentent chacune un qui prédomine et qui sert à les caractériser, 52. Divisions de ces fièvres en espèces, 52. Difficultés qu'offre le diagnostic de ces états morbides, 53. Accès pendant lesquels la mort a lieu le plus ordinairement dans les fièvres pernicieuses, 54. Particularités relatives à ces fièvres, 54.

Des fièvres pernicieuses en particulier.

Fièvre intermittente pernicieuse cholérique : symptômes et marche, 56. Observations particulières, 57. — *Fièvre intermittente pernicieuse dysentérique :* symptômes et marche, 61. Observations particulières, 61. — *Fièvre intermittente pernicieuse cardialgique :* symptômes et marche, 64. Observations particu-

SECTION III.

Des fièvres intermittentes anomales.

CHAPITRE III.

Des fièvres rémittentes.

CHAPITRE IV.

Caractères anatomiques des fièvres intermittentes.

CHAPITRE V.

Identité des fièvres continues et des fièvres intermittentes.

CHAPITRE VI.

De la nature et du siége de la fièvre intermittente.

SECTION Ire.

CHAPITRE. VII.

Étiologie de la fièvre intermittente.

SECTION Ire.

SECTION II.

CHAPITRE VIII.

CHAPITRE IX.

SECTION Ire.

Du traitement des fièvres intermittentes en général.

Considérations qui tendent à prouver que la fièvre d'accès n'est jamais une maladie utile et qu'il faut chercher à la supprimer le plutôt possible, 322. Époque à laquelle il convient de recourir aux fébrifuges, 326 et 336. Circonstances où les vomitifs et les purgatifs sont indiqués, 328. Régime des malades pendant le cours d'une fièvre intermittente, 333. Boissons qu'on administre le plus ordinairement dans ces sortes de cas, 334. Utilité des évacuations sanguines et degré de confiance qu'elles méritent, soit comme agent thérapeutique indirect, soit comme moyen curatif direct, 334. Les évacuations sanguines ne s'emploient jamais que pendant l'accès et durant la période de la chaleur, 335. Les vomitifs et les purgatifs au contraire ne s'administrent que pendant l'apyrexie, 335. Le quinquina et le sulfate de quinine sont les fébrifuges les plus estimés et dont on se sert le plus souvent, 336. On n'est pas d'accord sur l'espèce de quinquina qui a le plus de vertu, 336. L'auteur pense que c'est le quinquina rouge, 336. Formes sous lesquelles on donne le quinquina. 337. La dose du quinquina varie suivant une foule de circonstances, 337. Ce remède se donne pendant l'intermission, 338. Époques de l'intermission auxquelles il convient de le faire prendre, 338. Manière dont la dose de quinquina qu'on a prescrite doit être administrée, 339. Le quinquina peut être avantageusement combiné avec l'opium, 339. Cette dernière substance est la seule qu'il soit utile d'associer au quinquina, 340. Le quinquina est généralement remplacé aujourd'hui par le sulfate de quinine, 340. Mode d'administration de ce dernier médicament, 341. Doses auxquelles les médecins des principaux hôpitaux de Paris le prescrivent, 341. Opinion de l'auteur sur ce point de thérapeutique, 342. Le sulfate de quinine peut dans tous les cas de fièvres intermittentes être substitué au quinquina, 342. Le premier de ces médicaments n'est pas plus souvent suivi de rechûte que le second, 344. Substances auxquelles on associe le sulfate de quinine, 344. Le sulfate de quinine ne produit pas une stimulation plus forte sur l'estomac que le quinquina, 345. Manière dont on doit se comporter quand la fièvre a été supprimée ou qu'elle persiste, 345. Cas d'obstructions ou d'engorgements viscéraux, qui, survenus pendant le cours de la fièvre d'accès, réclament ou repoussent l'emploi du quinquina, 346. Il arrive souvent que des affections fébriles périodiques après avoir résisté aux meilleurs fébrifuges cessent spontanément, 350. Ce qu'il faut faire pour prévenir une rechûte, 351. Les purgatifs conseillés dans ce but sont plutôt nuisibles qu'utiles, 351. Régime des malades pendant leur convalescence, 352. Les rechûtes n'exigent pas d'autres remèdes que la maladie primitive, 352. Mode d'action du quinquina sur l'économie, 352. Médicaments qui indépendamment des précédents ont été préconisés comme fébrifuges, 353. Hydro-ferro-cyanate de quinine, 354. Quinine brute recommandée par M. le docteur Trousseau, 355. Résidu des eaux mères du sulfate de quinine, 356. Sulfate de cinchonine, 358. Salicine, 358. Feuilles de houx, 360. Feuilles et extrait amer de l'écorce d'olivier, 362. Pommade fébrifuge de Peysson, 363. Potion stibio-opiacée du même, 363. Lavements froids, 364. Piperin, 364. Thridace, 365. Sous-carbonate de fer, 365. Belladone, 365. Fixation de l'ordre dans lequel ces divers remèdes doivent être classés sous le rapport de leur efficacité, 366. Remèdes qui sont en honneur chez le vulgaire, et qui ont quelquefois guéri la fièvre d'accès, 366.

SECTION II.

Du traitement des fièvres intermittentes en particulier.

Traitement des fièvres d'accès régulières.

Fièvre intermittente simple, 368. Fièvre intermittente inflammatoire, 369. Fièvre intermittente bilieuse, 371. Fièvre intermittente muqueuse, 372.

Traitement des fièvres pernicieuses.

Considérations générales, 374. Règles particulières de conduite pour chaque espèce de fièvre pernicieuse, 377. Fièvre cholérique, 377. Fièvre cardialgique, 380. Fièvres pneumonique et pleurétique, 386. Fièvre délirante, 388. Fièvre apoplectique, 389. Fièvre algide, 389. Fièvre syncopale, 390.

Traitement des fièvres rémittentes.

Manière dont on doit se comporter dans ces sortes de pyrexies, 391.

Traitement des fièvres anomales.

Les fièvres intermittentes anomales n'exigent pas d'autre traitement que les fièvres d'accès régulières, 393.

Formulaire, 395.

ERRATUM.

Page 208, ligne 11, au lieu de ces mots : *l'une d'une fièvre continue,* lisez : *l'autre d'une fièvre continue.*

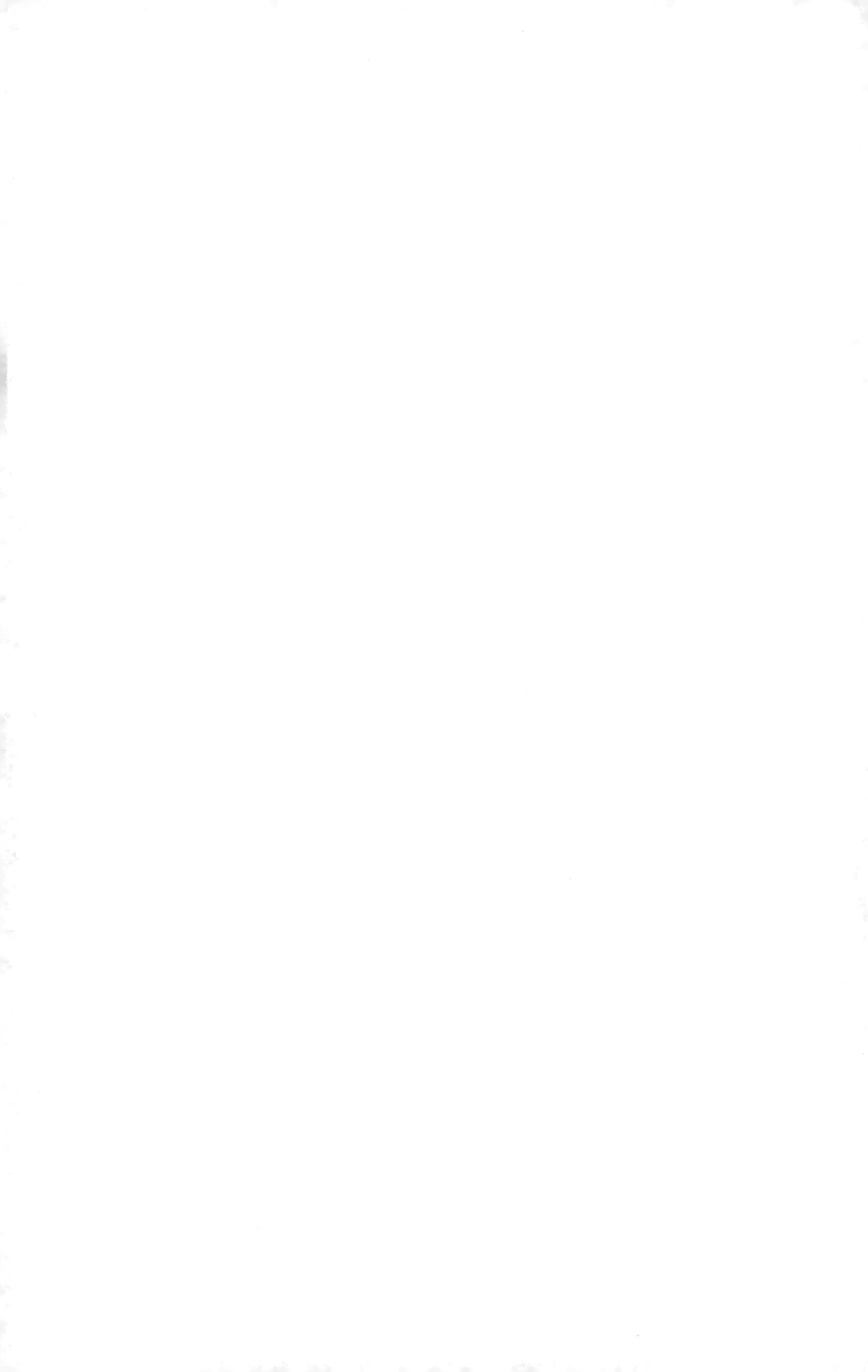